Das Kochbuch für Menschen mit Demenz

Jessica Feldhoff
Tanja Spiegel

Das Kochbuch für Menschen mit Demenz

Eine Anleitung für Betroffene und deren Angehörige

Mit 585 Abbildungen

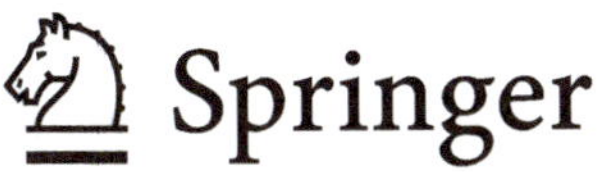

Springer

Jessica Feldhoff
Logopäd.-interdiszipl. Therapiezentrum, Lindlar, Deutschland

Tanja Spiegel
Logopäd.-interdiszipl. Therapiezentrum, Lindlar, Deutschland

ISBN 978-3-662-53935-4   978-3-662-53936-1 (eBook)
DOI 10.1007/978-3-662-53936-1

Die Deutsche Nationalbibliothek verzeichnet diese Publikation in der Deutschen Nationalbibliografie; detaillierte biblio-grafische Daten sind im Internet über http://dnb.d-nb.de abrufbar.

Springer

Umschlaggestaltung: deblik Berlin
Fotonachweis Umschlag: © Wavebreak Media/Getty Images/Thinkstock, ID-Nr. 494365253

Gedruckt auf säurefreiem und chlorfrei gebleichtem Papier

Springer ist Teil von Springer Nature
Die eingetragene Gesellschaft ist Springer-Verlag GmbH Deutschland
Die Anschrift der Gesellschaft ist: Heidelberger Platz 3, 14197 Berlin, Germany

Vorwort

Menschen mit Demenz verlieren bereits im Frühstadium ihrer Erkrankung einen großen Teil ihrer Selbstständigkeit – diese Erfahrung haben wir schon häufig gemacht. Wir arbeiten seit acht Jahren zusammen als Ergotherapeutinnen in einem Therapiezentrum, welches vor allem neurologisch erkrankte Patienten versorgt. Die betroffenen Menschen haben deutliche Schwierigkeiten, ihre Handlungen sinnvoll zu planen, auf Altwissen zurückzugreifen und strukturiert vorzugehen.

Dies betrifft auch das Kochen: Oft sind den Betroffenen die Handlungsabläufe der Zubereitung nicht mehr präsent oder sie können die Speisen nicht mehr als solche erkennen. Eine Mangelernährung ist nicht selten die Folge.

Mit leichten Hilfestellungen wäre es vielen Erkrankten jedoch möglich, sich weiterhin selbst zu versorgen. Das ist der Gedanke, der hinter diesem Kochbuch steht.

Wir haben einige Samstag-Vormittage damit verbracht, für Sie die einzelnen Gerichte nachzukochen und jeden einzelnen Arbeitsschritt mit einem Foto zu dokumentieren. Glauben Sie uns, dabei hatten wir viel Spaß. Und es wurde uns dabei noch einmal sehr deutlich bewusst, wie selbstverständlich man selber – frei von einer Erkrankung oder Einschränkung – jeden einzelnen Arbeitsschritt durchführt, ohne darüber nachdenken zu müssen.

Wir hoffen, dass Sie durch diese verschiedenen Rezeptanleitungen vereinzelt selbstständig kochen und dadurch wieder erkennen, was für Fähigkeiten Sie trotz Erkrankung noch haben und nutzen können.

Viel Spaß beim Kochen und guten Appetit!!!

Jessica Feldhoff
Tanja Spiegel

Inhaltsverzeichnis

Kochen für Menschen mit Demenz 1

I Grundrezepte

1 Kartoffeln kochen 5
2 Nudeln kochen 9
3 Reis kochen 13
4 Gemüse mit Mehlschwitze 17
5 Kartoffelpüree 23
6 Pfannkuchen 27
7 Rührei 33
8 Kaffee kochen 37
9 Tee kochen 41

II Hauptspeisen

10 Rindersuppe 47
11 Hühnersuppe 53
12 Käse-Lauch-Suppe 59
13 Kartoffelsalat 65
14 Kartoffelgratin 71
15 Nudelauflauf 77
16 Käsespätzle 83
17 Frikadellen 89
18 Gefüllte Paprika 95
19 Geschnetzeltes 101
20 Hamburger 105
21 Panierte Schnitzel 111
22 Rinderbraten 117

III Süßspeisen

23 Kaiserschmarren 125
24 Waffeln 131
25 Quarkspeise 137
26 Haferplätzchen 141
27 Käsekuchen 147
28 Marmorkuchen 153

IV Tipps und Tricks

29 Küchengeräte/Utensilien 161
30 Hilfsmittel-Tipps 167

Die Autorinnen

Jessica Feldhoff, Ergotherapeutin seit 2008

Berufskolleg Wipperfürth, Fachabitur im Bereich Sozial- und Gesundheits-
wesen 2004
2005–2008 Ausbildung zur Ergotherapeutin in der Fachakademie für Ergo-
therapie Bergkamen
Seit 01.01.2009 Mitarbeiterin im Logopädisch-interdisziplinären
TherapieZentrum Dr. Middeldorf GmbH mit dem Schwerpunkt neurologisch
erkrankter Patienten

Tanja Spiegel, Ergotherapeutin seit Oktober 2002

Abitur 1999, St. Angela Gymnasium Wipperfürth
1999–2002 Ausbildung zur Ergotherapeutin an der Timmermeister Schule
Münster
Seit 01.10.2002 Mitarbeiterin im Logopädisch-interdisziplinären
TherapieZentrum Dr. Middeldorf GmbH mit dem Schwerpunkt neurologisch
erkrankter Patienten

Kochen für Menschen mit Demenz

Bei Menschen mit Demenz ist im Allgemeinen eine energiereiche Ernährung angeraten.

Es wird folgendes empfohlen:
- Kochen von bekannten und regionalen Gerichten, um auf Altwissen zurückgreifen zu können.
- Zubereitung von süßen und eher fettreichen Speisen, um einer Mangelernährung vorzubeugen.
- Das Essen darf nicht zu heiß sein, da öfter nur ein mangelndes Empfinden von Hitze vorhanden ist.
- Es sollte auf eine ausreichende Flüssigkeitszufuhr geachtet werden, da die Betroffenen es vergessen oder auch kein Durstgefühl mehr haben (möglichst süße Getränke, da sie besser schmecken und auch energiereicher sind).
- Da manche Menschen mit Demenz einen erhöhten Bewegungsdrang und somit auch einen erhöhten Energiebedarf vorweisen, benötigen sie eine eher hochkalorische Kost.
- Bei Schluckstörungen sollten die Flüssigkeiten angedickt werden (z. B. Andickungsmittel von Thick & Easy von Fresenius).
- Lärm und Hektik sollten während des Essens vermieden werden, um Ablenkung und Überforderung zu verhindern.
- Um die Essenssituation positiv zu unterstützen, sollte eine regelmäßige Tagesstruktur mit festen Ritualen gegeben sein, d. h. passende gleichbleibende Tischnachbarn, ruhige Atmosphäre, übersichtliche Tischgestaltung.

I

Grundrezepte

1 Kartoffeln kochen   – 5

2 Nudeln kochen   – 9

3 Reis kochen   – 13

4 Gemüse mit Mehlschwitze   – 17

5 Kartoffelpüree   – 23

6 Pfannkuchen   – 27

7 Rührei   – 33

8 Kaffee kochen   – 37

9 Tee kochen   – 41

1

Kartoffeln kochen

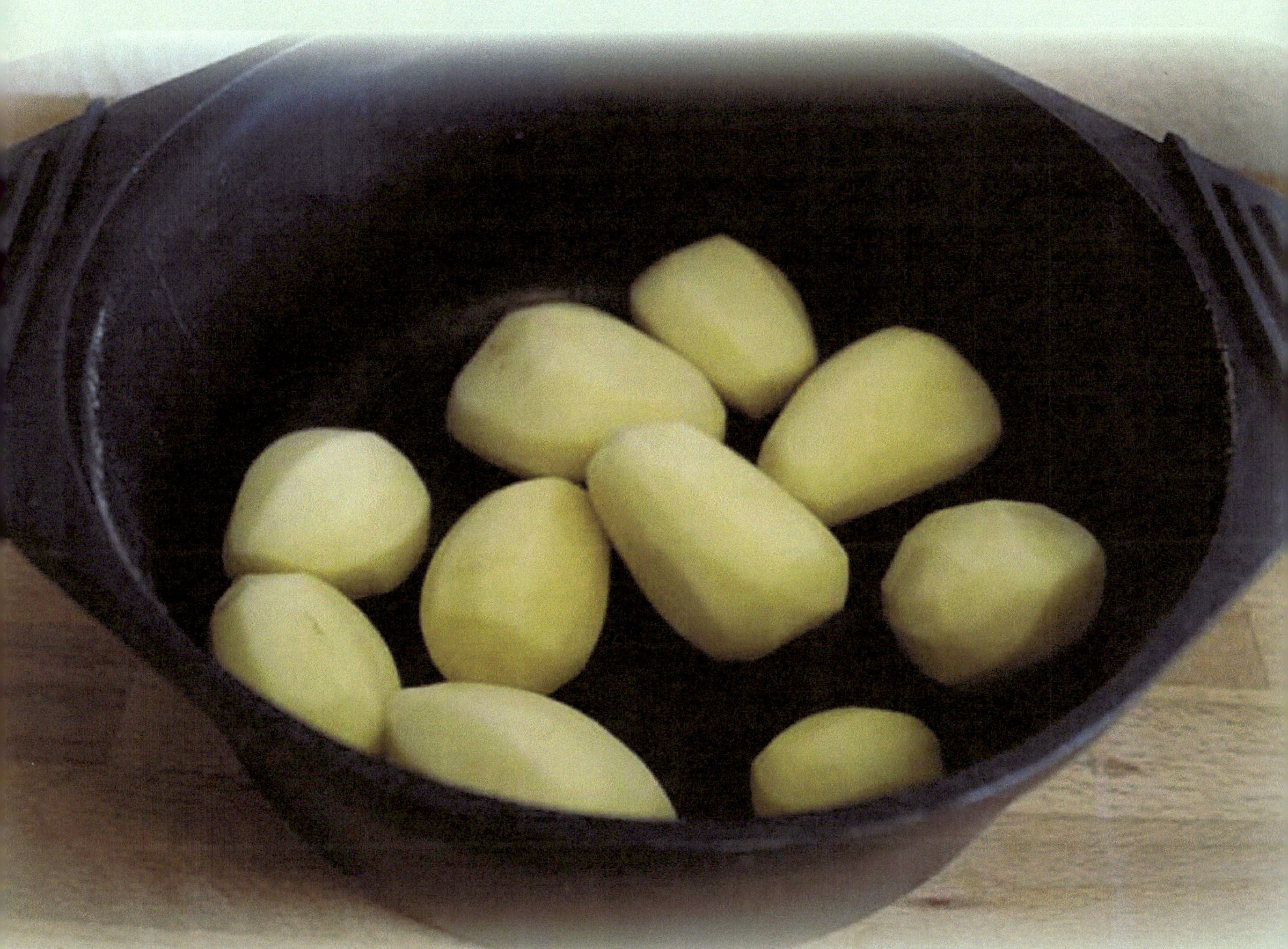

Kartoffeln kochen

Kartoffeln

Salz

Zutaten

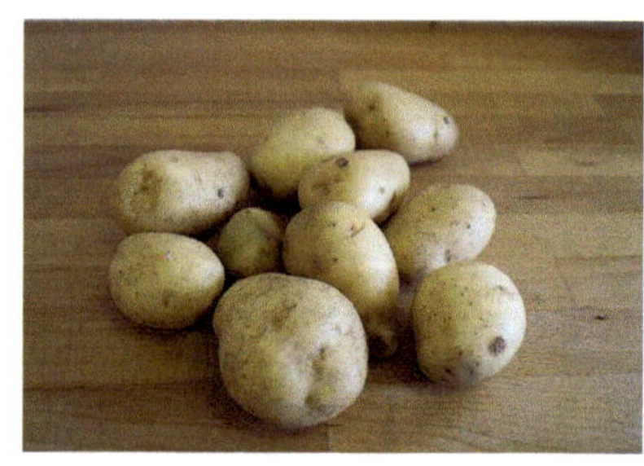

1 Kartoffeln

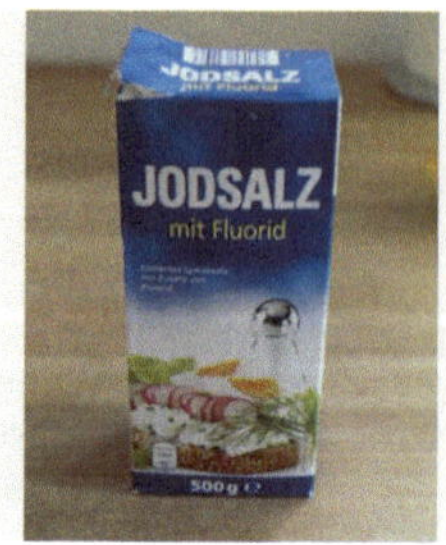

2 Salz

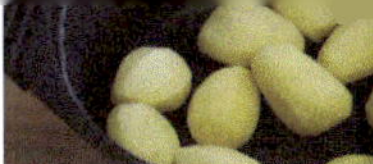

Zubereitung

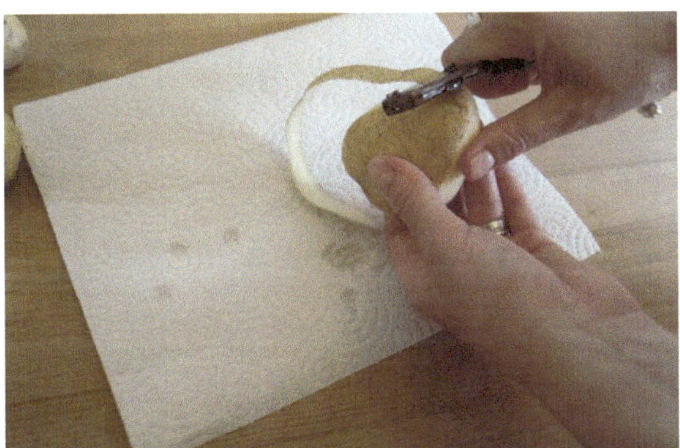

1 Kartoffeln schälen

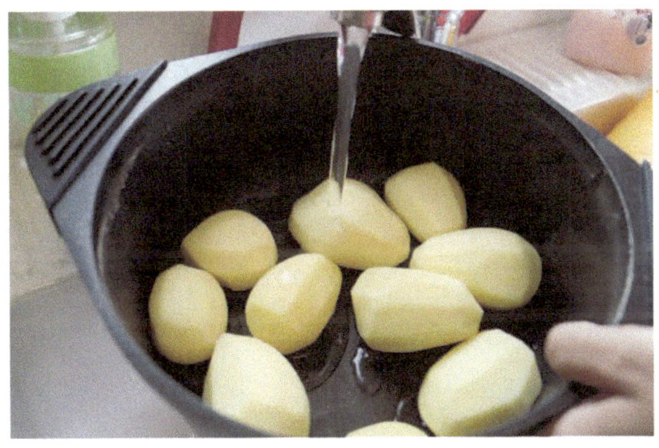

2 Kartoffeln in Topf geben und mit Wasser auffüllen

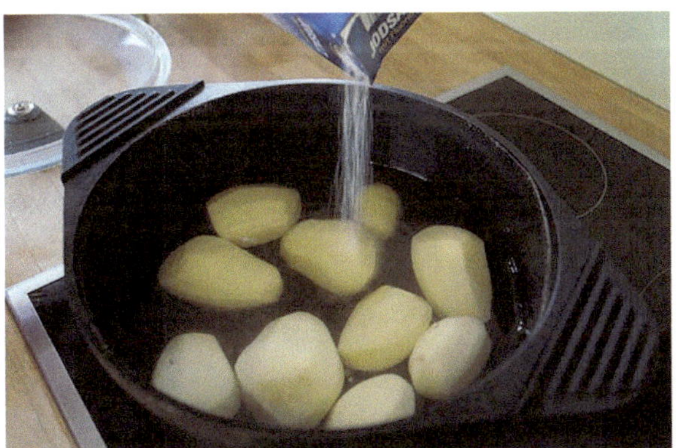

3 Salz dazugeben

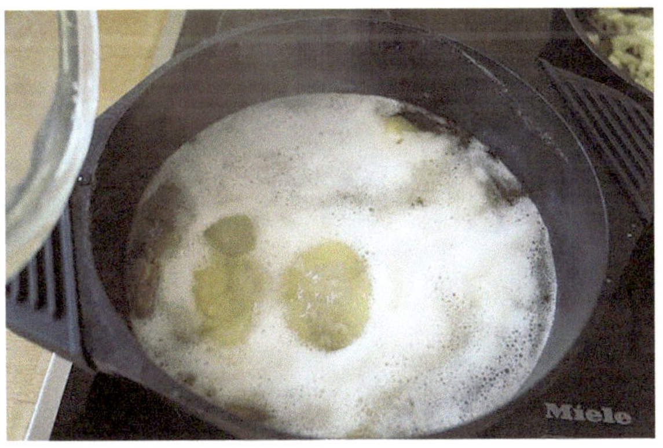

4 Ca. 25 Minuten kochen lassen

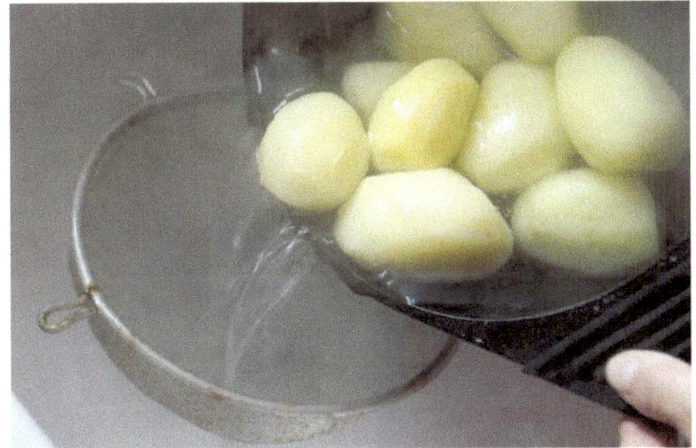

5 Kartoffeln in Sieb abschütten

2
Nudeln kochen

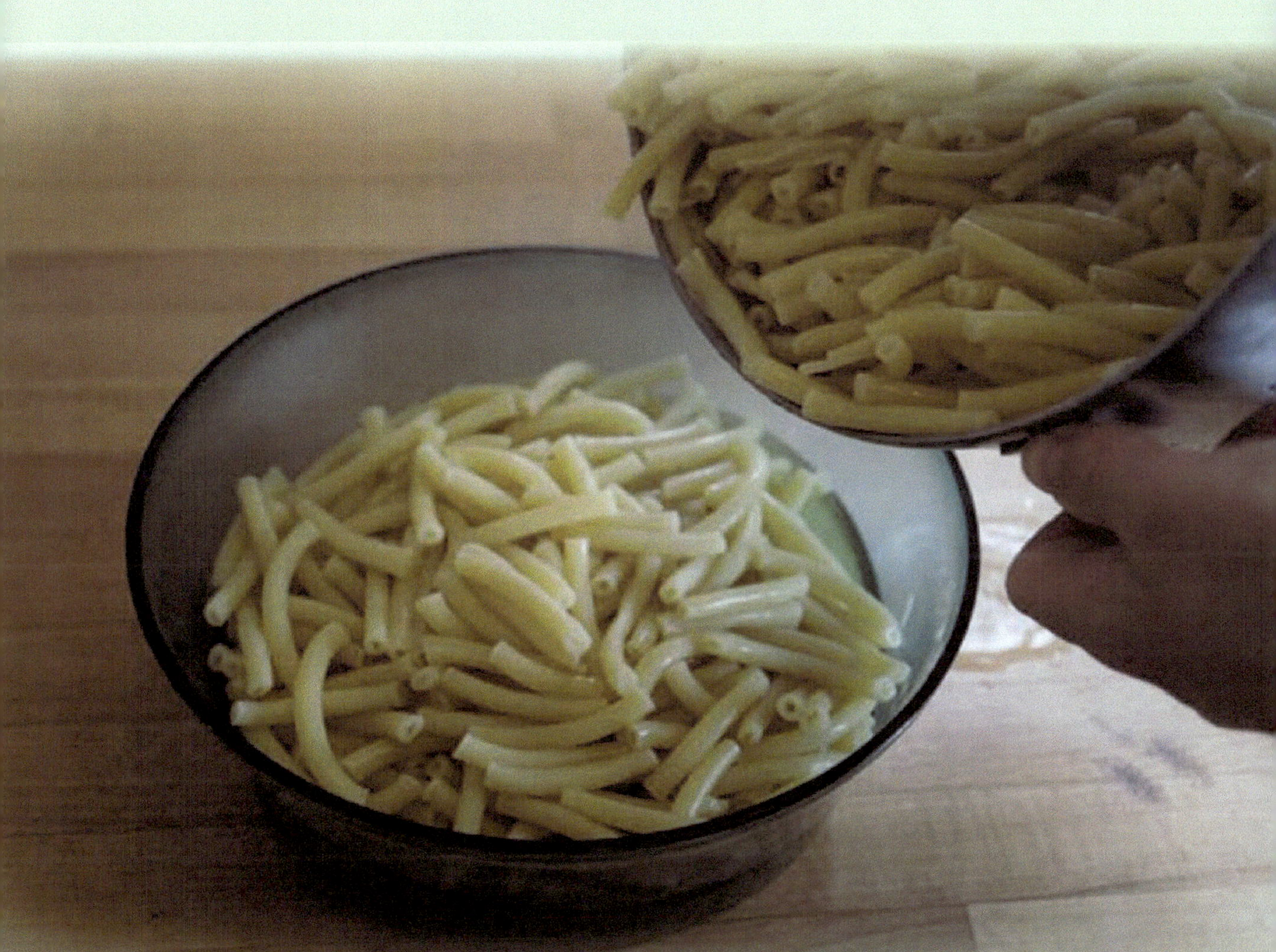

Nudeln kochen

Rohe Nudeln

Salz

Zutaten

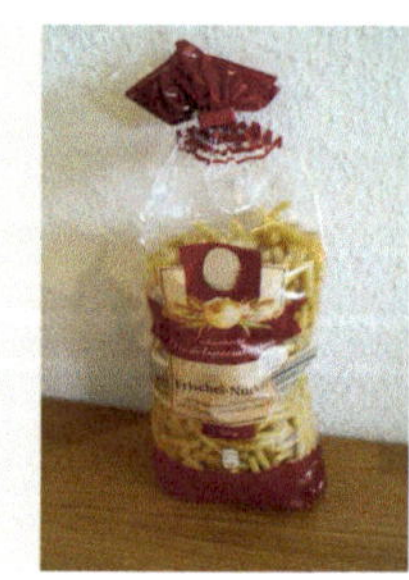

1 Rohe Nudeln

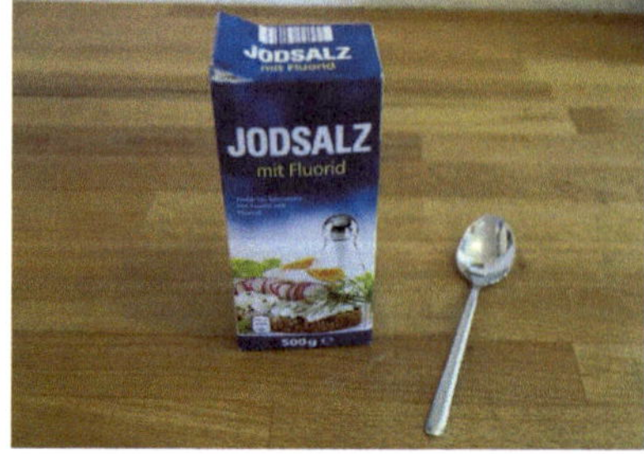

2 Salz

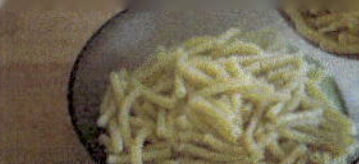

Zubereitung

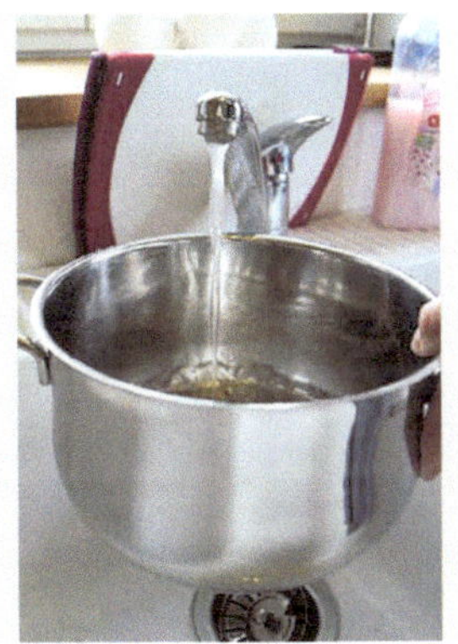

1 Wasser in Topf füllen

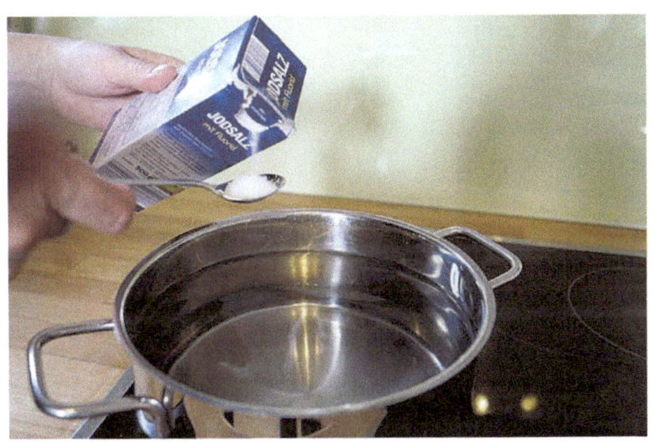

2 Wasser salzen

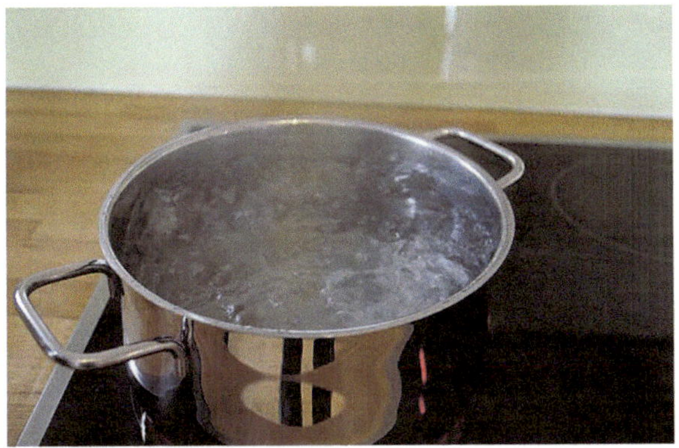

3 Wasser kochen

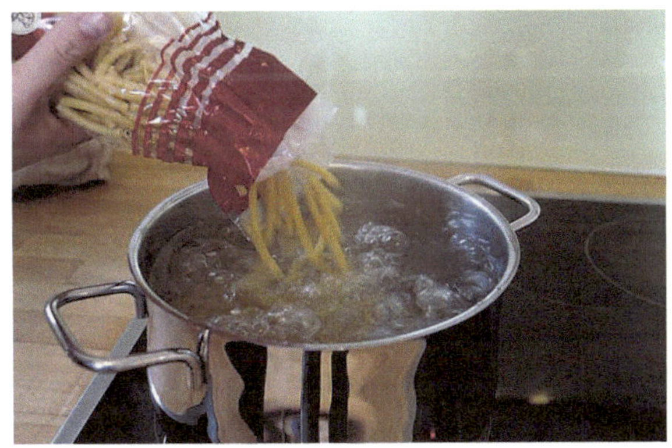

4 Nudeln reinschütten

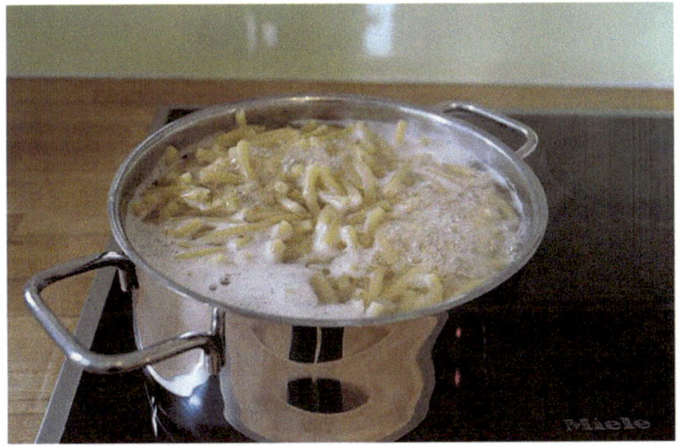

5 Nudeln kochen

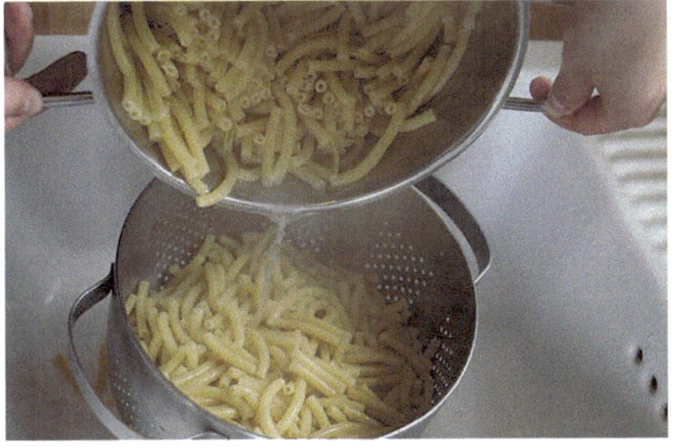

6 Nudeln in Sieb abschütten

3

Reis kochen

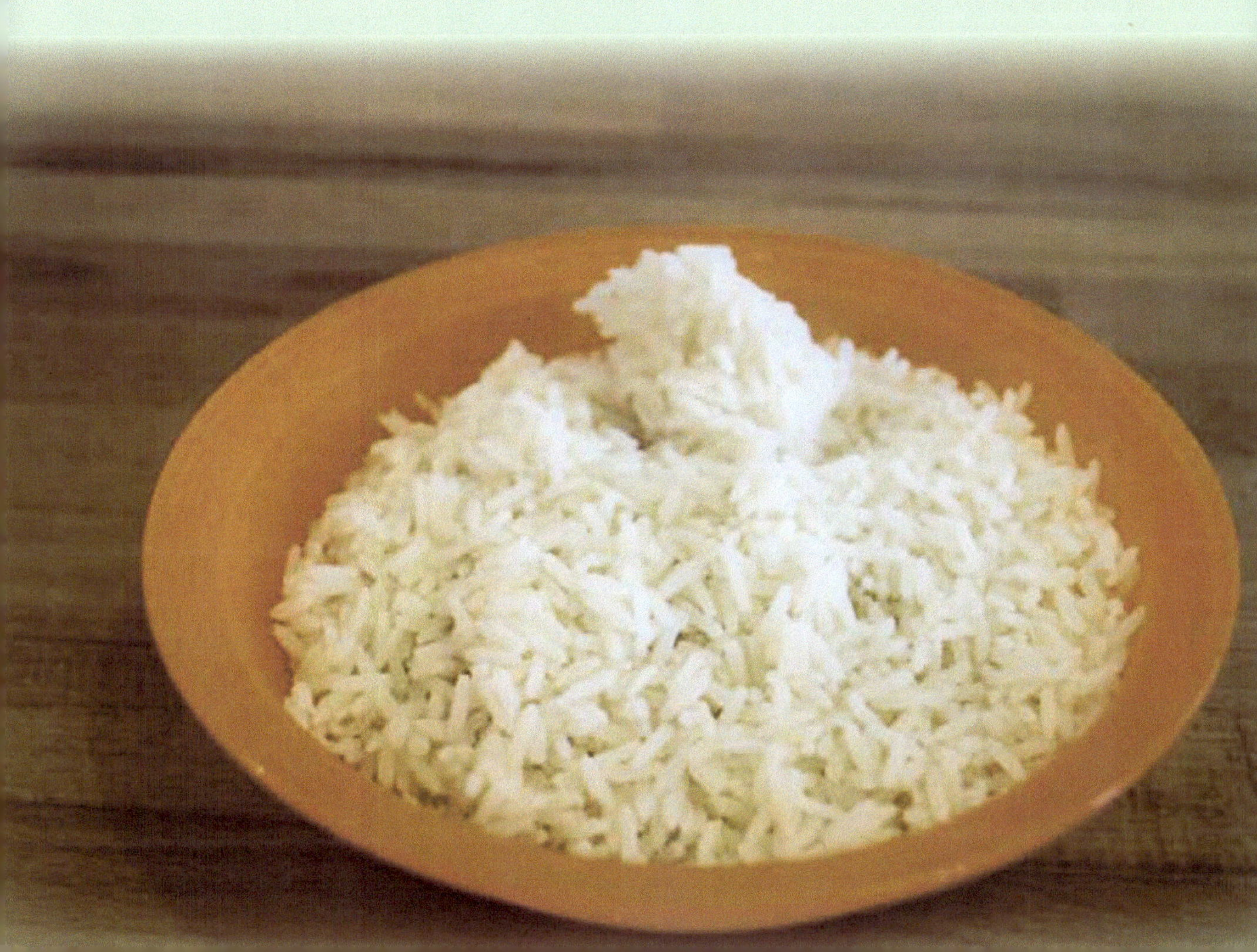

Reis im Beutel

Salz

Zutaten

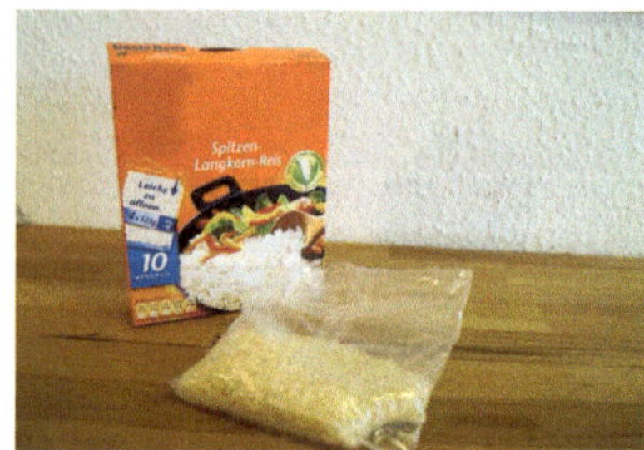

1 Reis im Beutel

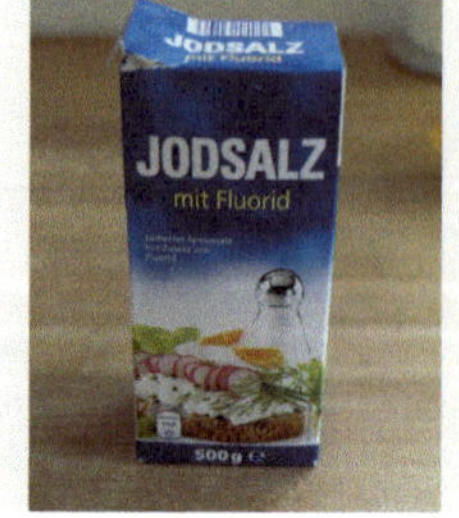

2 Salz

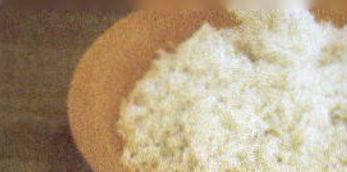

Zubereitung

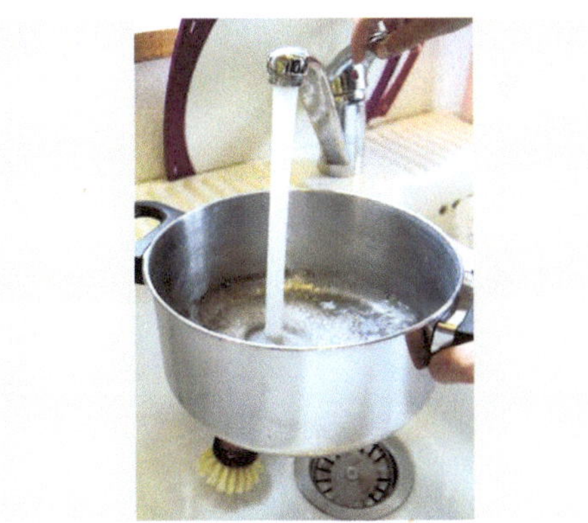

1 Wasser in Topf füllen

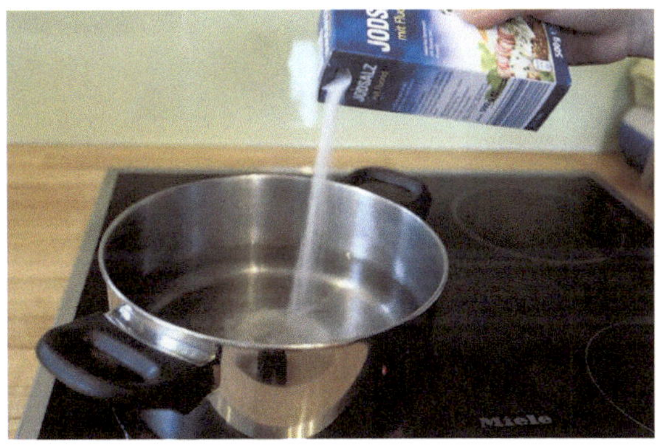

2 Salz ins Wasser geben

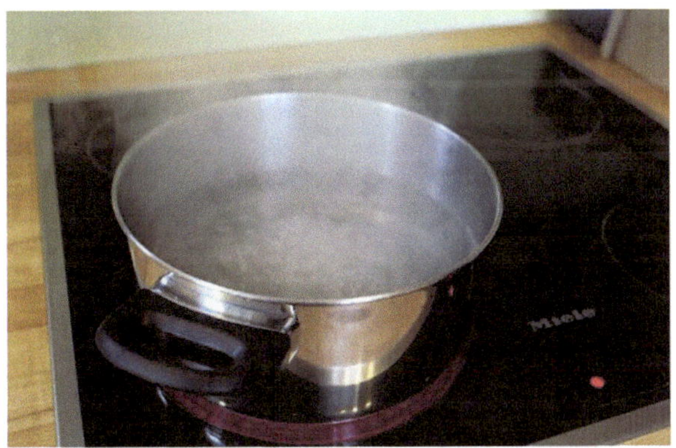

3 Wasser kochen

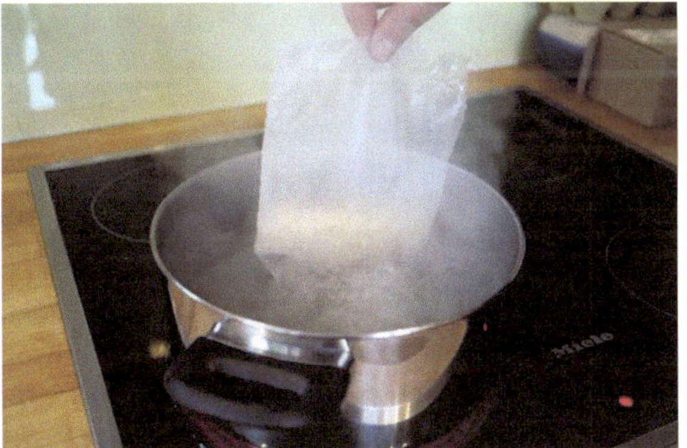

4 Reisbeutel ins Wasser geben

Zubereitung

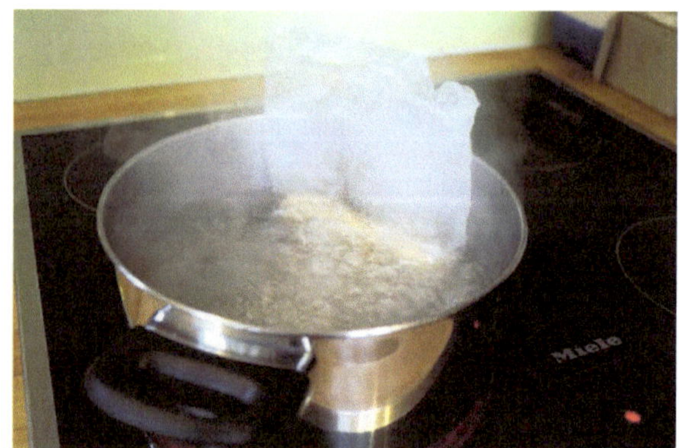

5 Reis kochen

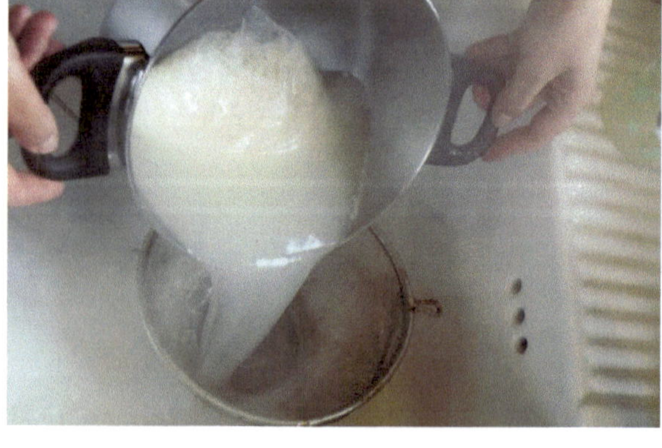

6 Reis in Sieb abschütten

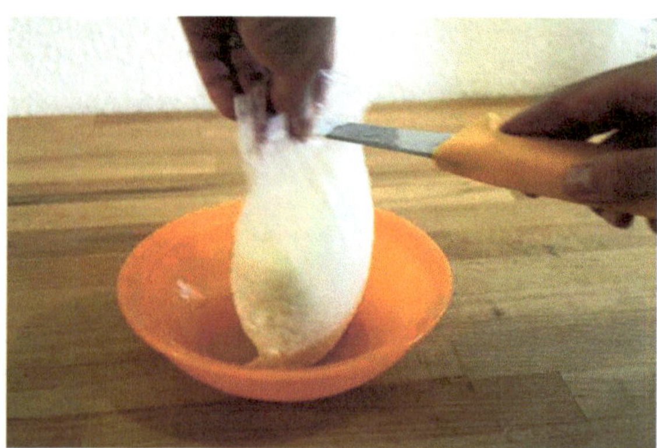

7 Reisbeutel öffnen

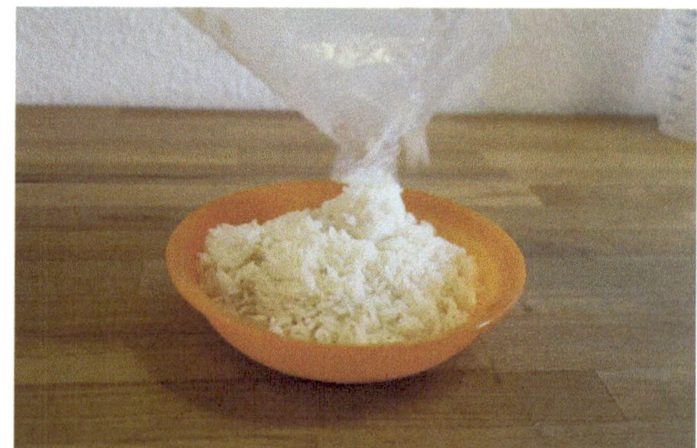

8 Reis ausschütten

4

Gemüse mit Mehlschwitze

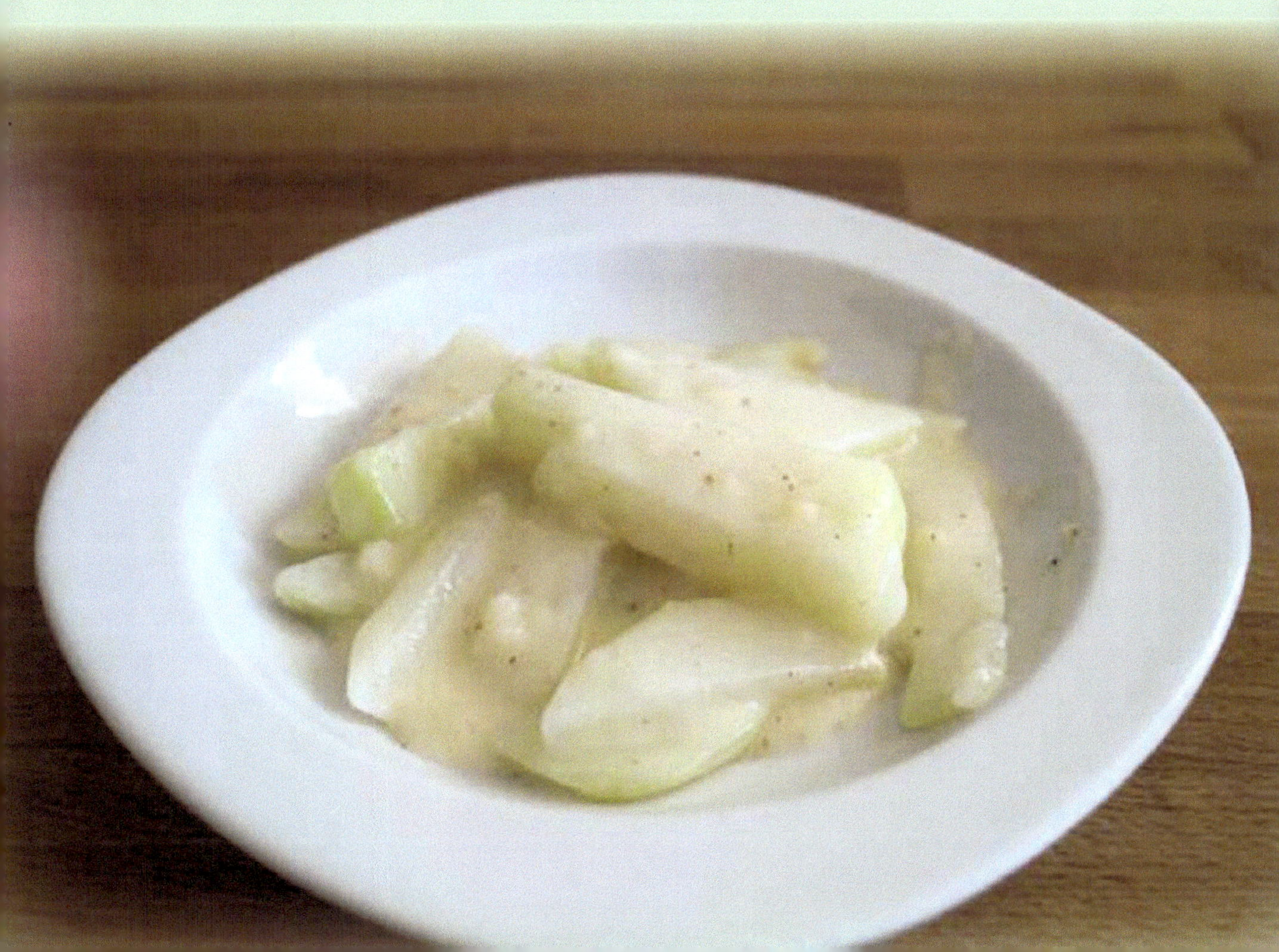

Gemüse mit Mehlschwitze

1 Kohlrabi (alternativ:

Gemüse nach Wahl)

Ca. 400 ml Milch

2 EL Mehl

Butter

Salz, Pfeffer, Muskat

Zutaten

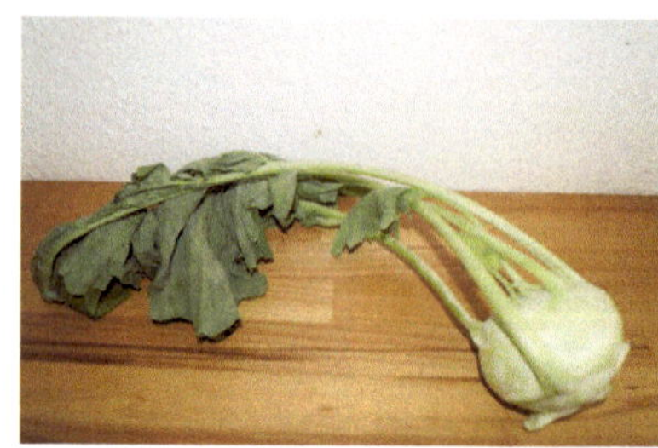

1 1 Kohlrabi (alternativ: Gemüse nach Wahl)

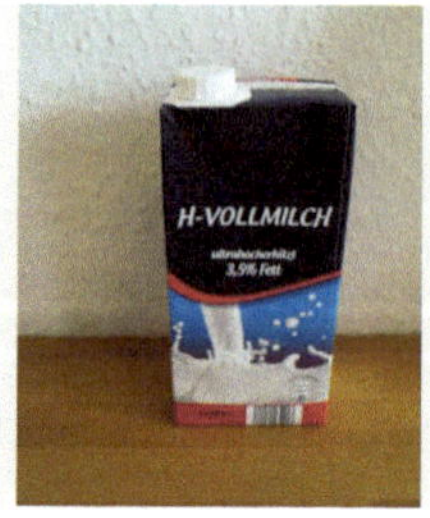

2 Ca. 400 ml Milch

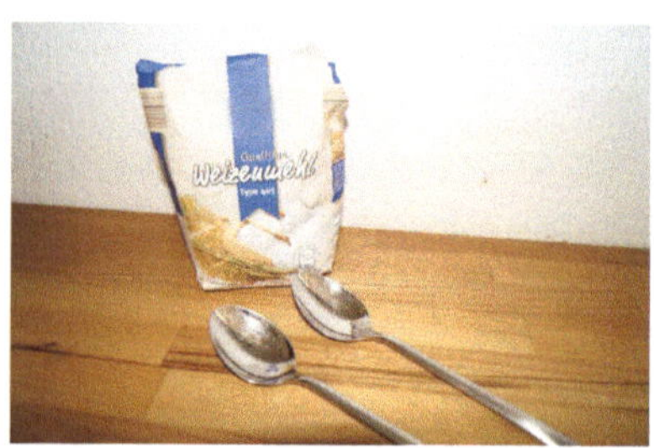

3 2 EL Mehl

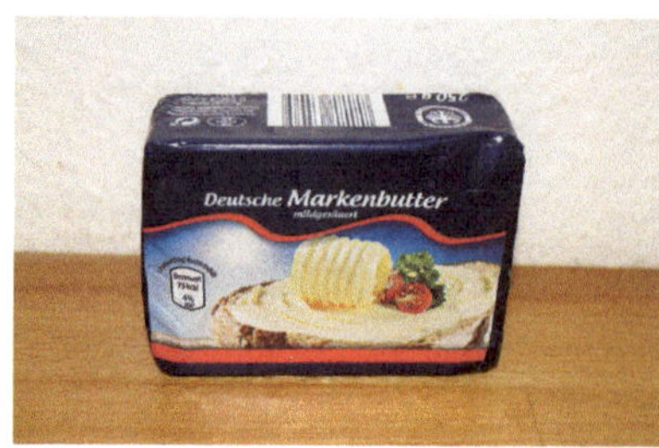

4 Butter

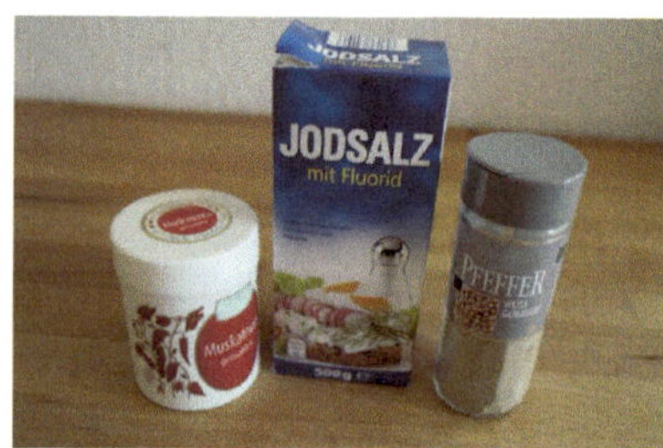

5 Salz, Pfeffer, Muskat

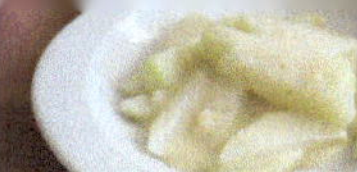

Zubereitung

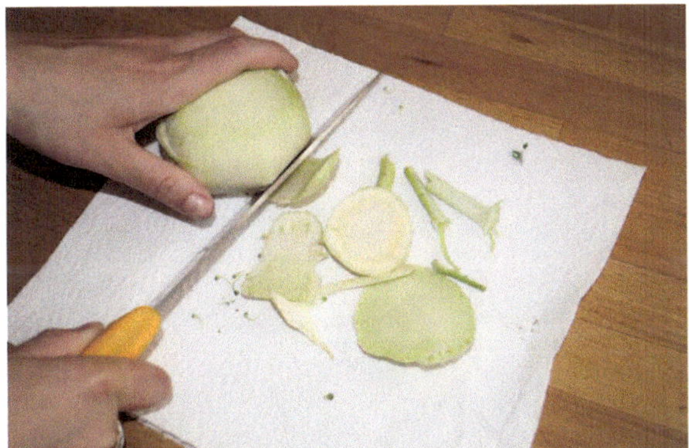

1 Kohlrabi schälen

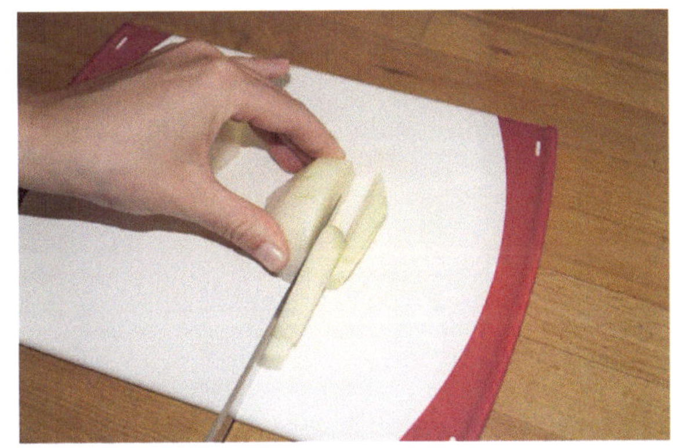

2 In Stifte schneiden

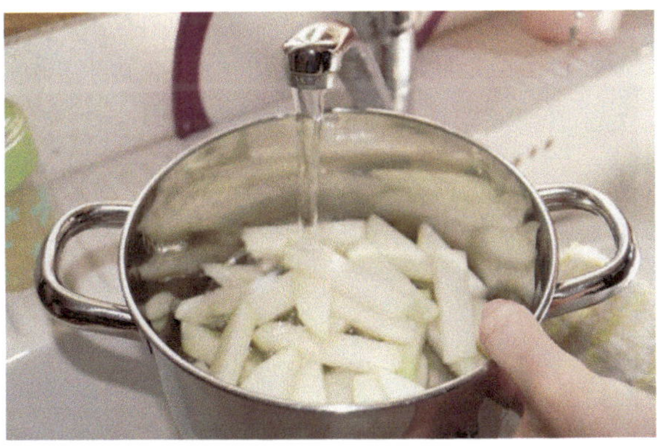

3 In Topf füllen und mit Wasser auffüllen

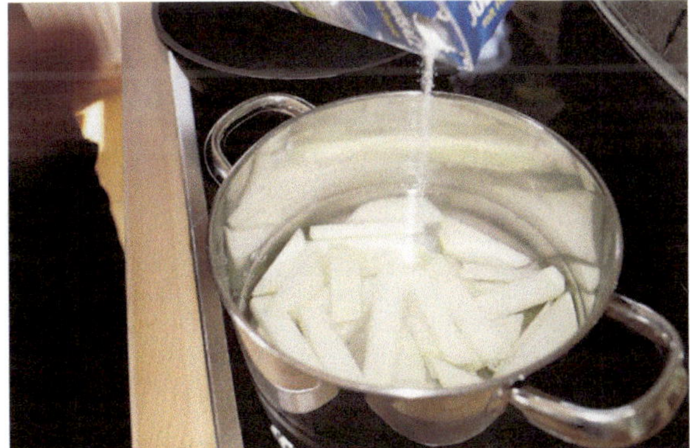

4 Salzen

Zubereitung

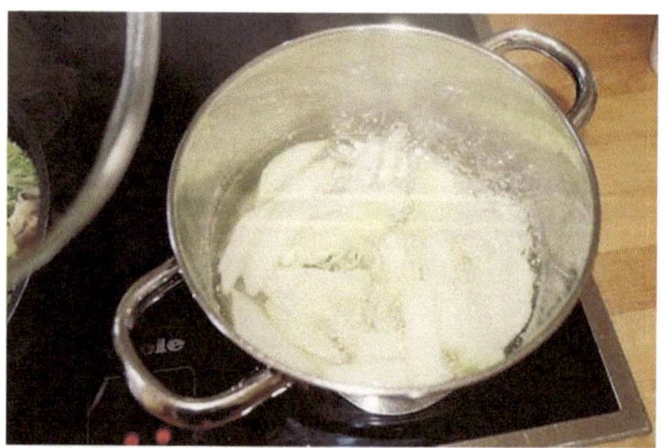

5 Kohlrabi kochen

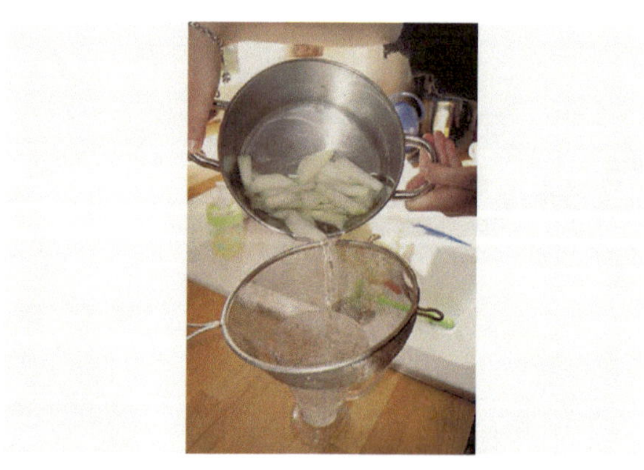

6 In Sieb abgießen (Flüssigkeit auffangen)

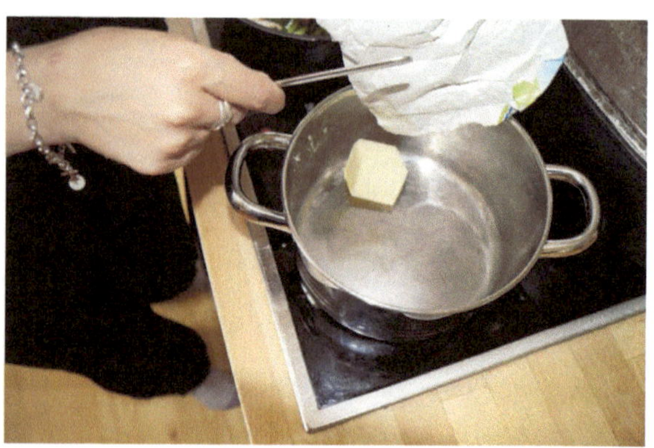

7 Butter in Topf schmelzen

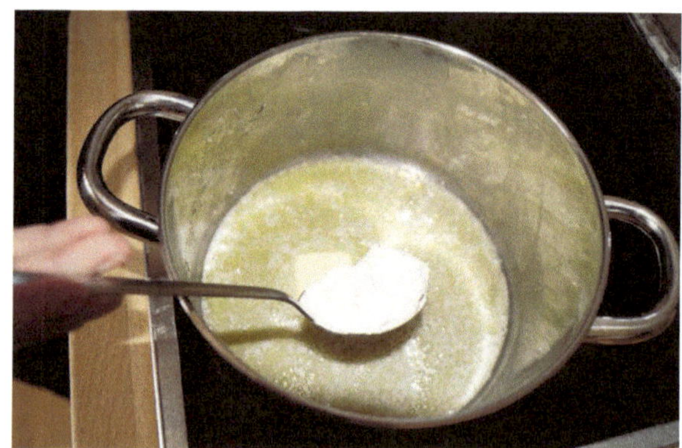

8 2 EL Mehl dazugeben

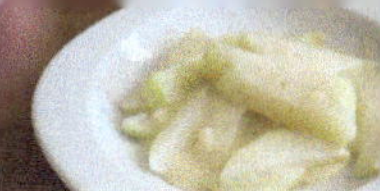

Zubereitung

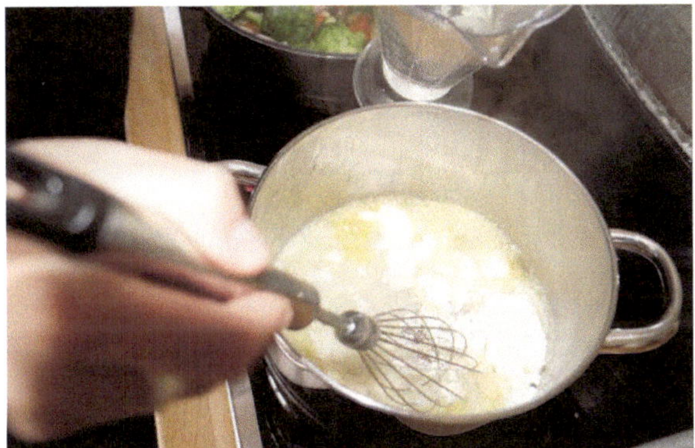

9 Mehl einrühren

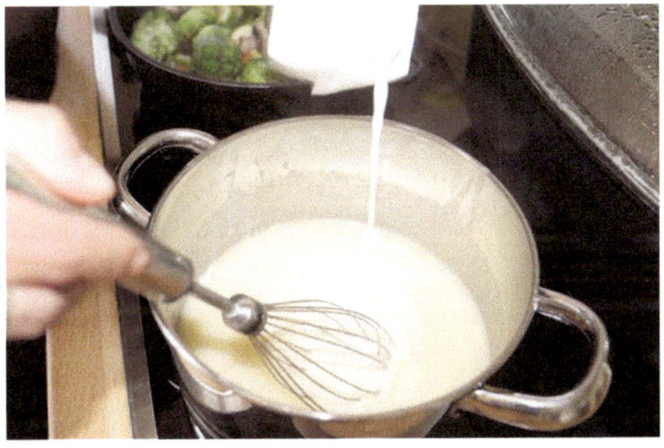

10 Gekochte Flüssigkeit und Milch zügig einrühren

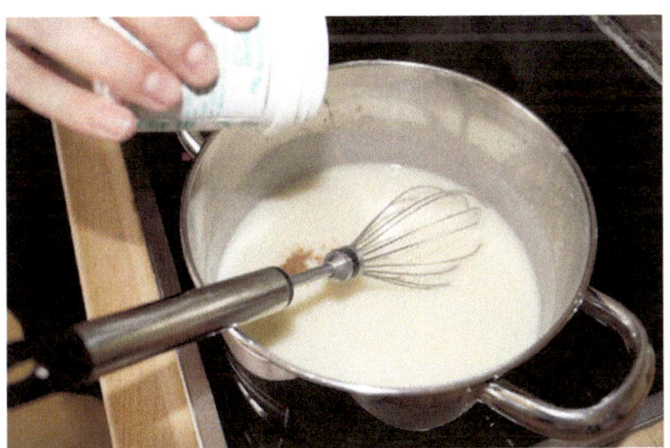

11 Würzen

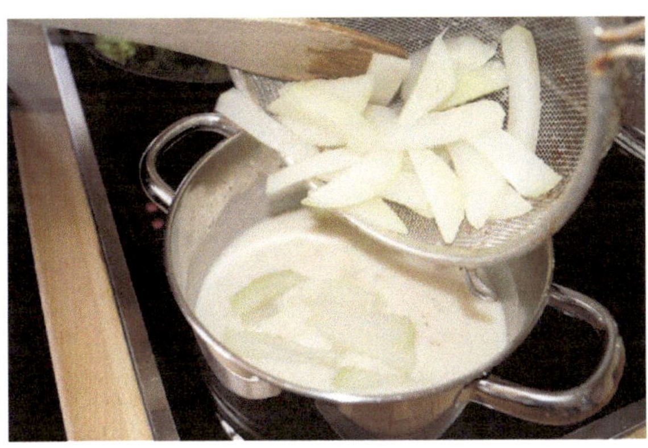

12 Kohlrabi und Sauce mischen

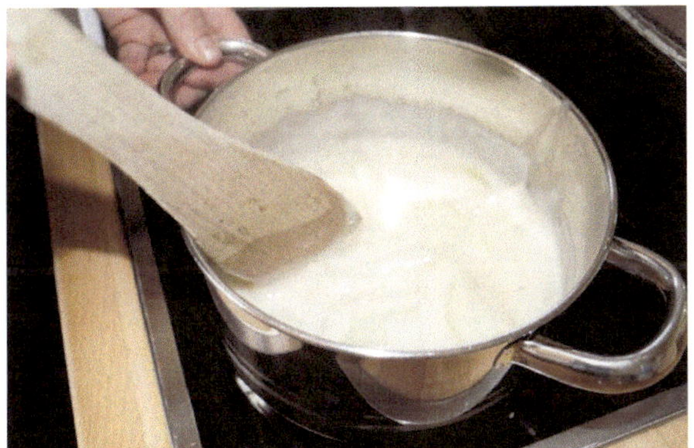

13 Umrühren

5
Kartoffelpüree

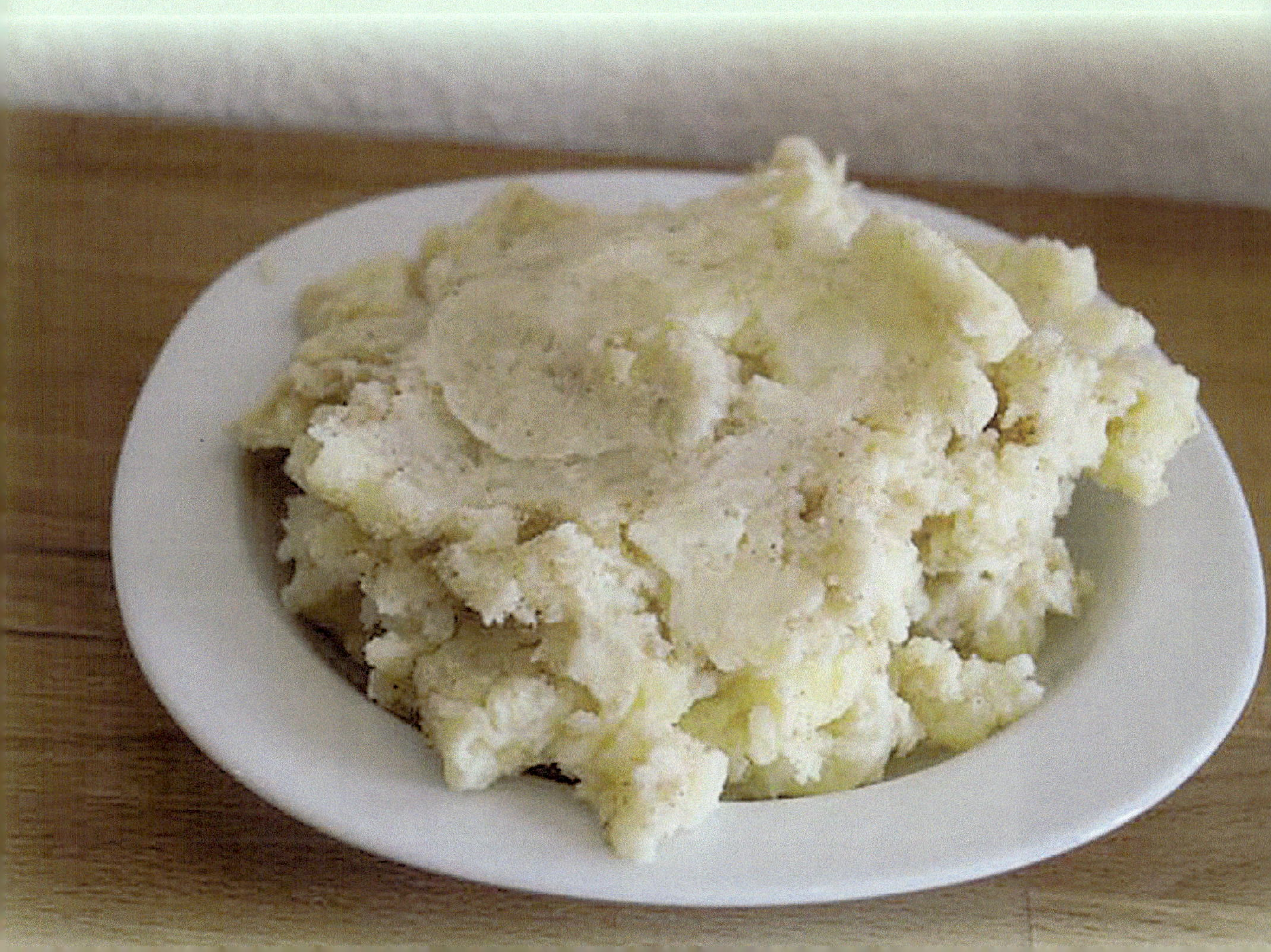

Kartoffelpüree

Kartoffeln

Butter

4 EL Milch

Salz, Pfeffer, Muskat

Zutaten

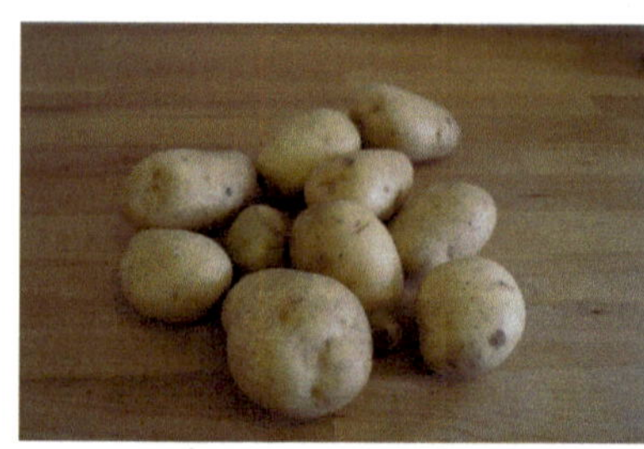

1 Kartoffeln

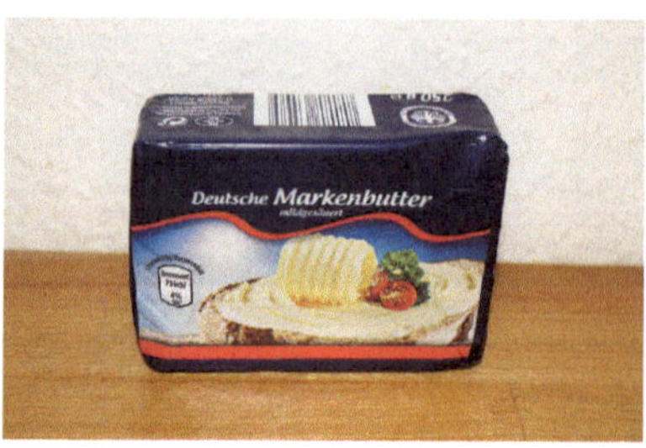

2 Butter

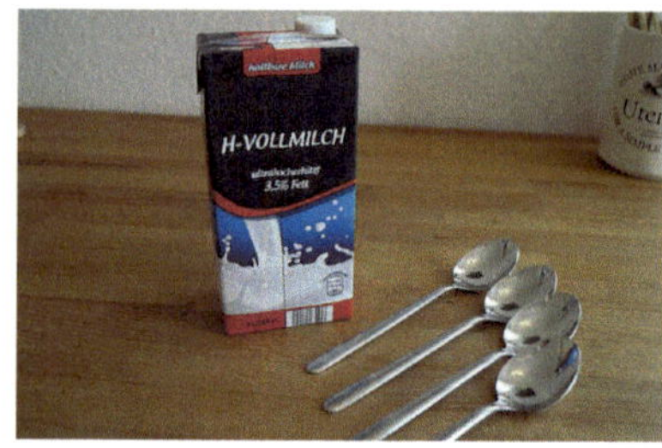

3 4 EL Milch

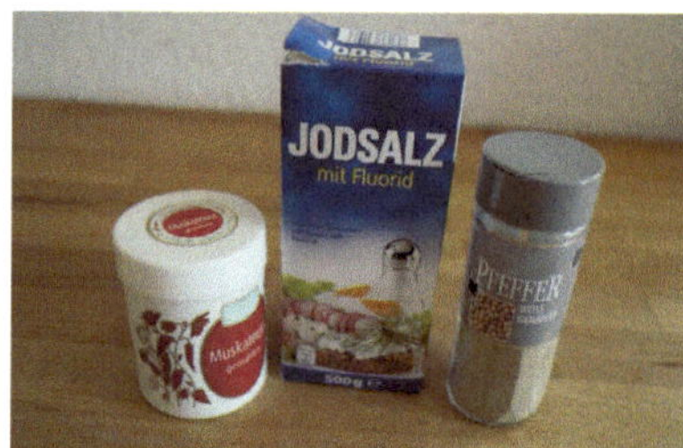

4 Salz, Pfeffer, Muskat

Zubereitung

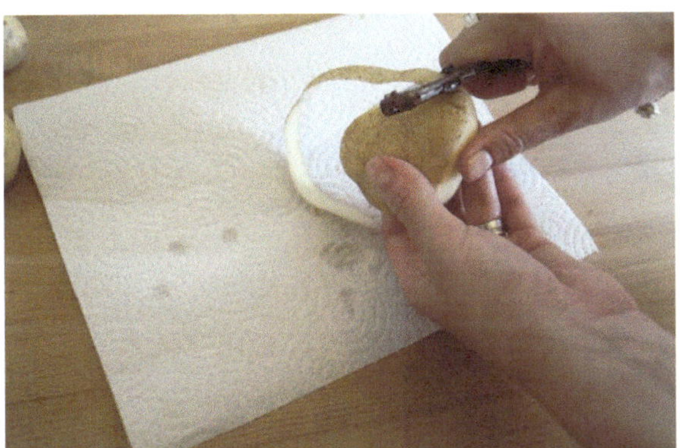

1 Kartoffeln schälen

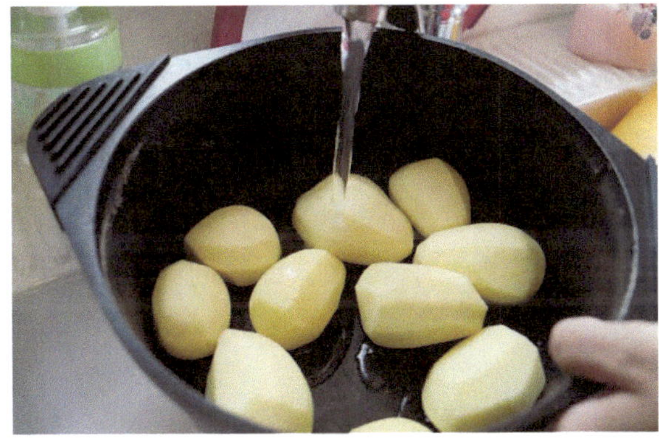

2 Kartoffeln in Topf geben und mit Wasser auffüllen

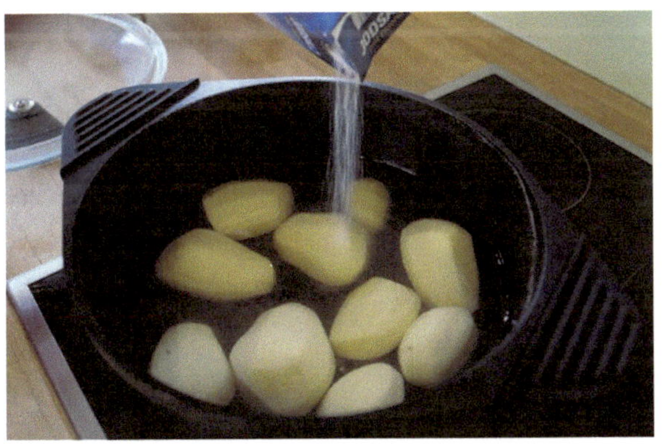

3 Salz dazugeben

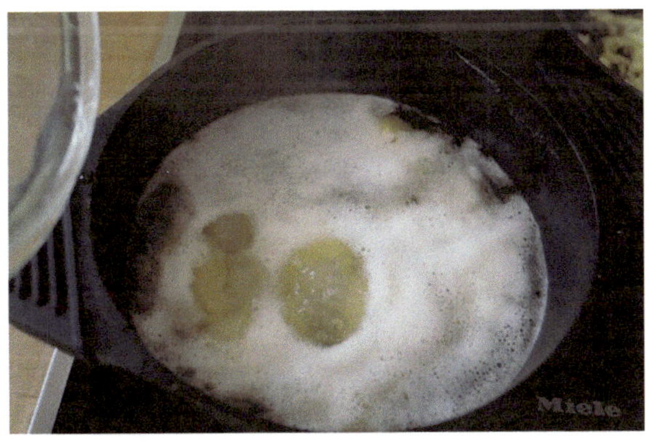

4 Ca. 25 Minuten kochen

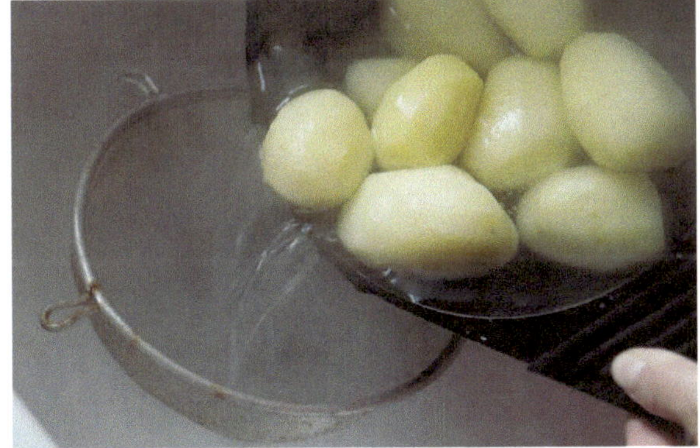

5 In Sieb abschütten

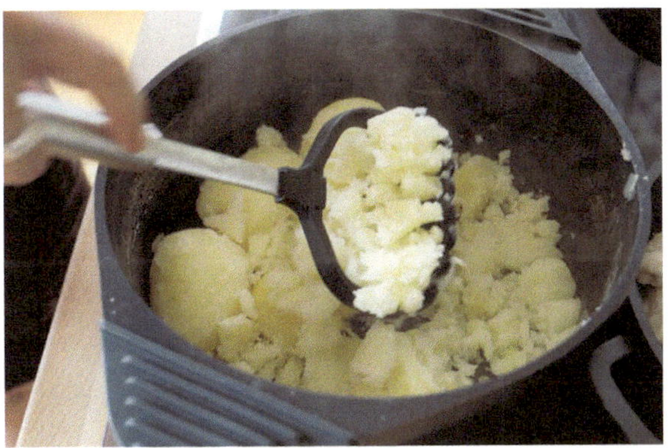

6 Kartoffeln in Topf füllen und stampfen

Zubereitung

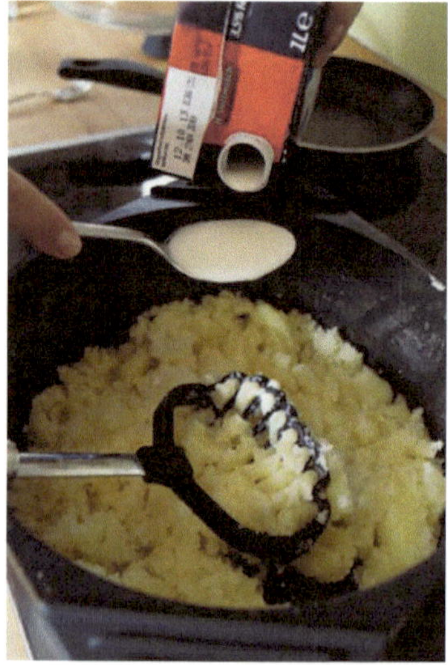

7 4 EL Milch dazugeben

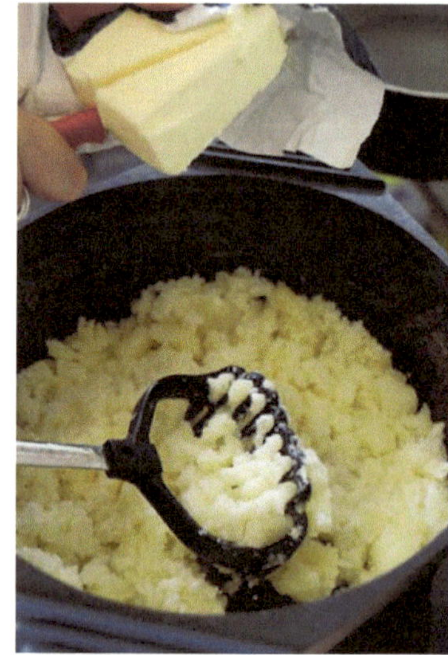

8 Stück Butter dazugeben

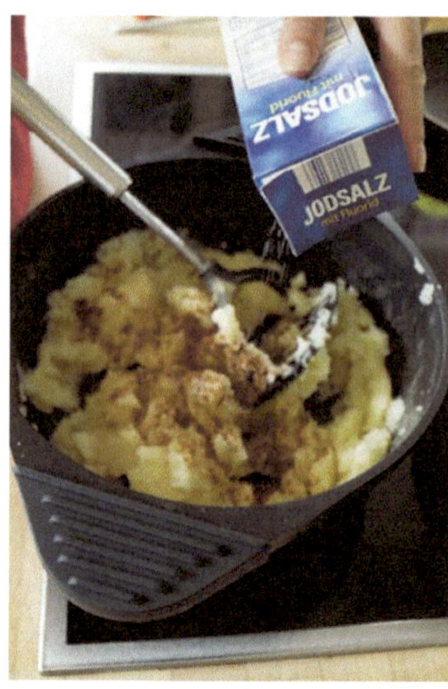

9 Würzen

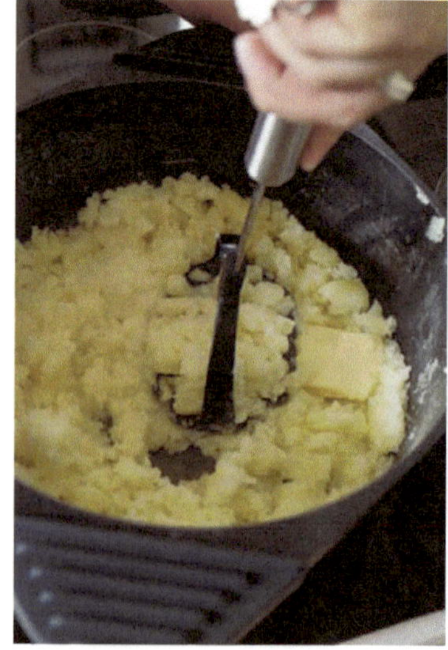

10 Alles stampfen

6

Pfannkuchen

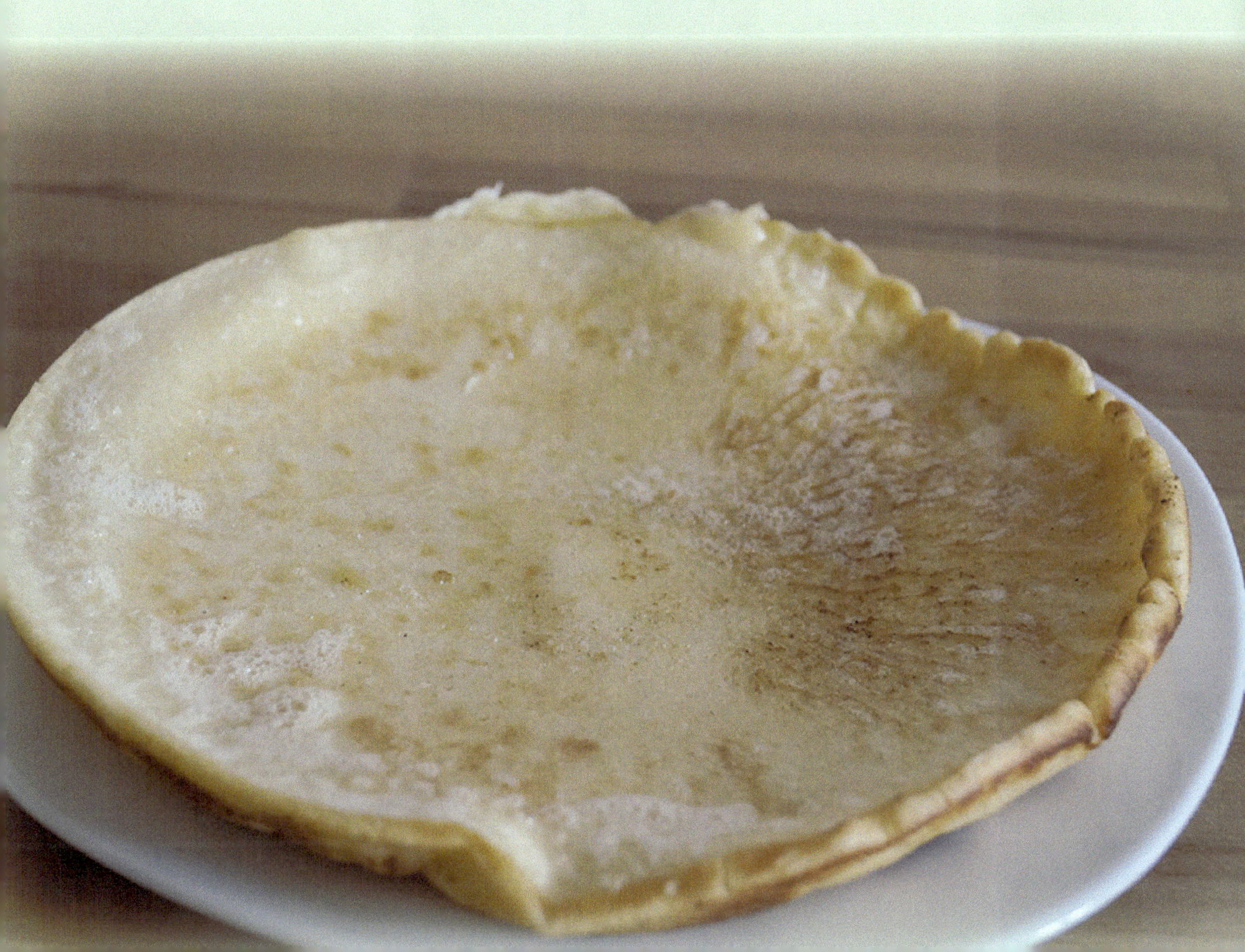

Pfannkuchen

400 g Mehl

1 Ei

3 EL Zucker

500 ml Milch

Butter

Prise Salz

Zutaten

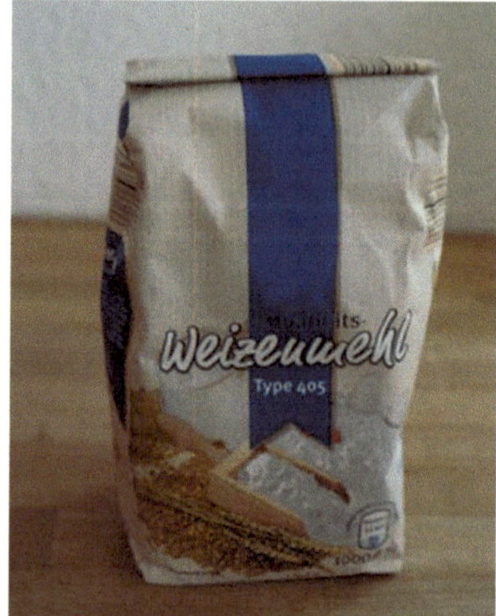

1 400 g Mehl

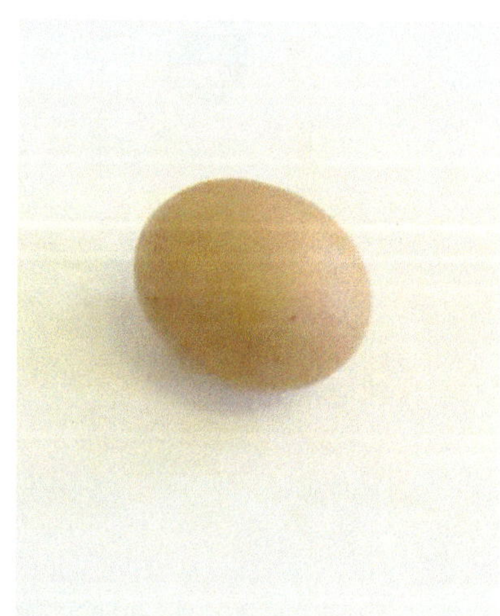

2 1 Ei

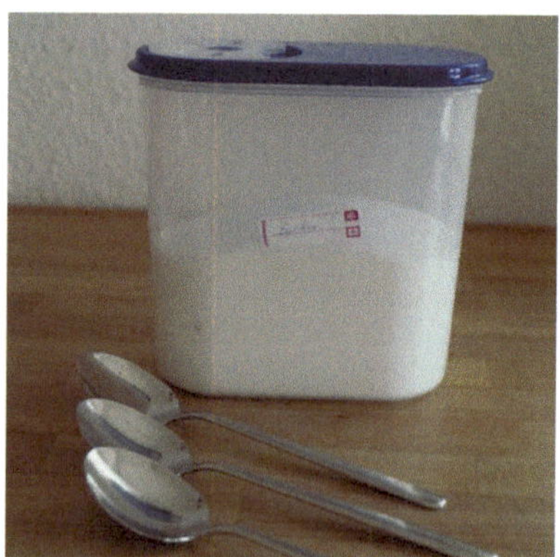

3 3 EL Zucker

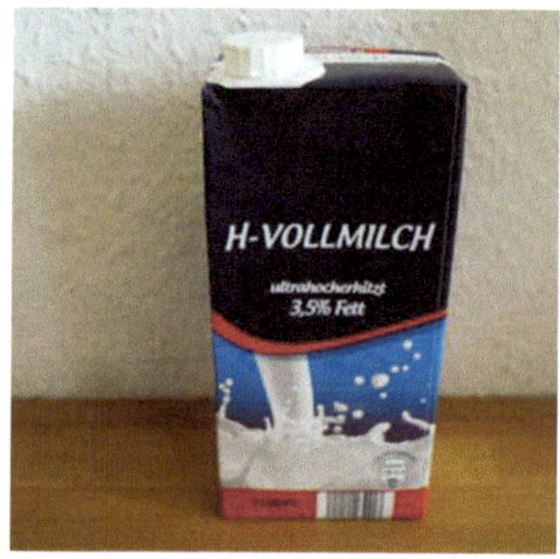

4 500 ml Milch

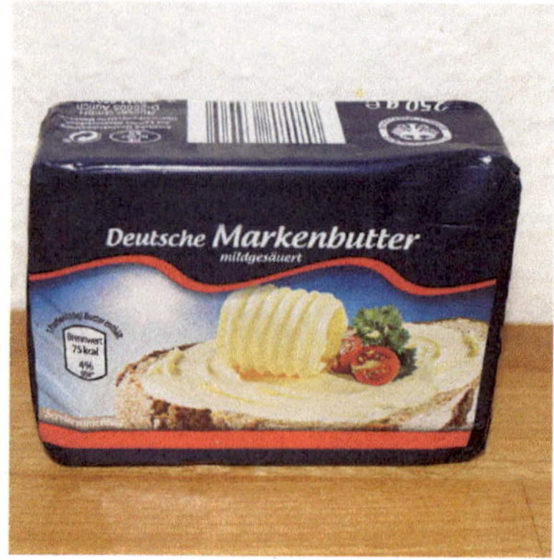

5 Butter

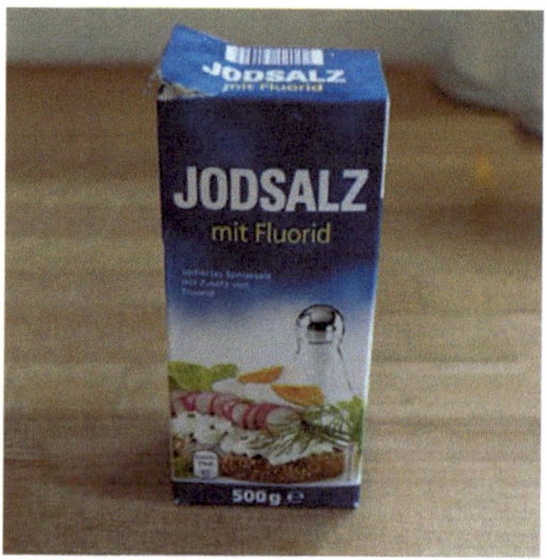

6 Prise Salz

Zubereitung

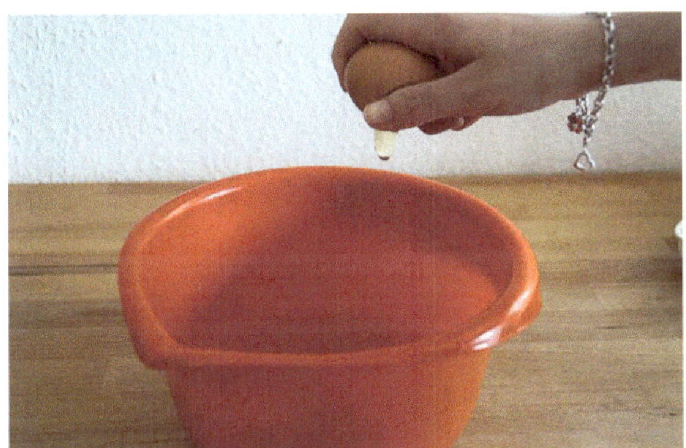

1 Ei aufschlagen

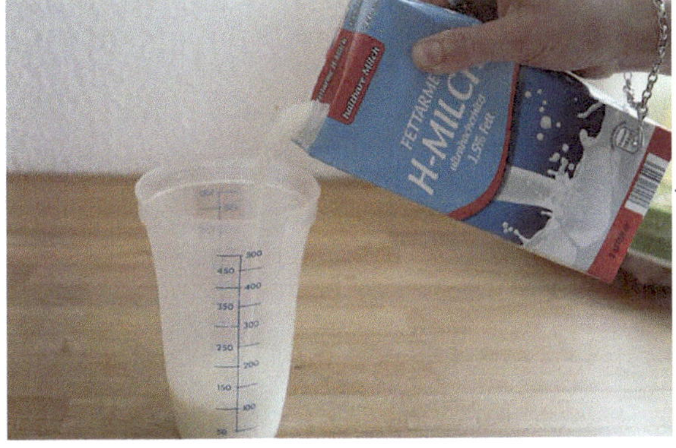

2 500 ml Milch abmessen und dazugeben

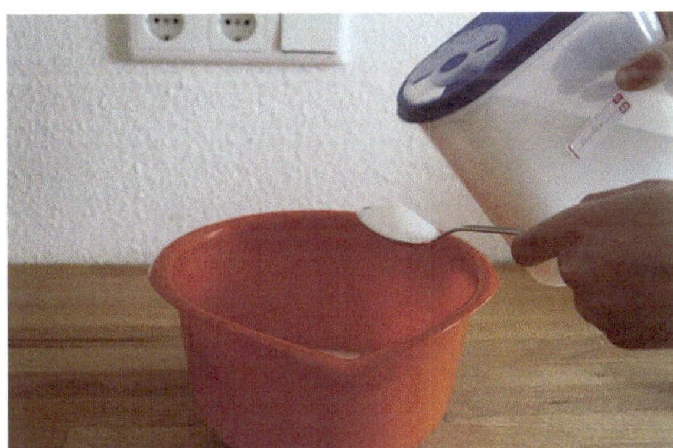

3 3 EL Zucker dazugeben

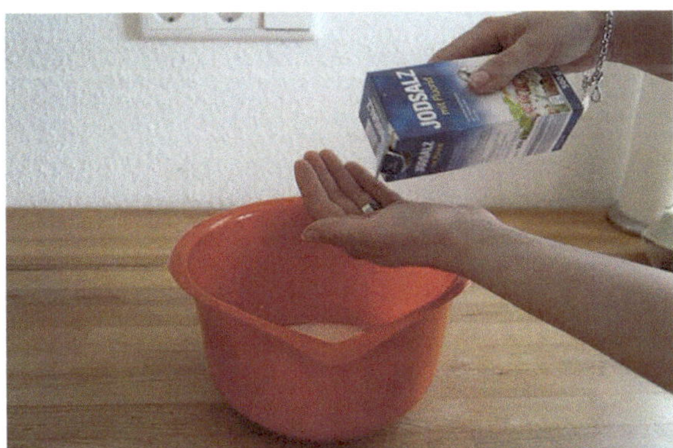

4 Prise Salz dazugeben

Zubereitung

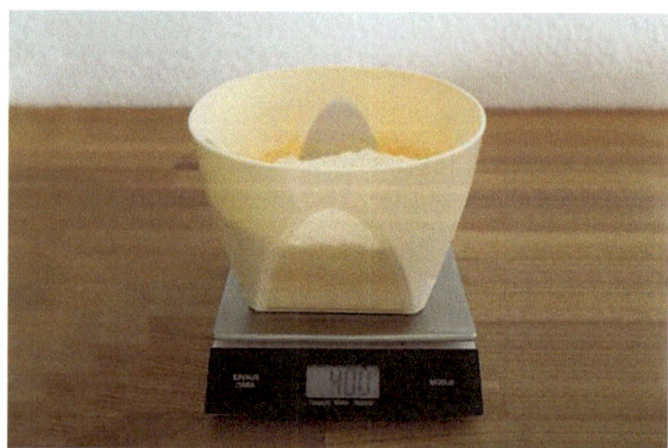

5   400 g Mehl abmessen

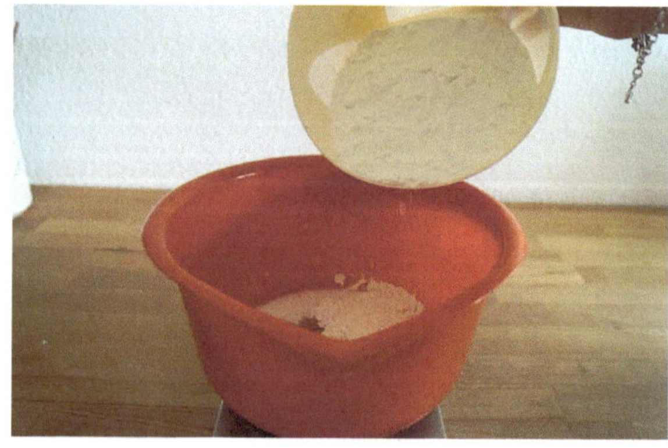

6   Mehl dazugeben

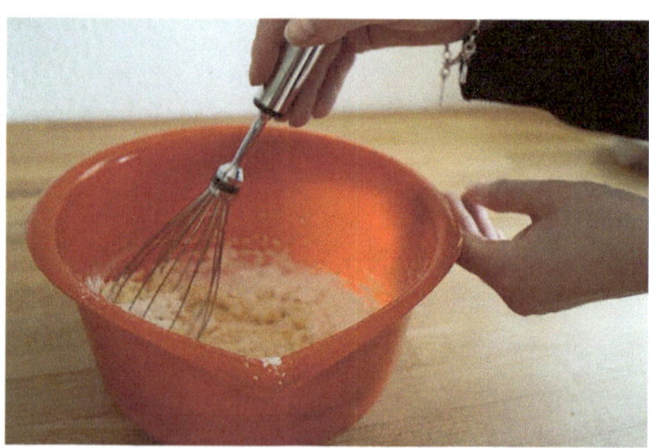

7   Mit Schneebesen umrühren

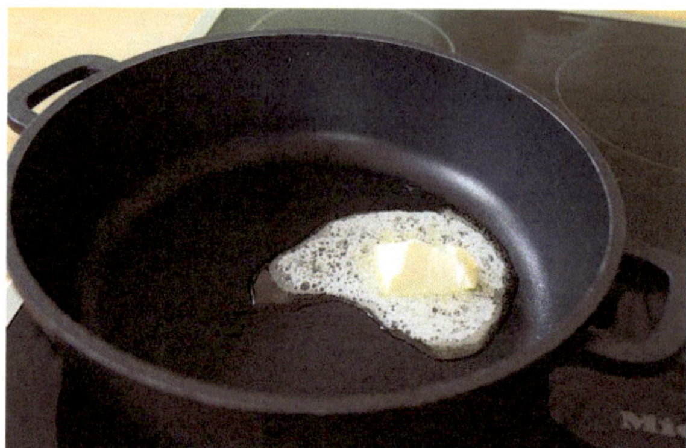

8   Butter in Pfanne schmelzen

Zubereitung

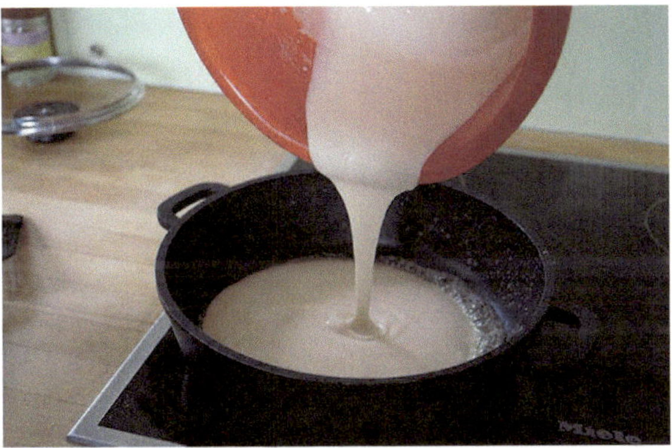

9 Teig einfüllen

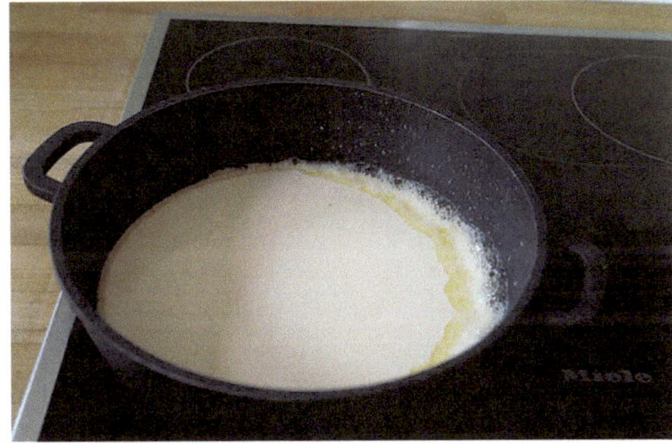

10 Unterseite anbraten

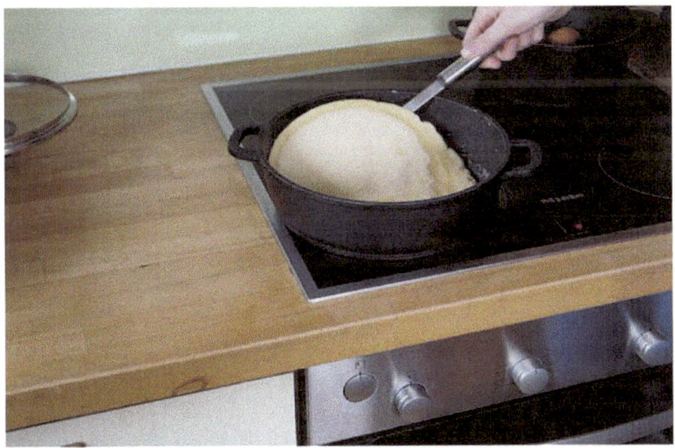

11 Pfannkuchen wenden

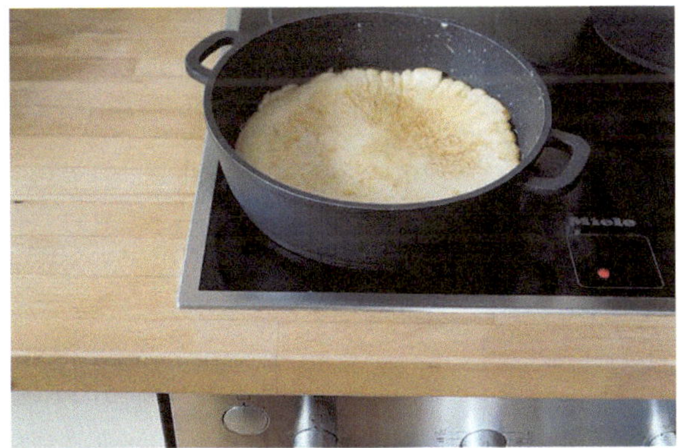

12 Zweite Seite anbraten

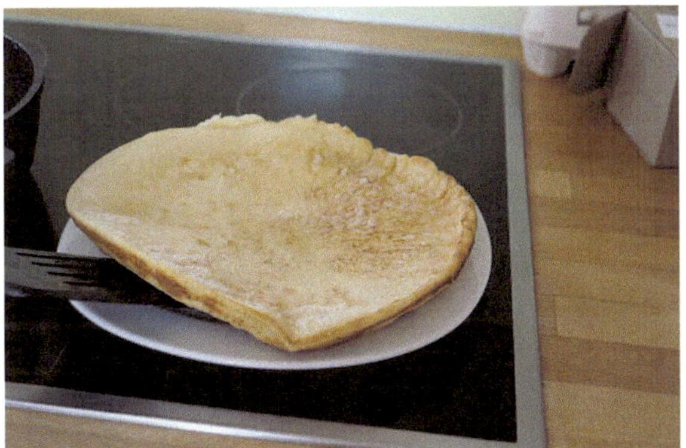

13 Pfannkuchen aus der Pfanne nehmen

7

Rührei

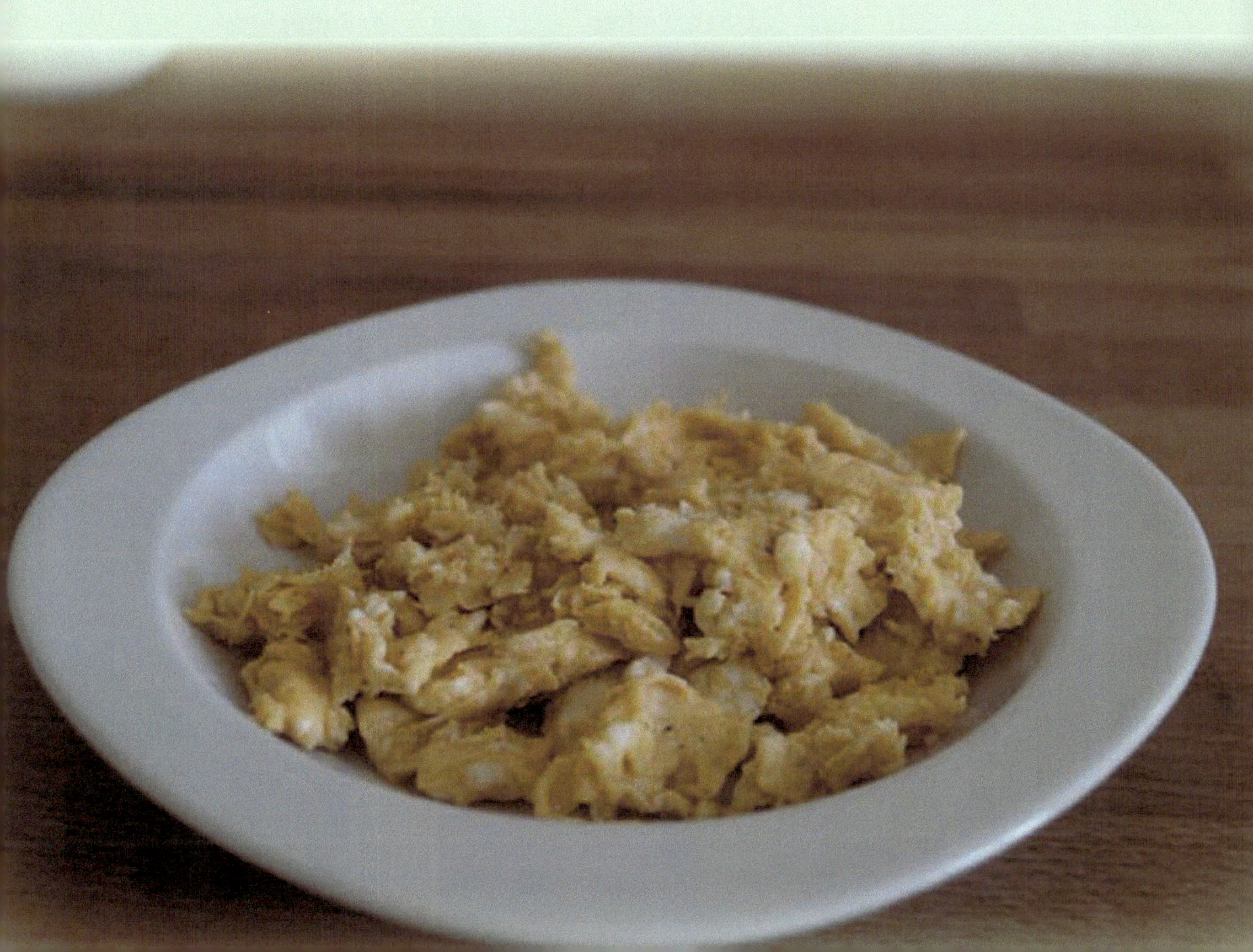

Rührei

3 Eier

1 EL Milch

Salz, Pfeffer

Butter

Zutaten

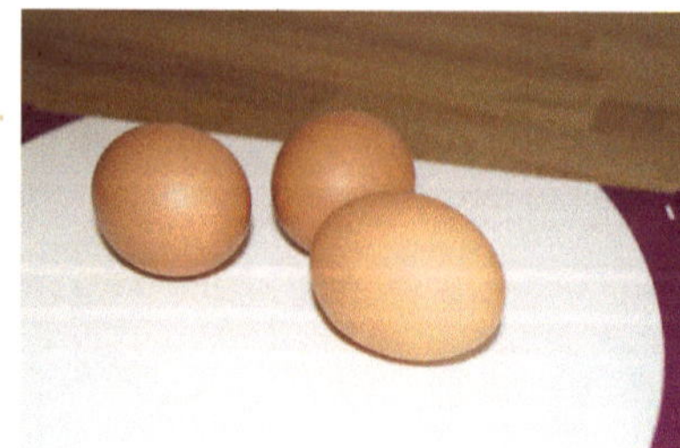

1 3 Eier

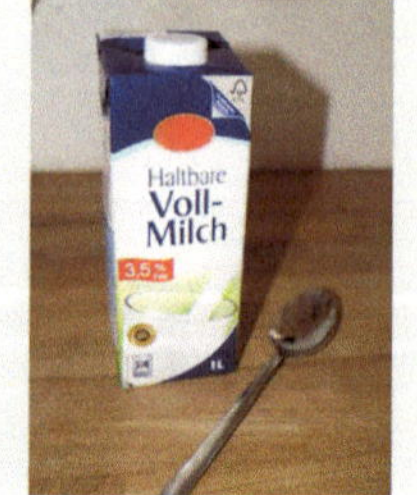

2 1 EL Milch

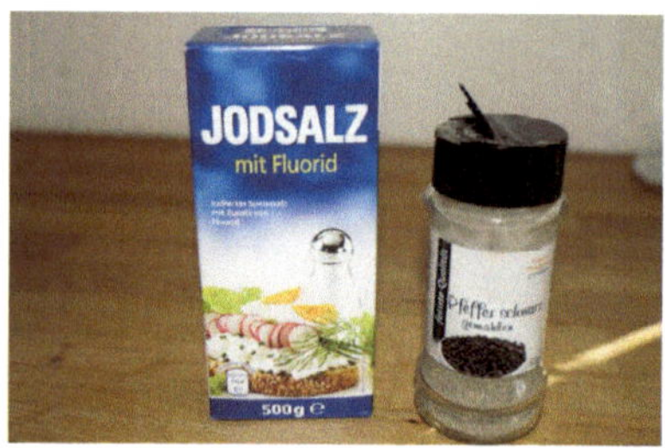

3 Salz, Pfeffer

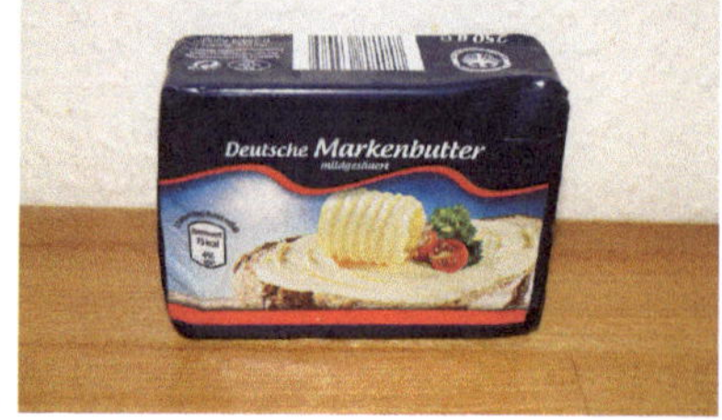

4 Butter

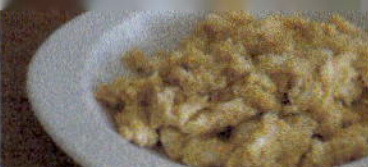

Zubereitung

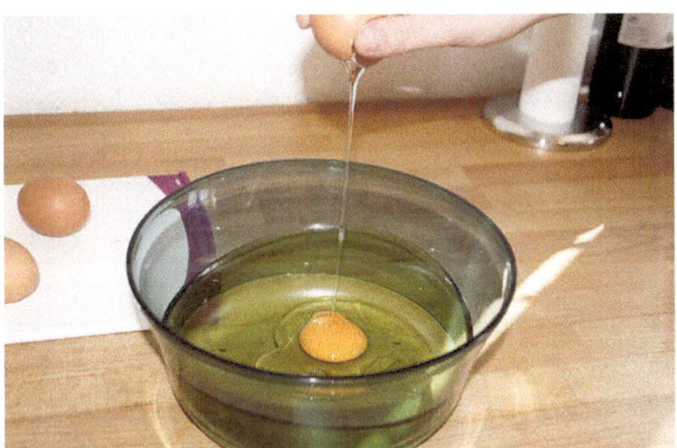

1 Eier aufschlagen

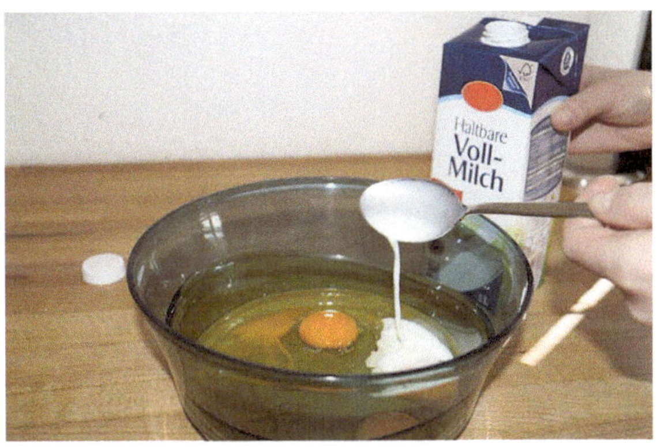

2 1 EL Milch dazugeben

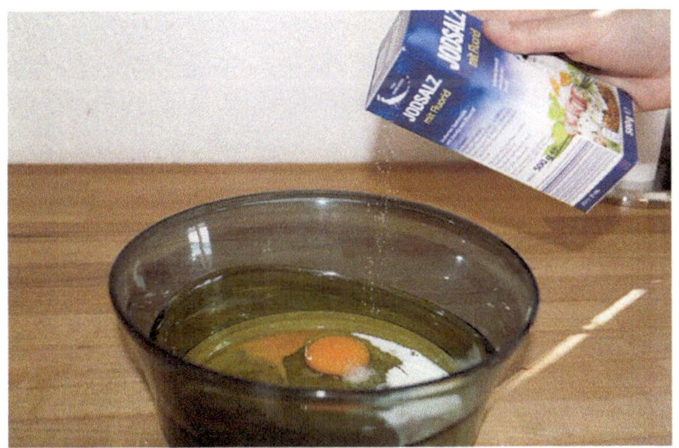

3 Salzen

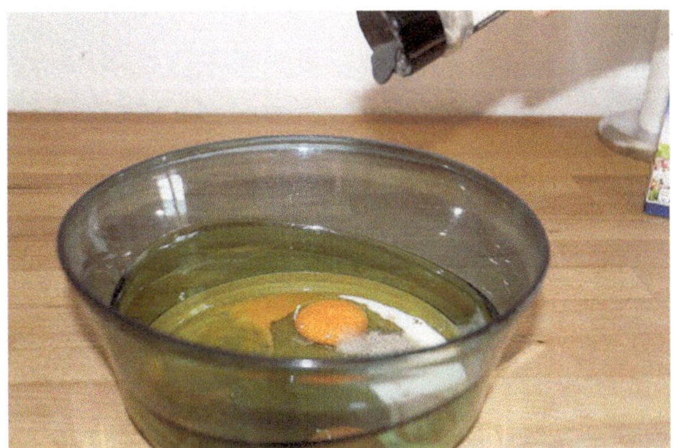

4 Pfeffern

Zubereitung

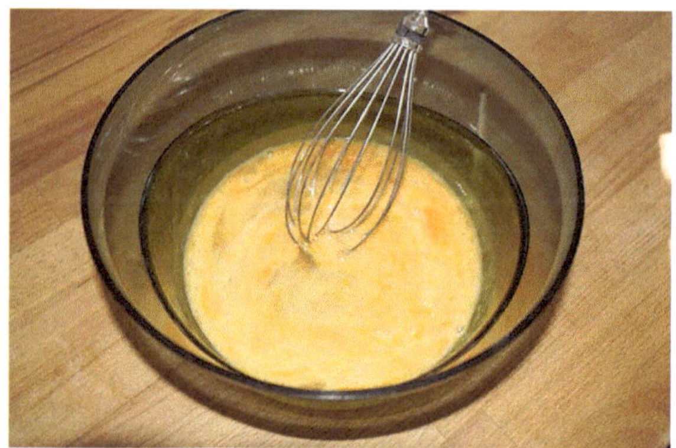

5 Mit Schneebesen umrühren

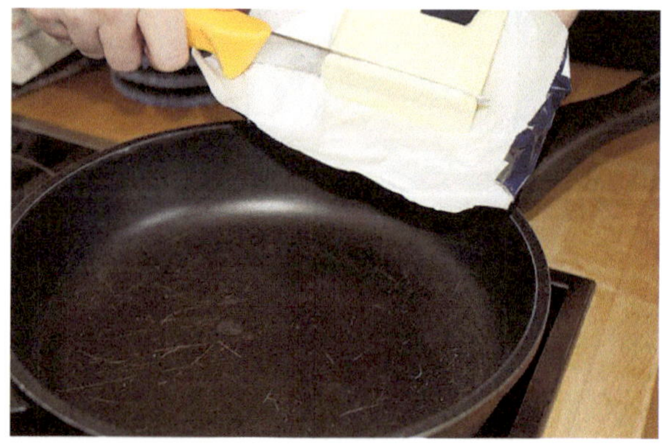

6 Stück Butter in Pfanne geben
und erhitzen

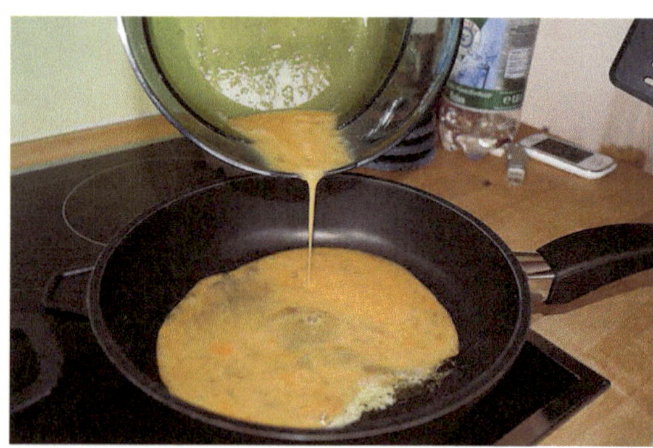

7 Eier reinschütten

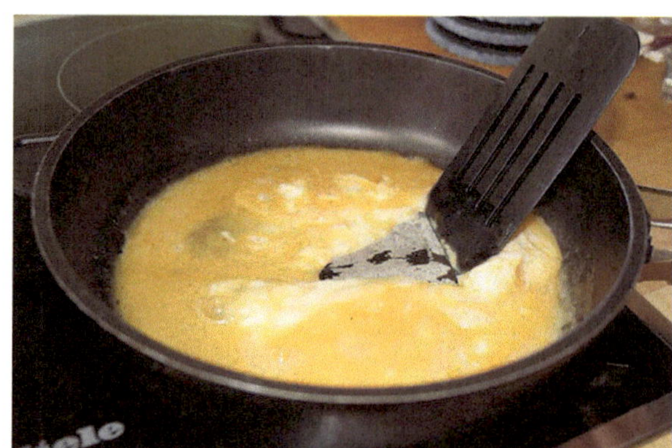

8 Nach kurzer Zeit umrühren

8

Kaffee kochen

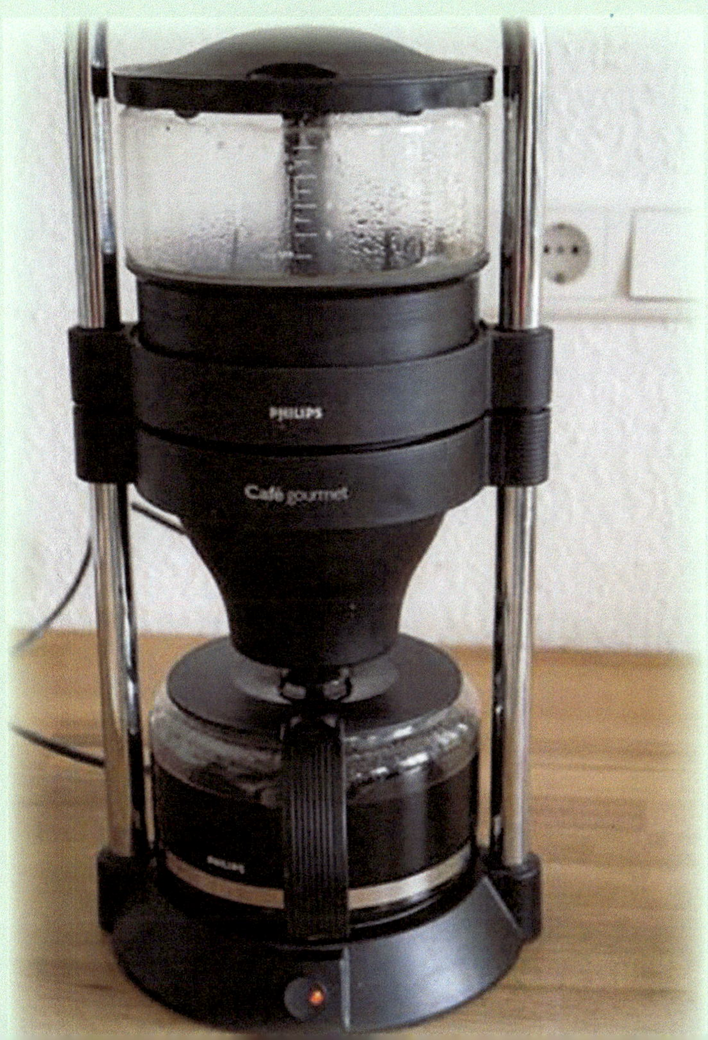

Kaffee kochen

Kaffeepulver

Kaffeefilter

Zutaten

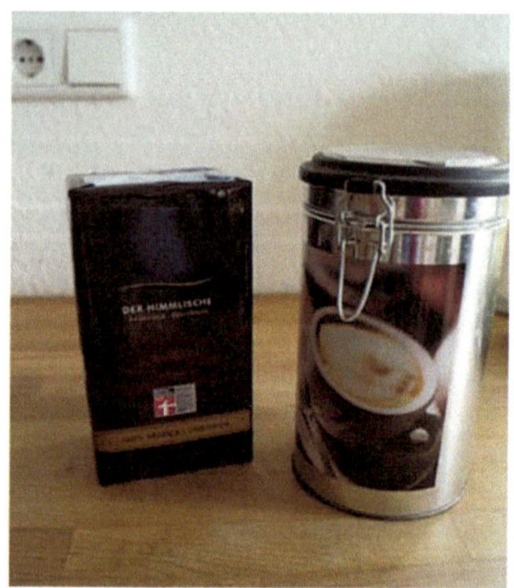

1 Kaffeepulver

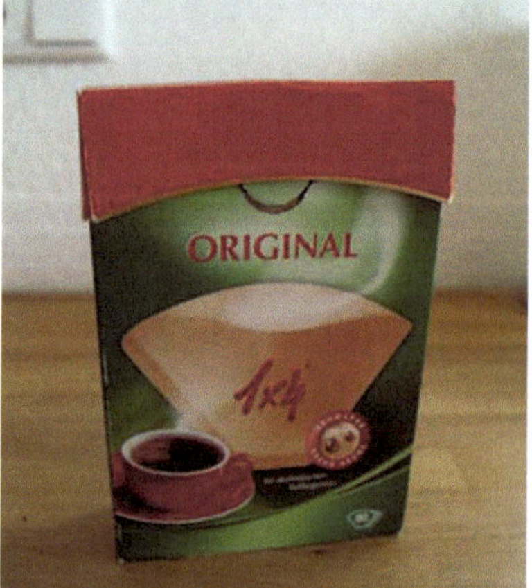

2 Kaffeefilter

Zubereitung

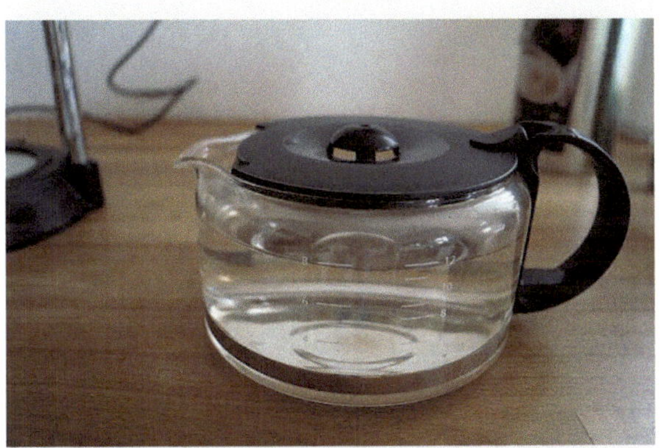

1 Wasser in Kanne füllen

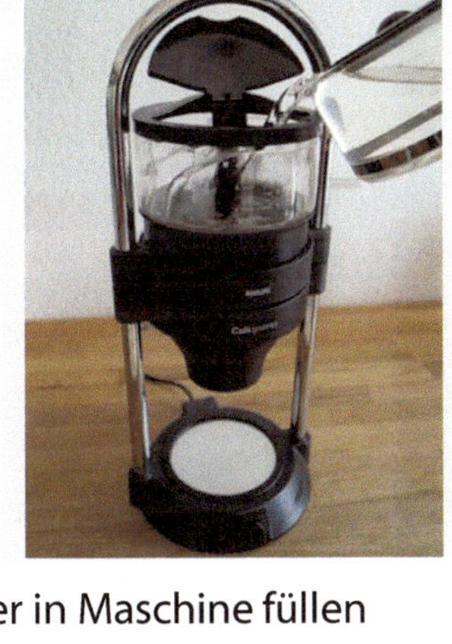

2 Wasser in Maschine füllen

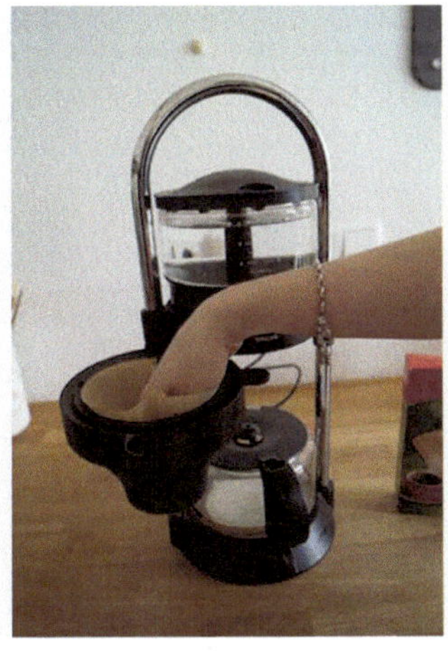

3 Filter einlegen

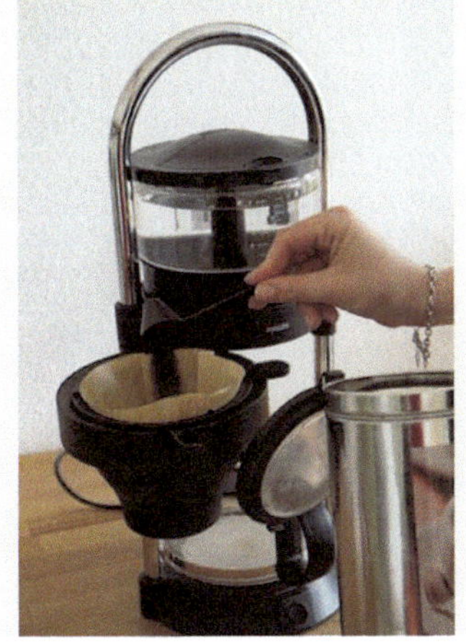

4 Pulver einfüllen (pro Tasse einen Löffel)

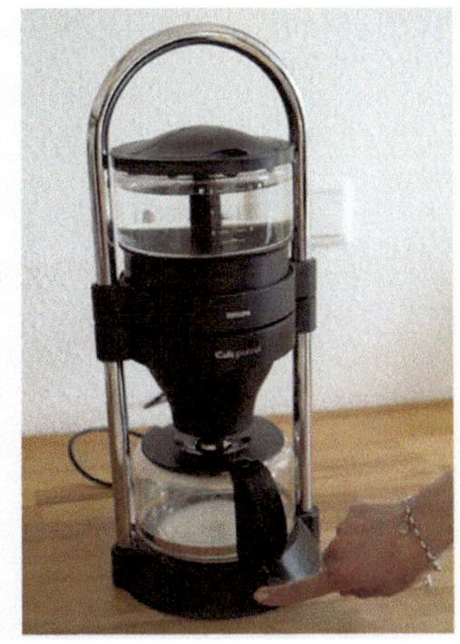

5 Kaffeemaschine einschalten

9

Tee kochen

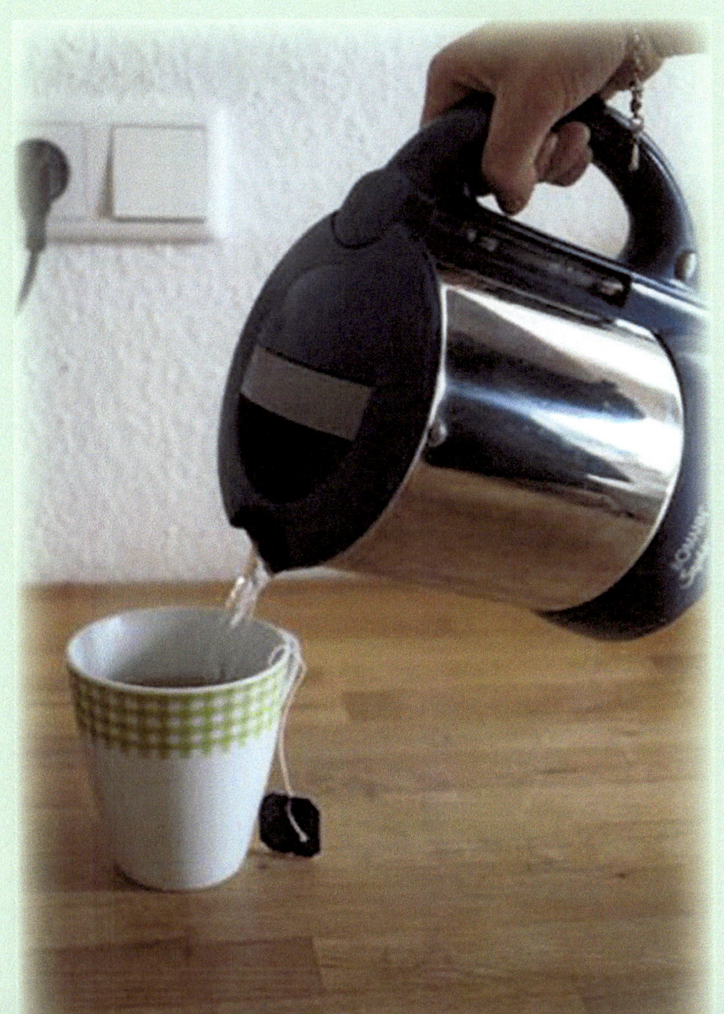

Tee kochen

Teebeutel und Tasse

Zutaten

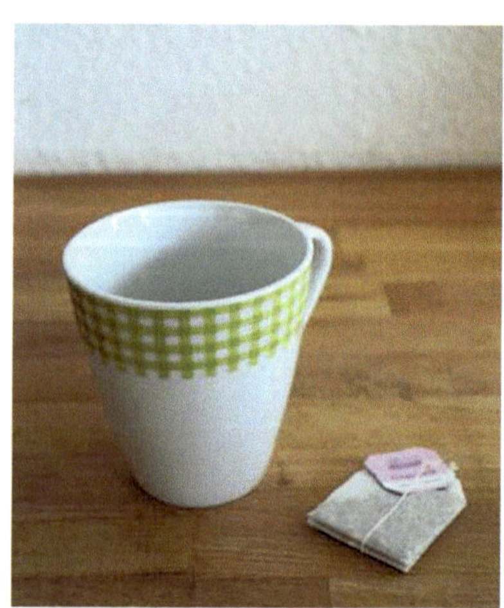

1 Teebeutel und Tasse

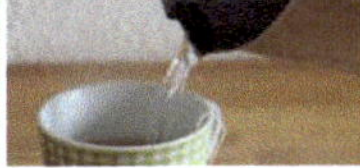

Zubereitung

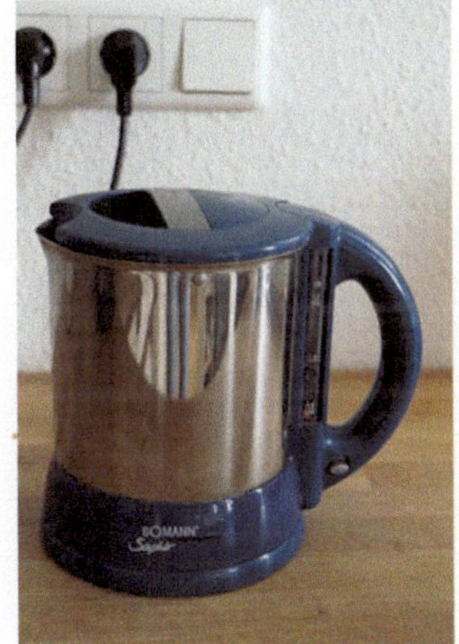

1 Wasserkocher

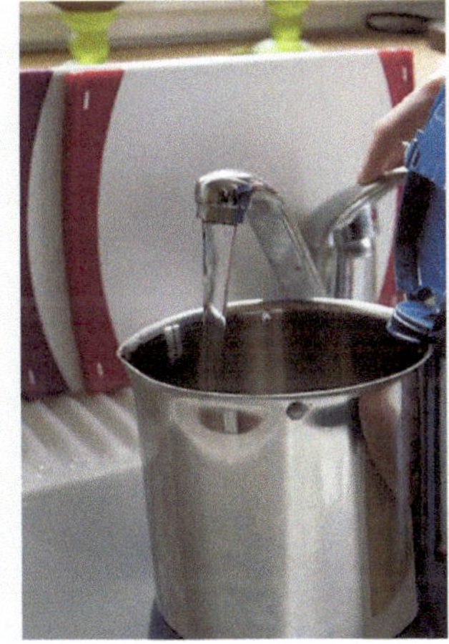

2 Wasser einfüllen

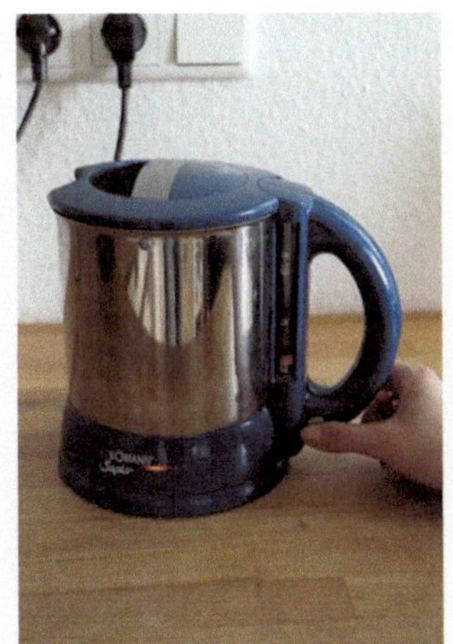

3 Wasserkocher anstellen

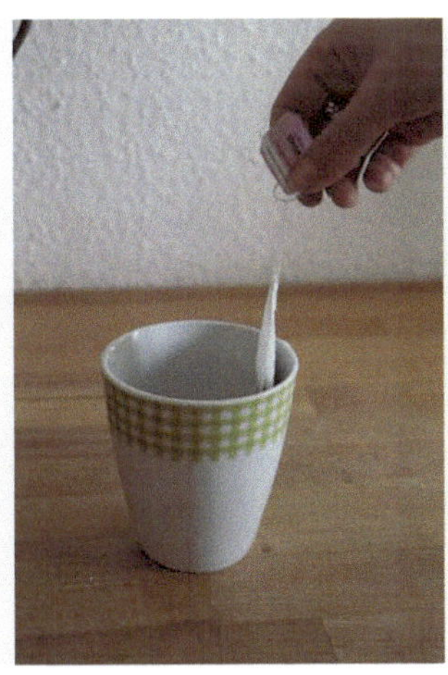

4 Teebeutel in Tasse geben

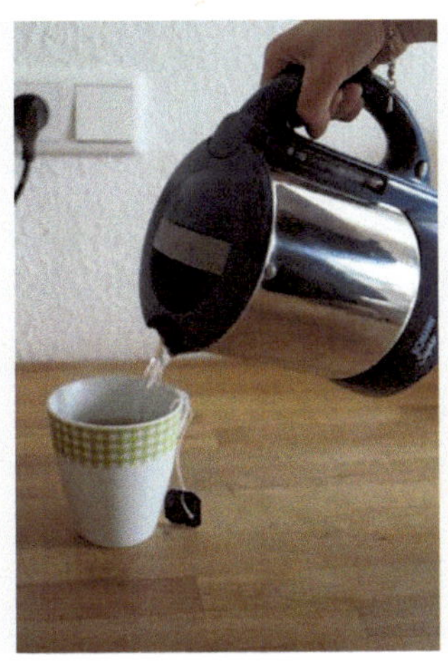

5 Heißes Wasser einschütten

II

Hauptspeisen

10 Rindersuppe – 47

11 Hühnersuppe – 53

12 Käse-Lauch-Suppe – 59

13 Kartoffelsalat – 65

14 Kartoffelgratin – 71

15 Nudelauflauf – 77

16 Käsespätzle – 83

17 Frikadellen – 89

18 Gefüllte Paprika – 95

19 Geschnetzeltes – 101

20 Hamburger – 105

21 Panierte Schnitzel – 111

22 Rinderbraten – 117

10

Rindersuppe

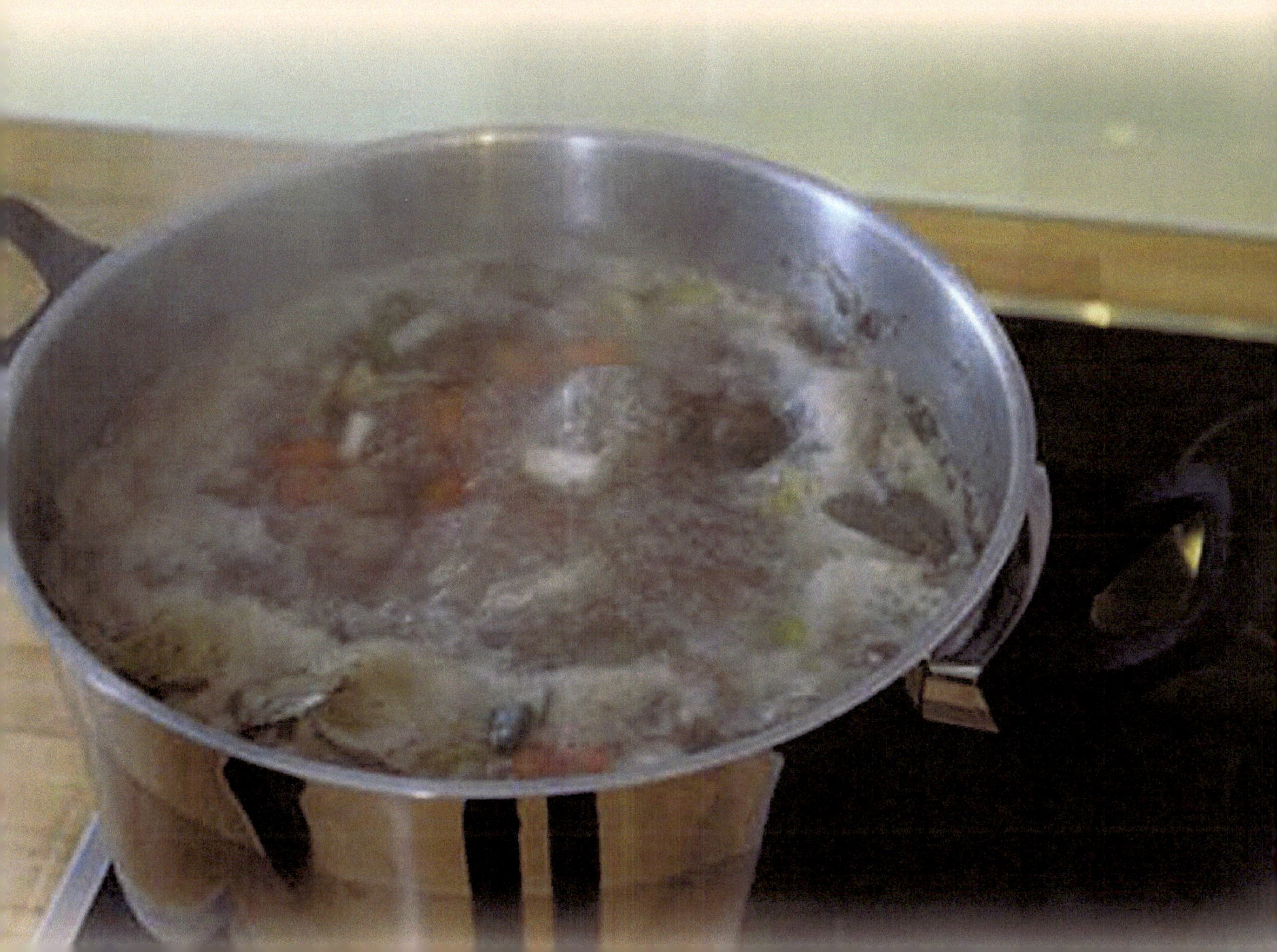

Rindersuppe

Ca. 1 kg Suppenfleisch
vom Rind

1 Paket Suppengemüse

+ 1 Zwiebel

Salz, Pfeffer, Lorbeeren

Zutaten

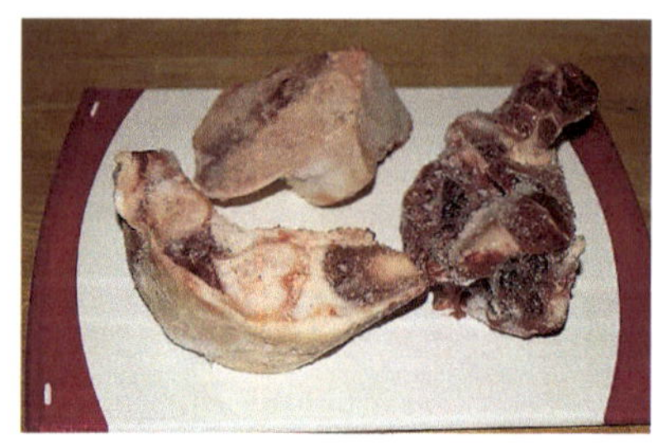

1   Ca. 1 kg Suppenfleisch
vom Rind

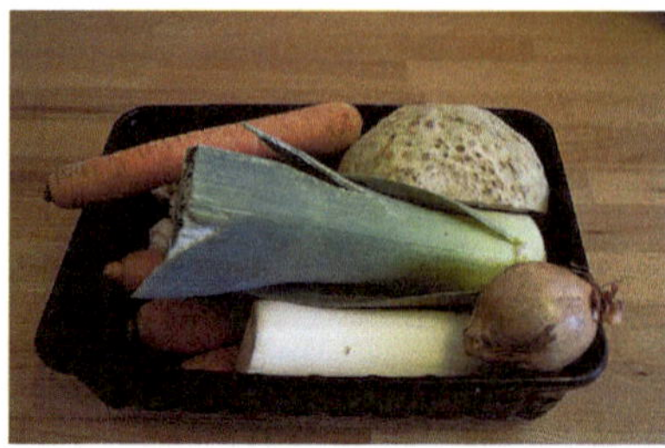

2 1 Paket Suppengemüse
+ 1 Zwiebel

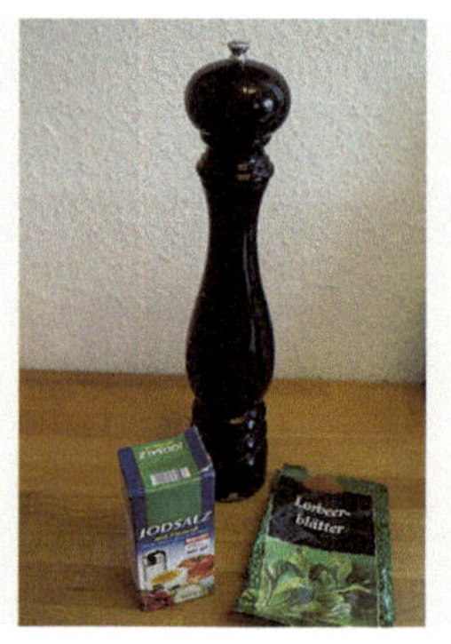

3 Salz, Pfeffer, Lorbeeren

Zubereitung

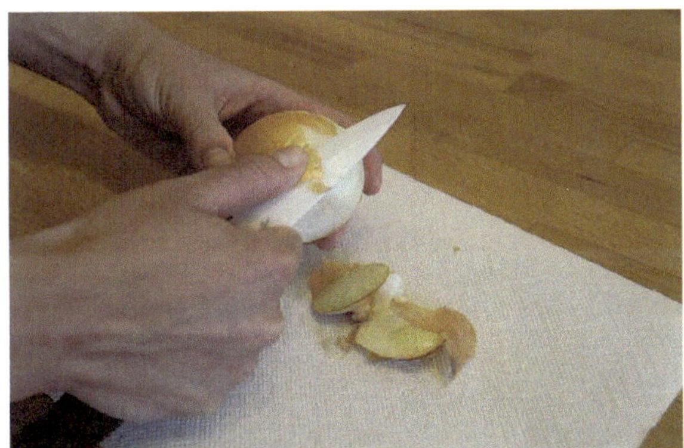

1 Zwiebel schälen

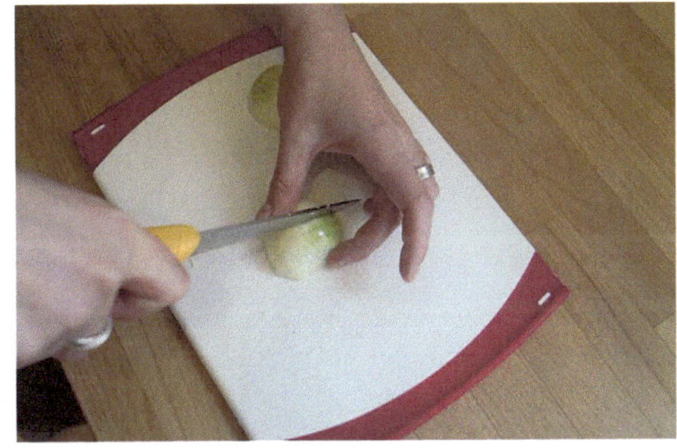

2 Zwiebel kleinschneiden

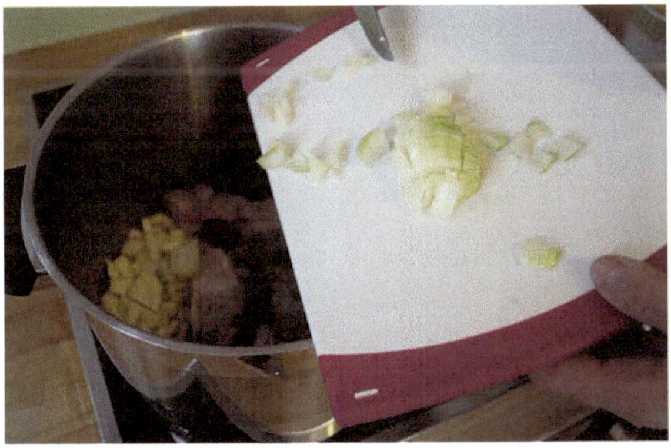

3 Suppenfleisch und Zwiebeln in Topf geben

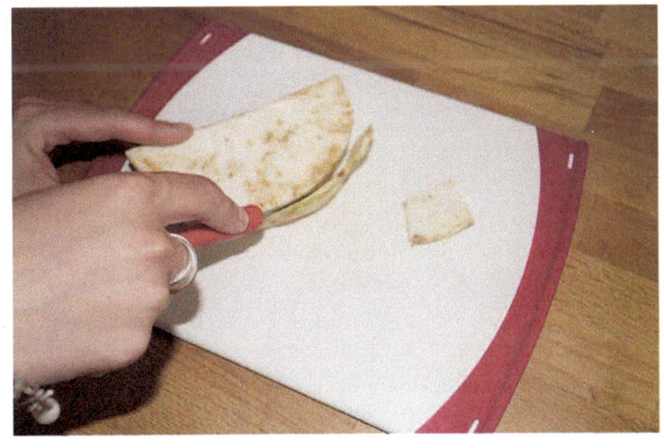

4 Sellerieknolle schälen

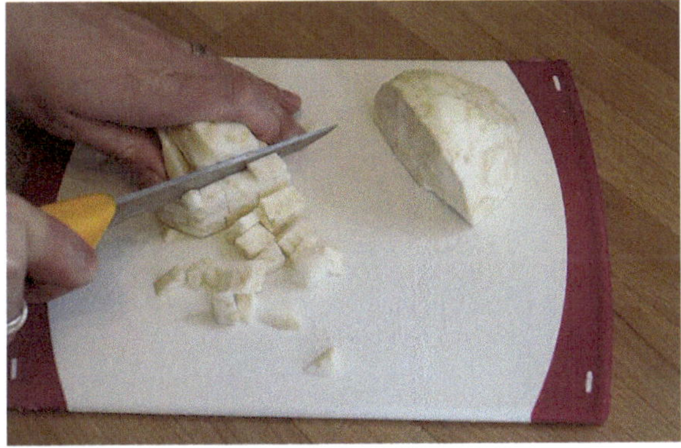

5 Sellerie kleinschneiden

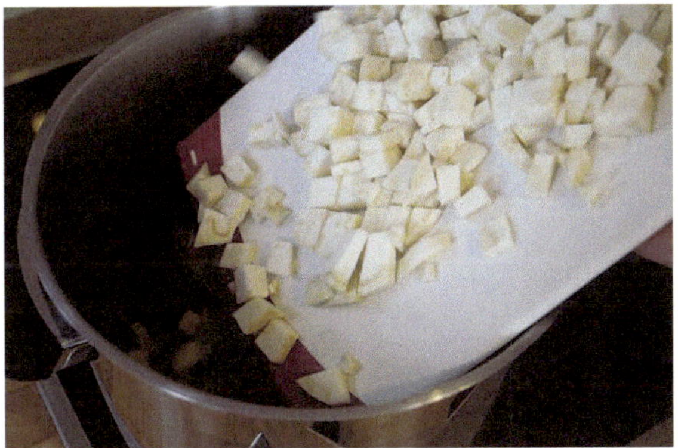

6 Sellerie in Topf geben

Zubereitung

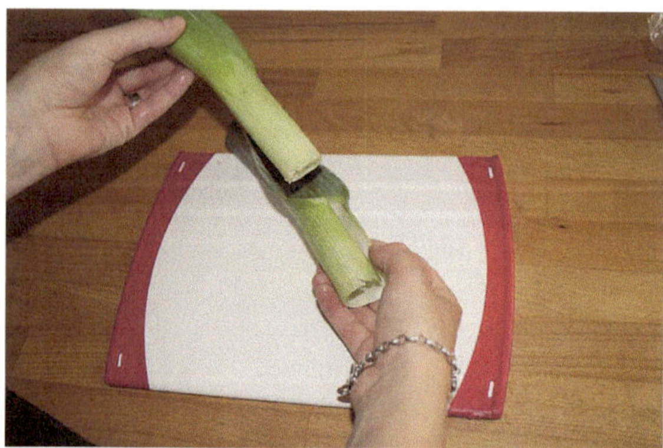

7 Porree schälen

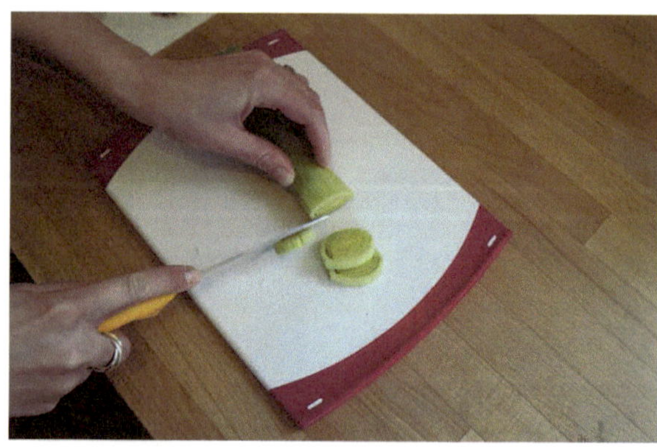

8 Porree in Ringe schneiden

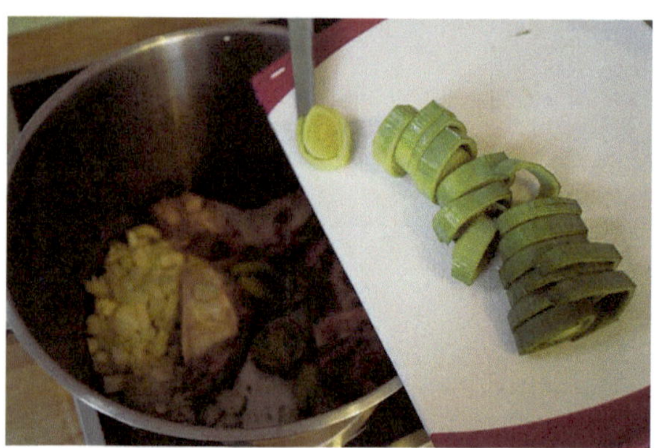

9 Porree in Topf geben

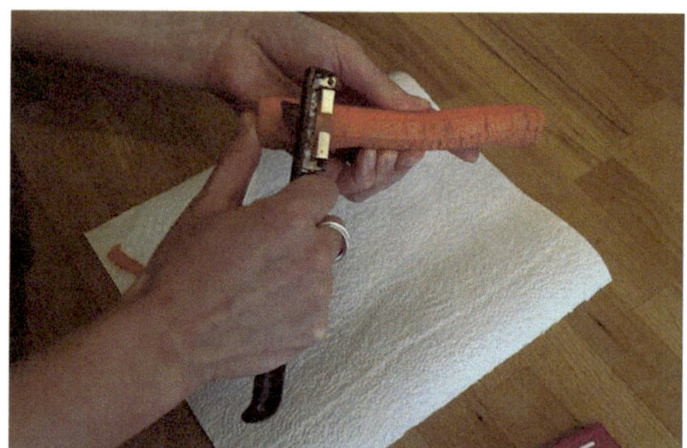

10 Möhren schälen

Zubereitung

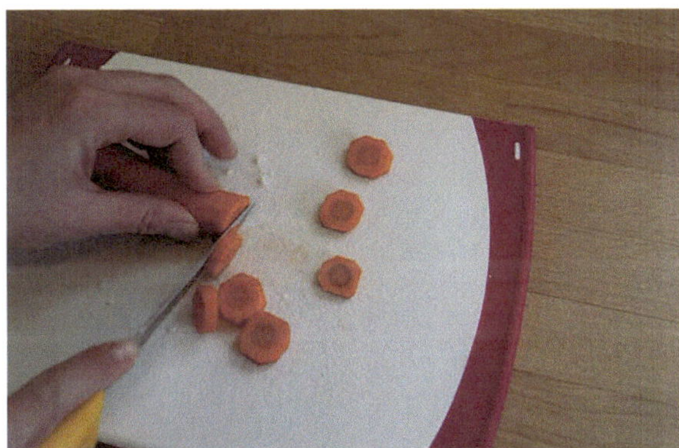

11 Möhren kleinschneiden

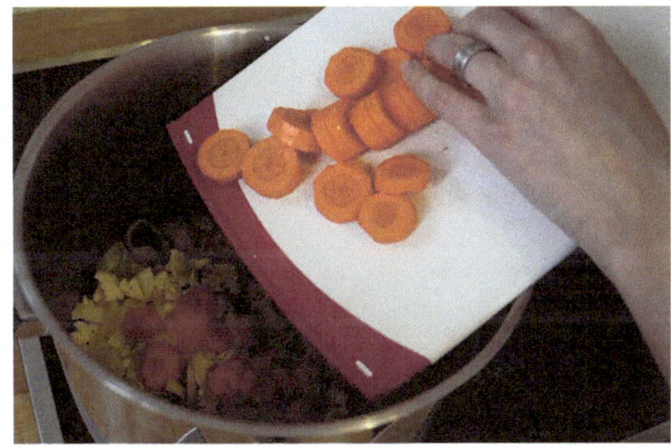

12 Möhre in Topf geben

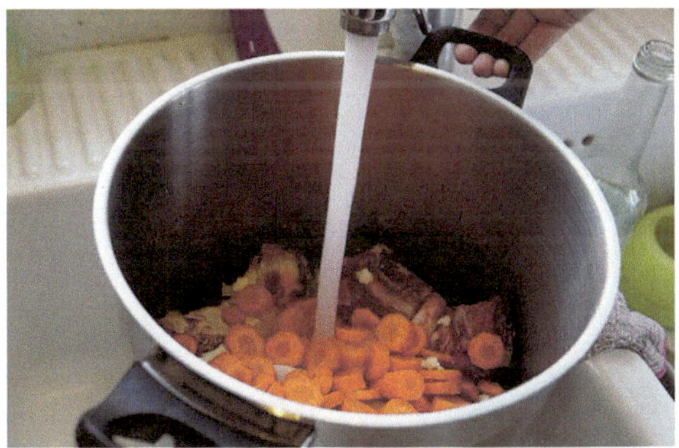

13 Mit Wasser auffüllen

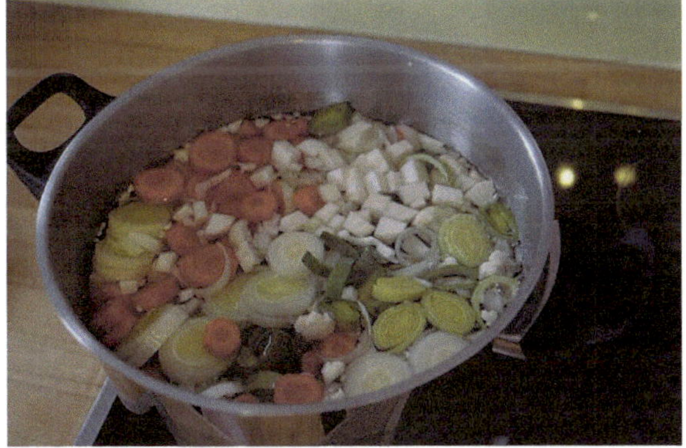

14 Topf auf Herd stellen und erhitzen

Zubereitung

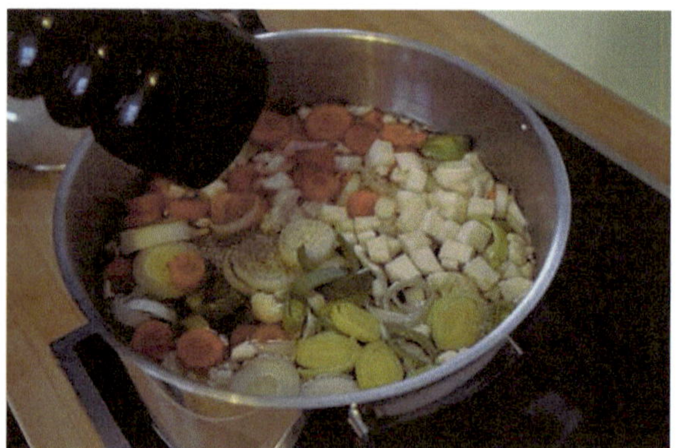

15 Pfeffern

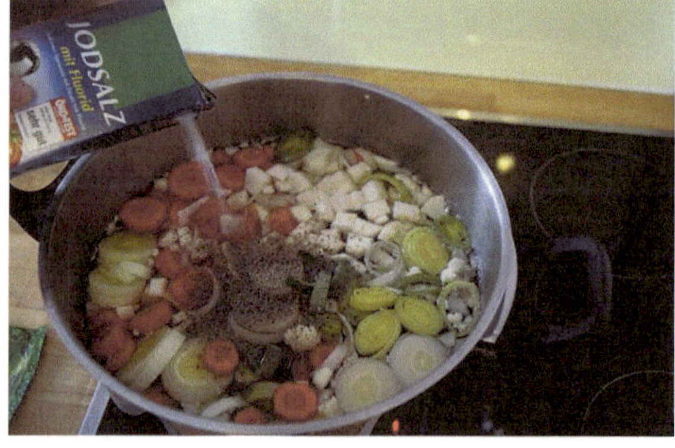

16 Salzen

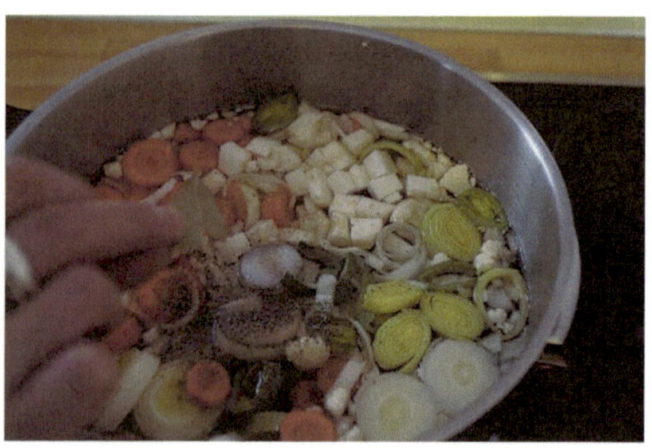

17 Lorbeerblatt hinzugeben

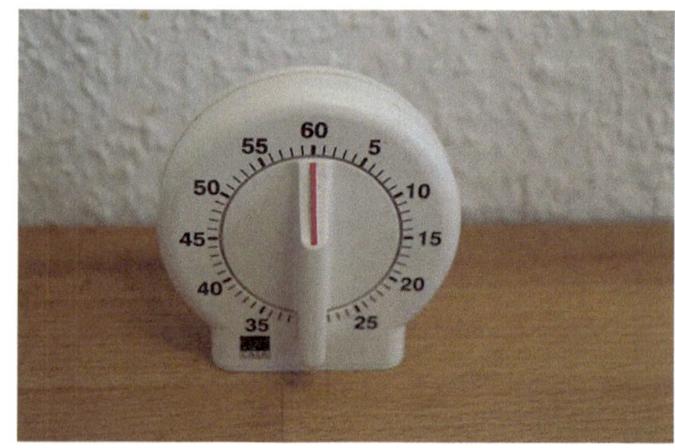

18 60 Minuten

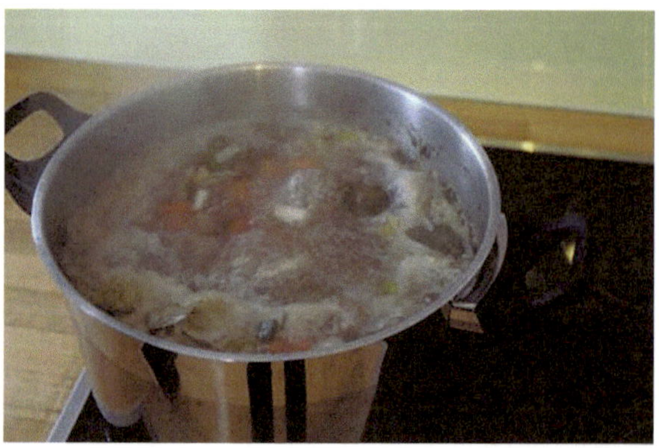

19 Köcheln lassen

11

Hühnersuppe

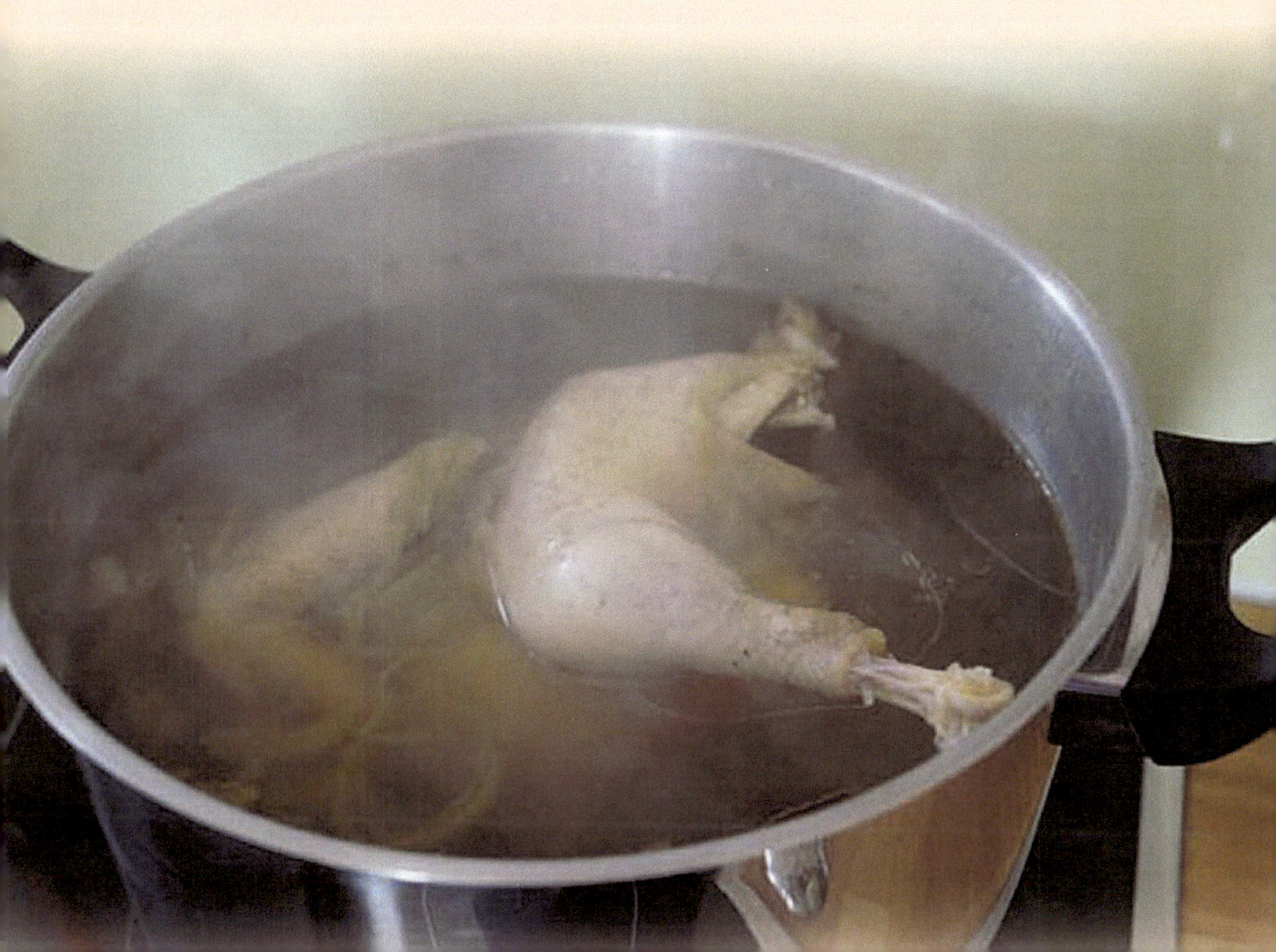

Hühnersuppe

1 Paket Suppengrün

1 Suppenhuhn

2 Lorbeerblätter

Salz, Pfeffer, Curry, Safran

Zutaten

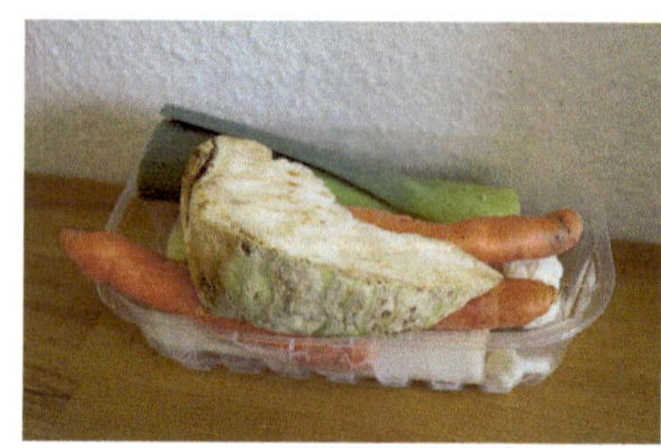

1   1 Paket Suppengrün

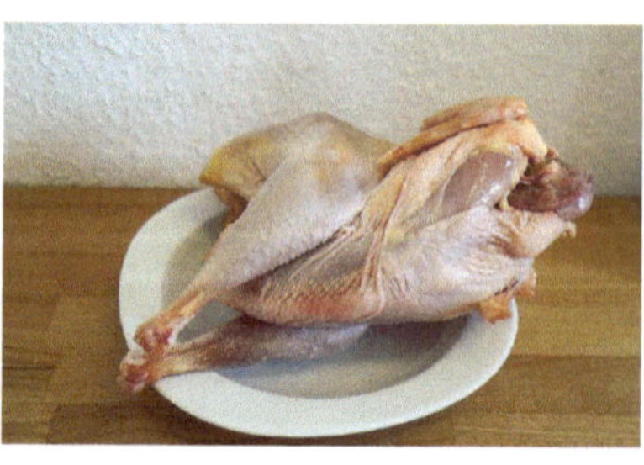

2   1 Suppenhuhn

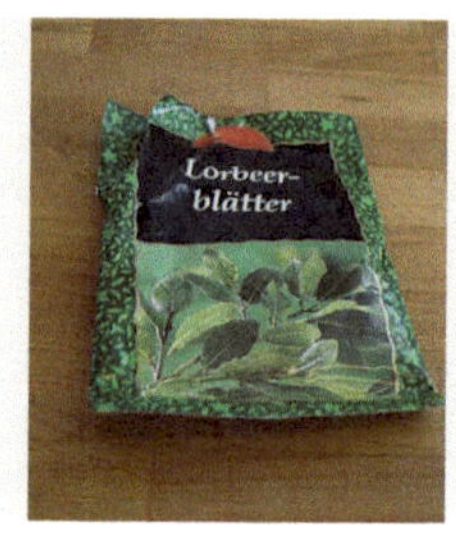

3   2 Lorbeerblätter

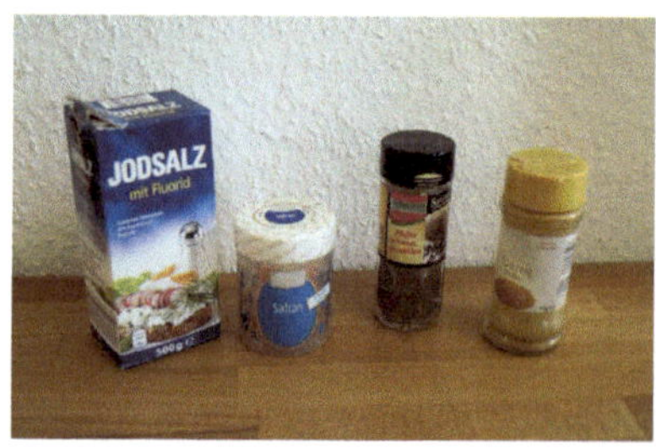

4   Salz, Pfeffer, Curry, Safran

Zubereitung

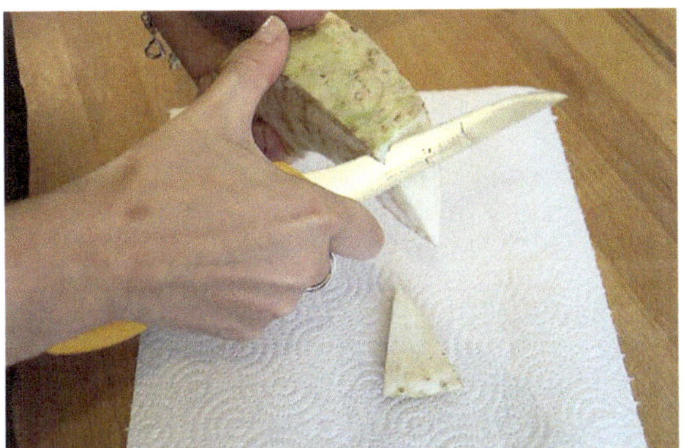

1 Sellerieknolle schälen

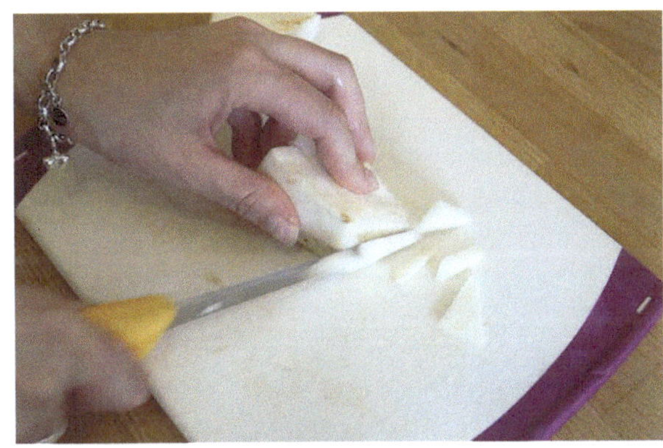

2 Sellerie kleinschneiden

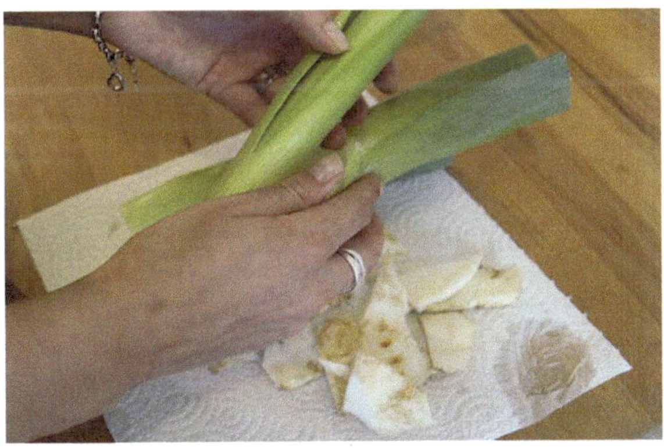

3 Porree schälen

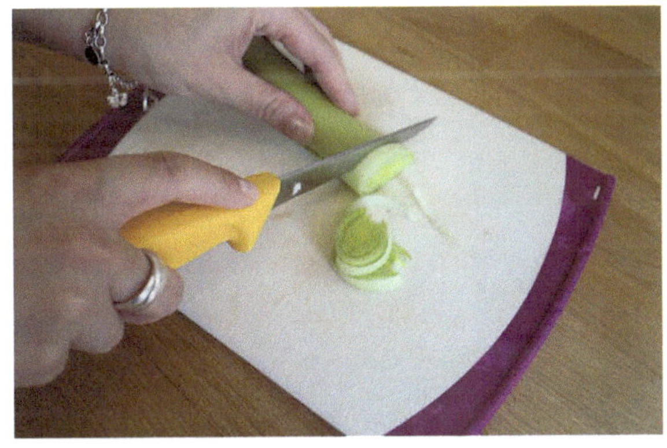

4 Porree in Ringe schneiden

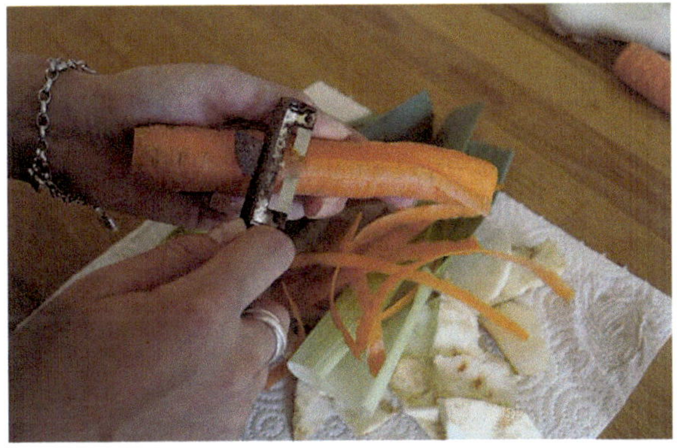

5 Möhre schälen

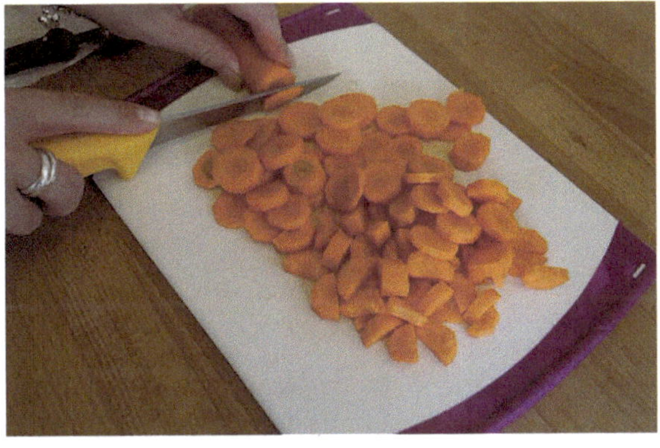

6 Möhren kleinschneiden

Zubereitung

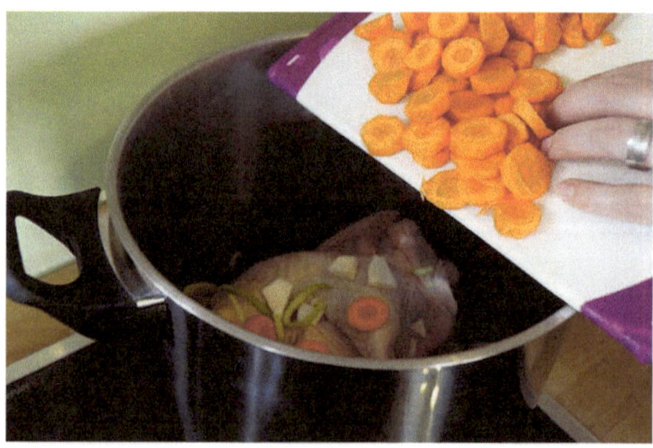

7 Suppenhuhn und Möhren in Topf geben

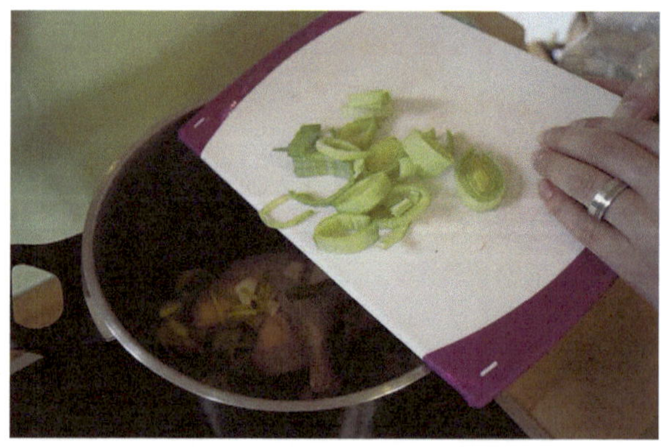

8 Porree in Topf geben

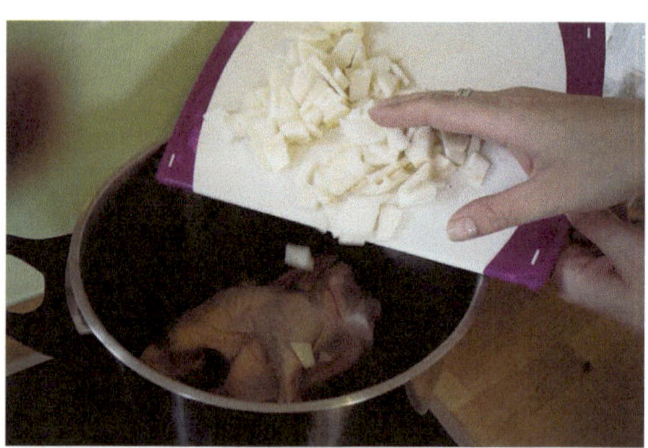

9 Sellerie in Topf geben

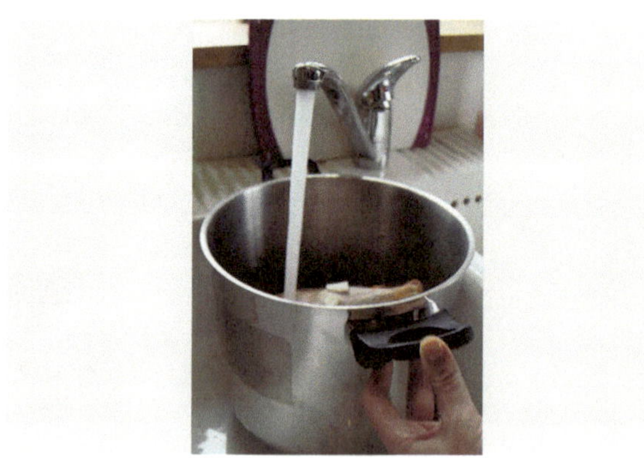

10 Topf mit Wasser füllen

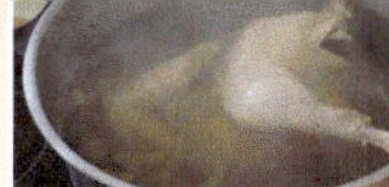

Zubereitung

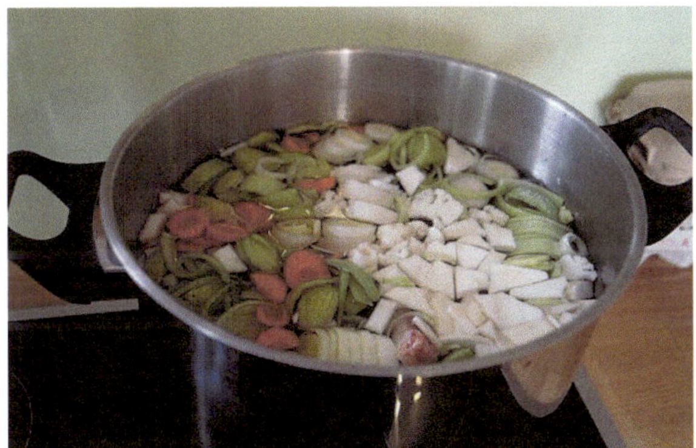

11 Auf Herd erhitzen

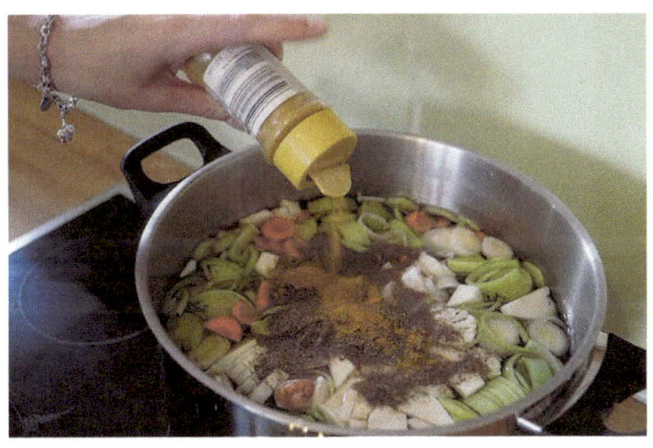

12 Alle Gewürze hinzufügen

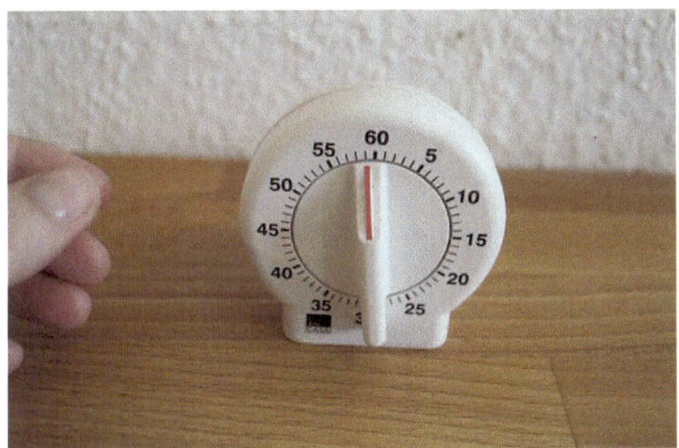

13 60 Minuten langsam köcheln

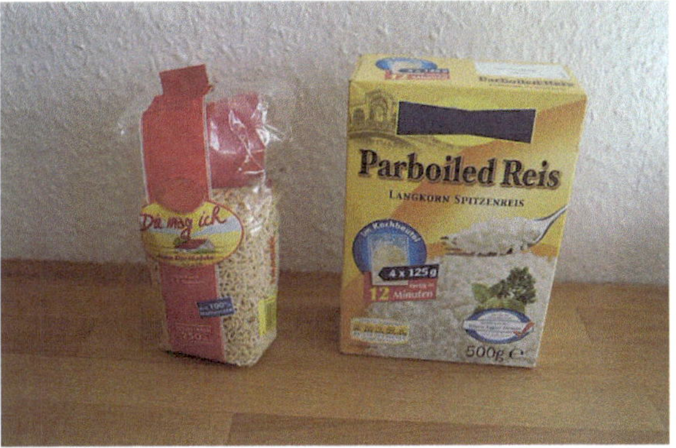

14 Beilage: Reis, Suppennudeln

12

Käse-Lauch-Suppe

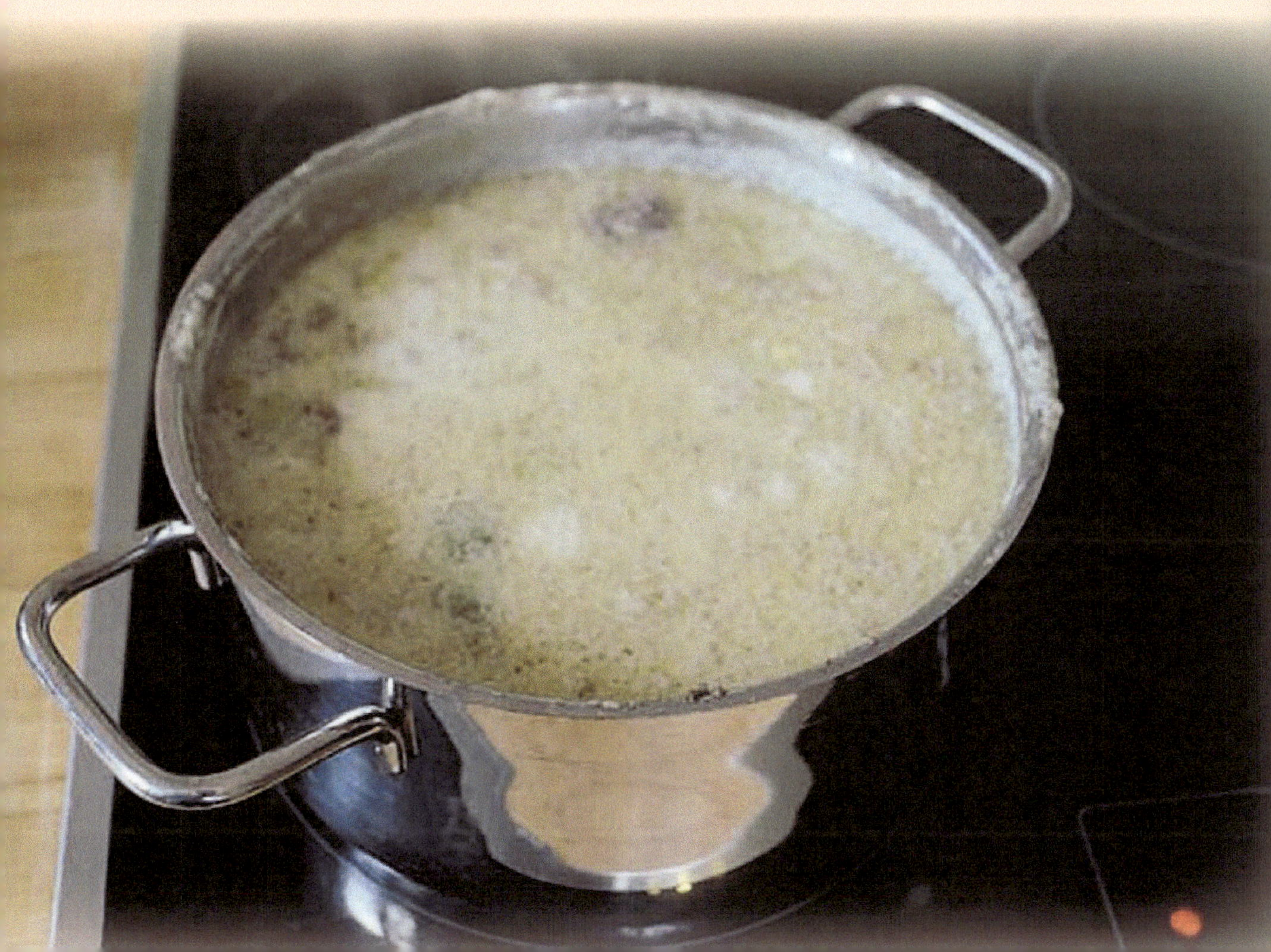

Käse-Lauch Suppe

250 g Hackfleisch

Butter

1 Zwiebel

2 Porreestangen

1 Glas Pilze

400 g Sahne

250 g Kräuterschmelzkäse

Salz, Pfeffer

Zutaten

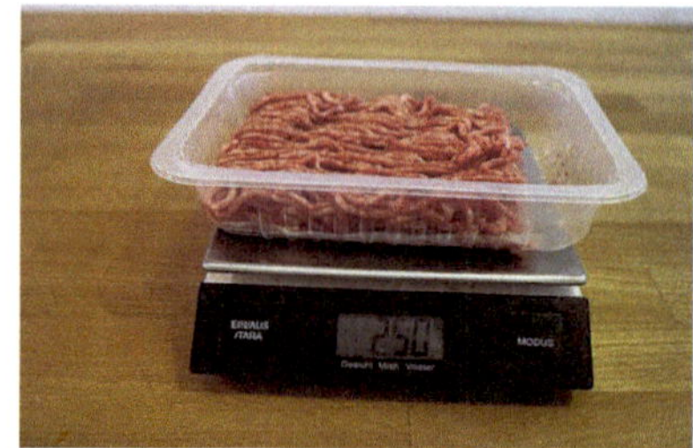

1 250 g Hackfleisch

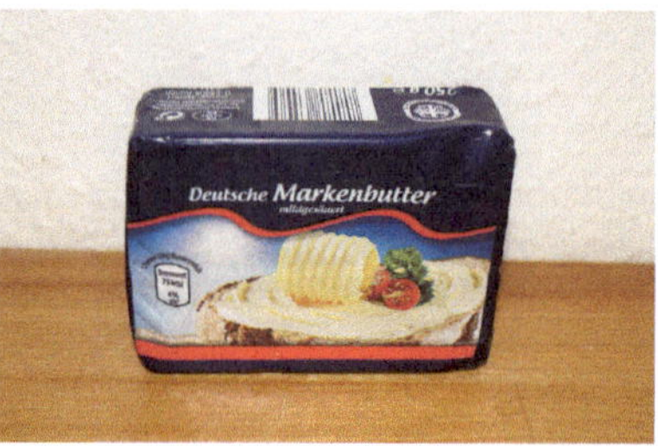

2 Butter

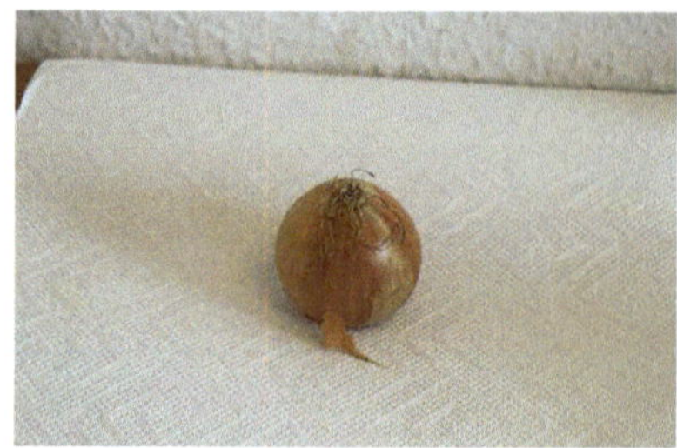

3 1 Zwiebel

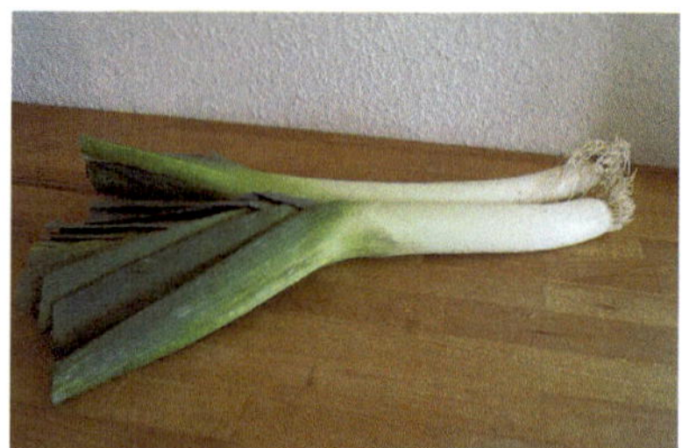

4 2 Porreestangen

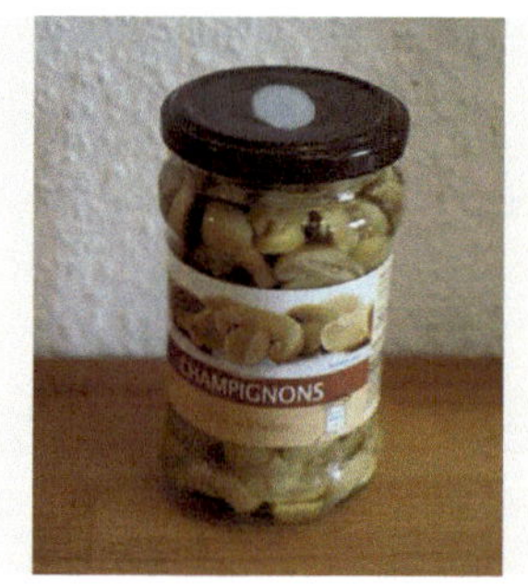

5 1 Glas Pilze

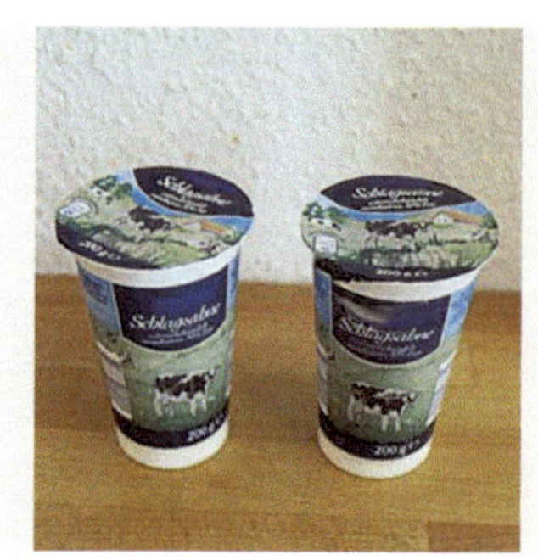

6 400 g Sahne

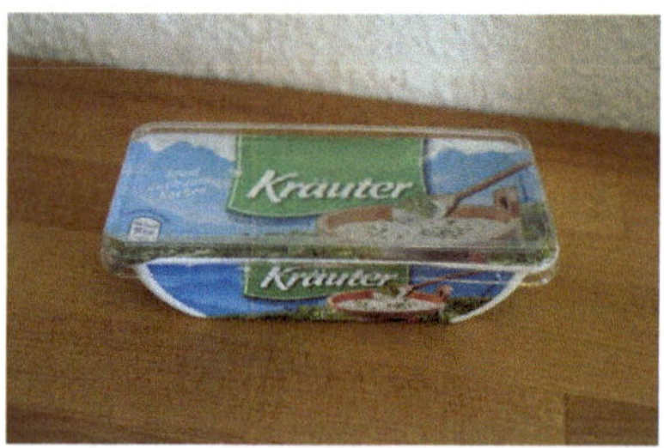

7 250 g Kräuterschmelzkäse

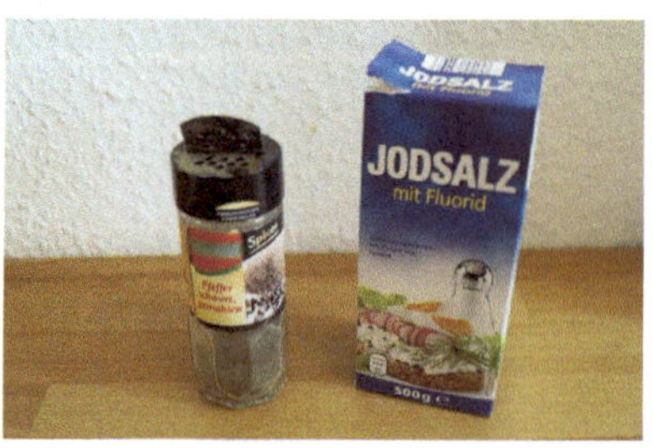

8 Salz, Pfeffer

Zubereitung

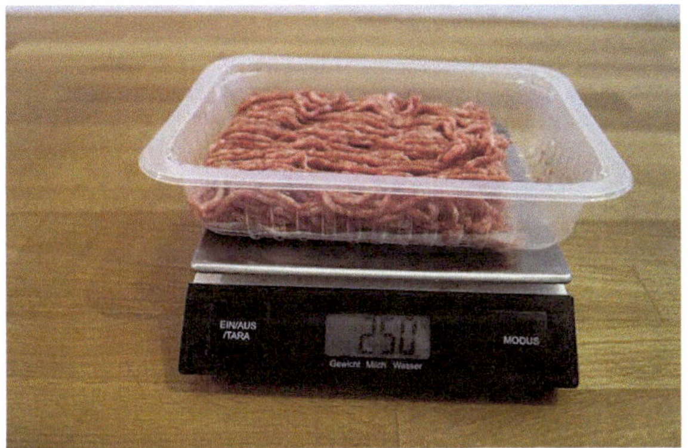

1 250 g Hackfleisch wiegen

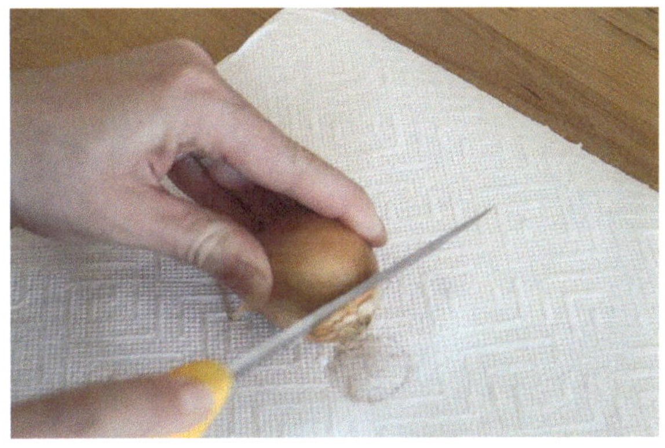

2 Zwiebel schälen

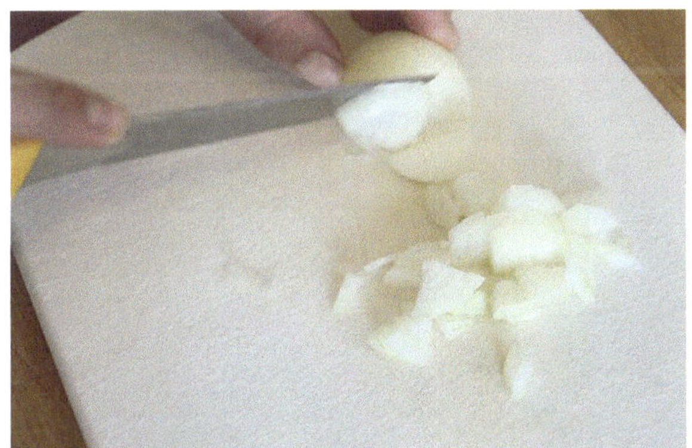

3 Zwiebel kleinschneiden

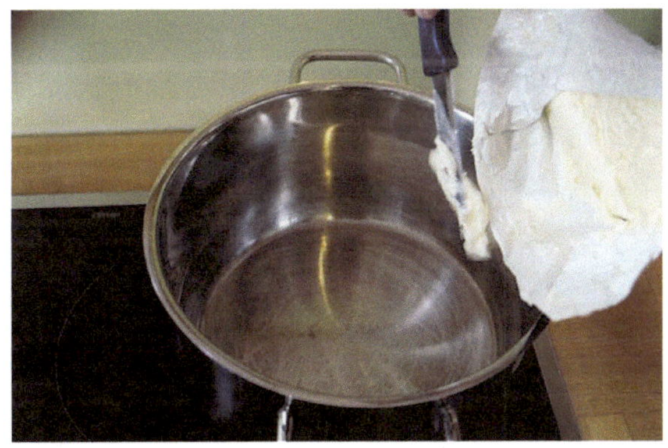

4 Butter in Kopf geben und erhitzen

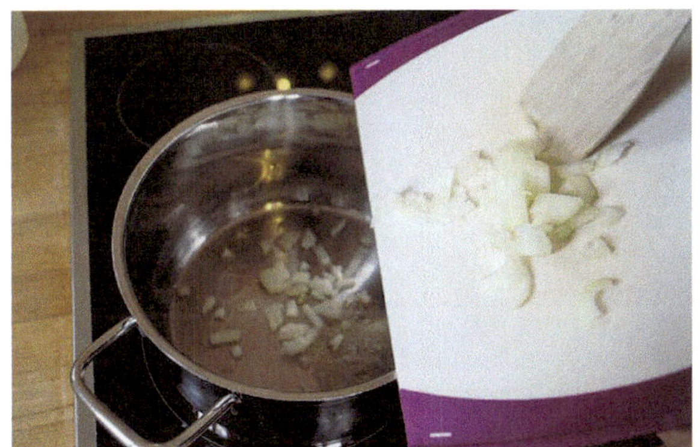

5 Zwiebeln dünsten

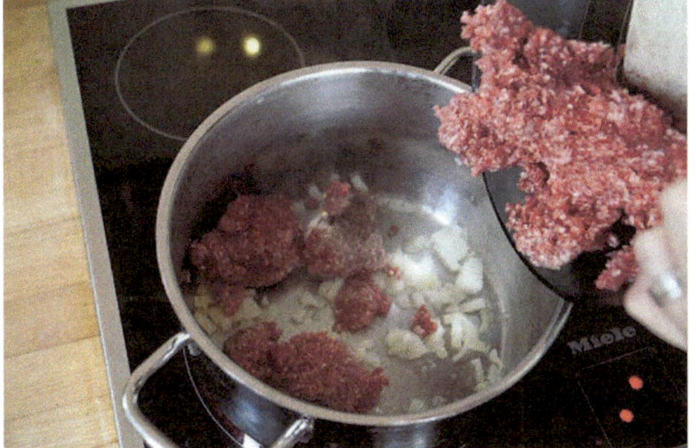

6 Hackfleisch dazugeben und anbraten

Zubereitung

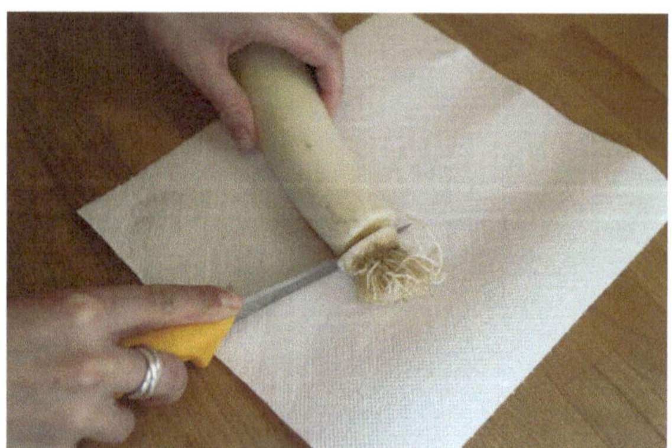

7 Porree-Strunk abschneiden

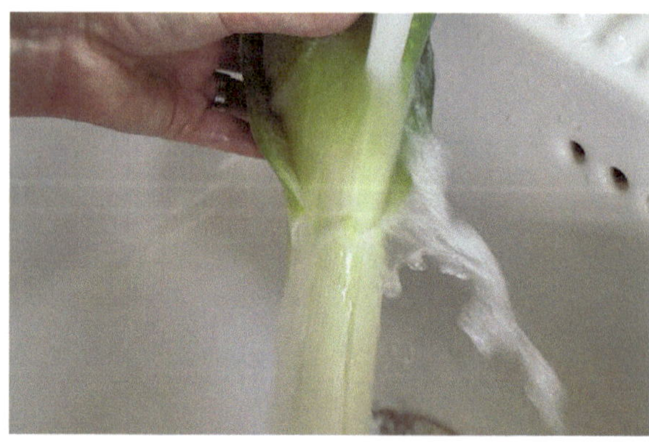

8 Porree waschen

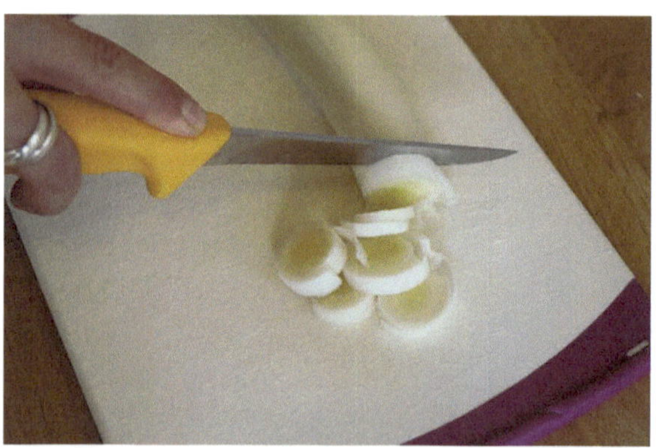

9 Porree in Scheiben schneiden

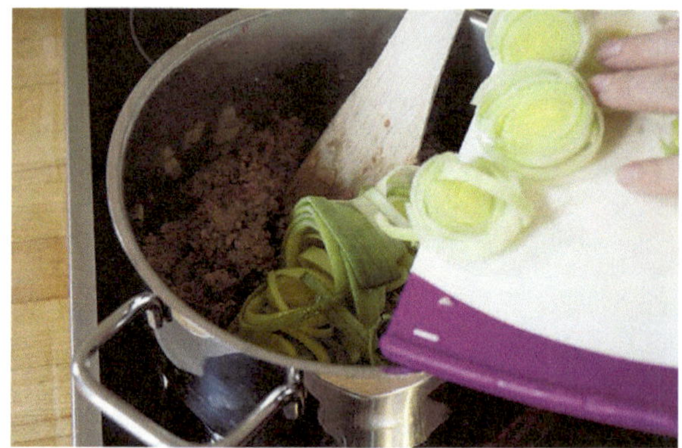

10 Porree zum Hackfleisch geben

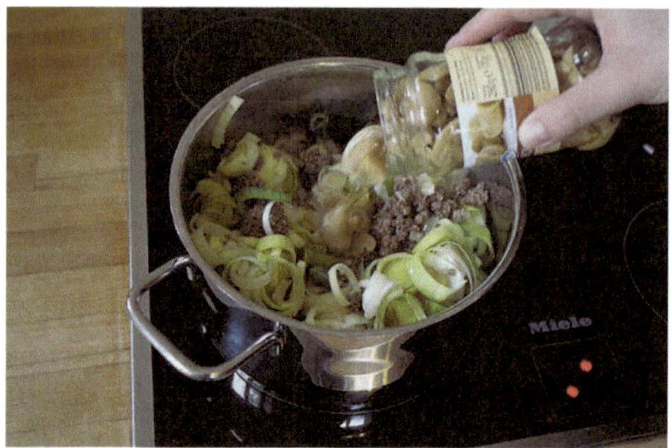

11 Pilze mit Flüssigkeit zum Hackfleisch geben

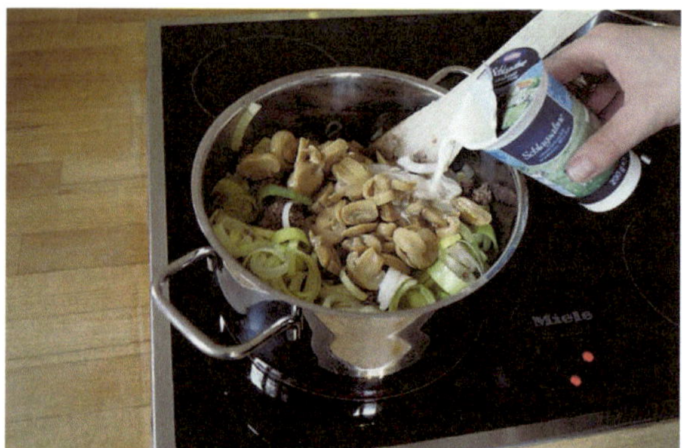

12 Sahne hinzufügen

Zubereitung

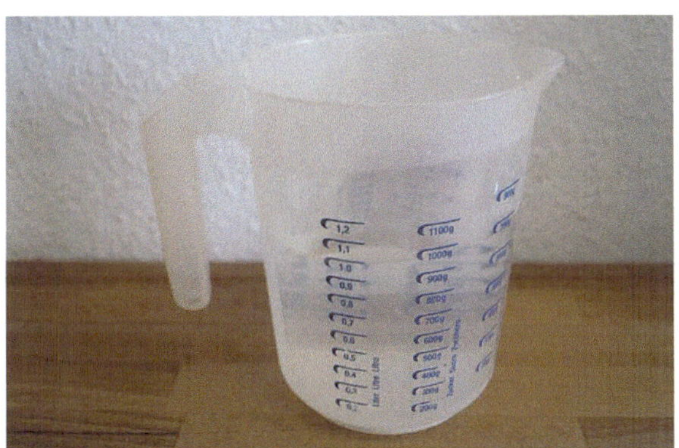

13 1 Liter Wasser abmessen

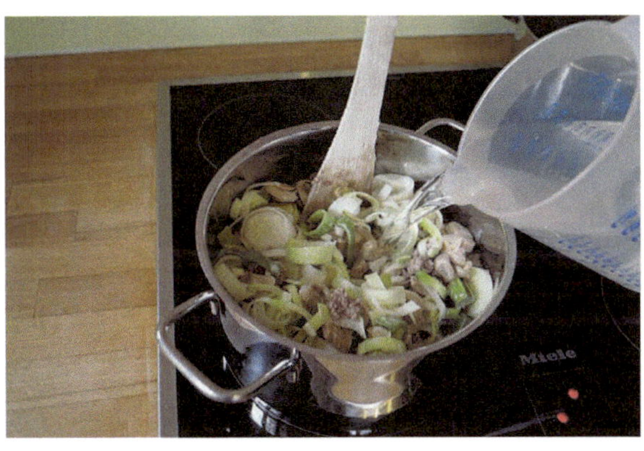

14 Wasser hinzufügen

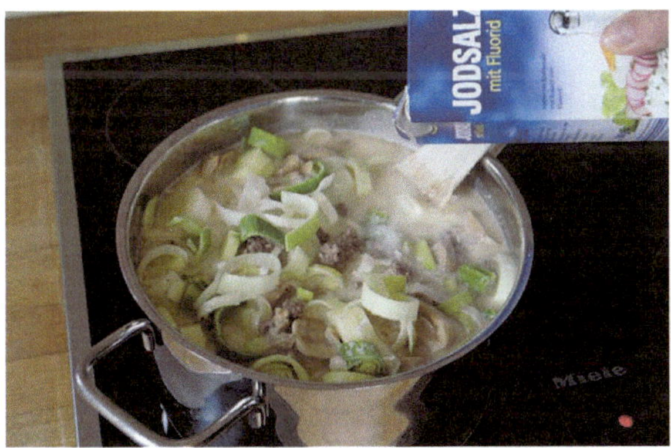

15 Salzen

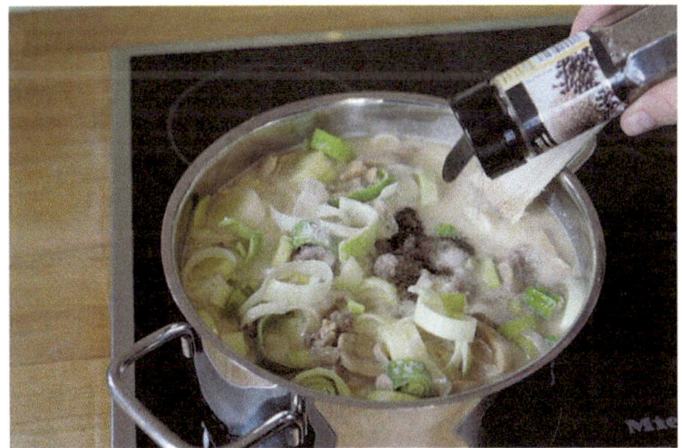

16 Pfeffern

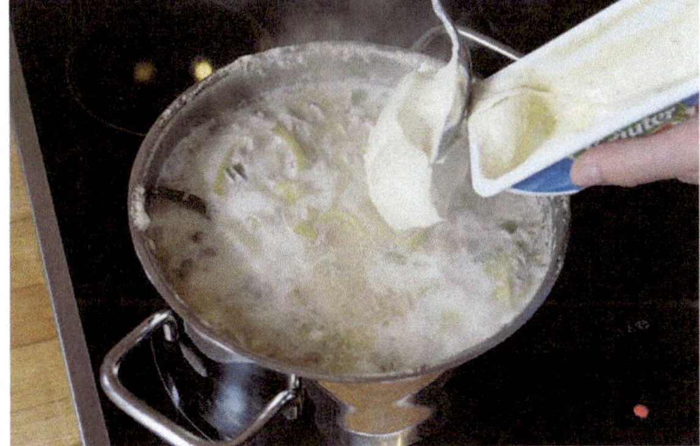

17 Schmelzkäse dazugeben
und ca. 20 Minuten köcheln

13

Kartoffelsalat

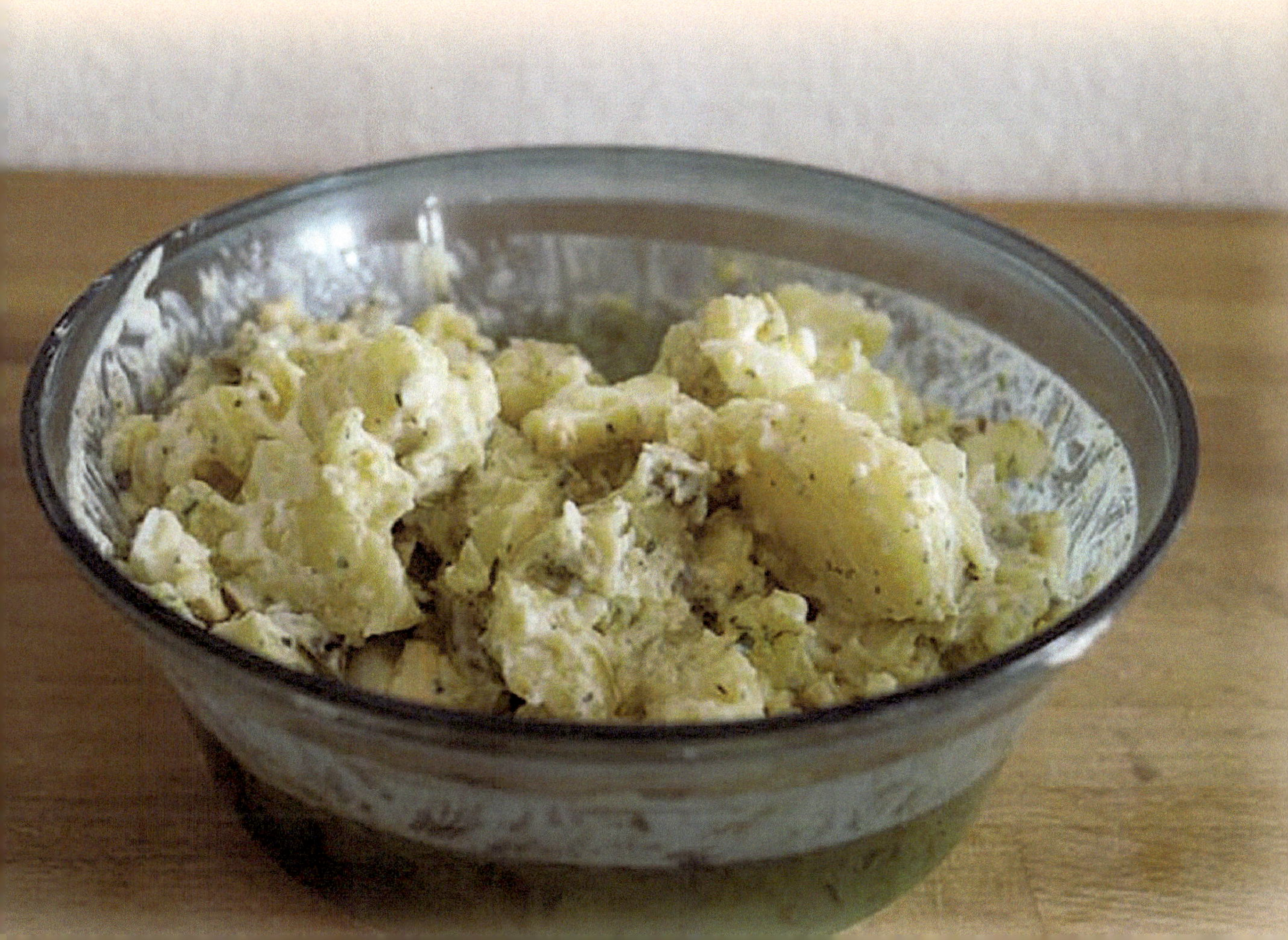

Kartoffelsalat

1 kg Kartoffeln

5 Gewürzgurken

1 Glas Salat-Mayonnaise

4 Eier

1 Päckchen Salat-Fix

2 EL Öl

Salz, Pfeffer

Zutaten

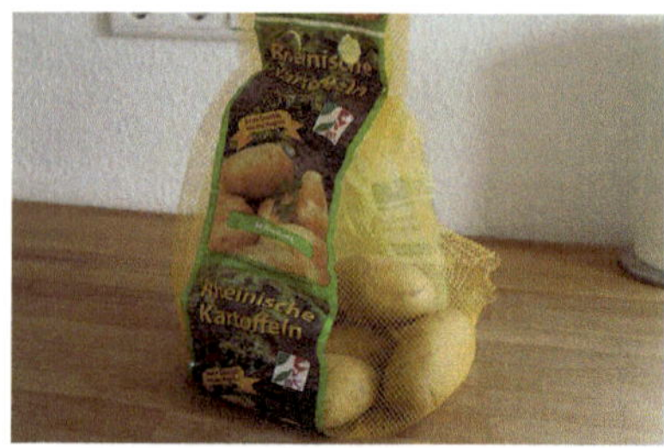

1 1 kg Kartoffeln

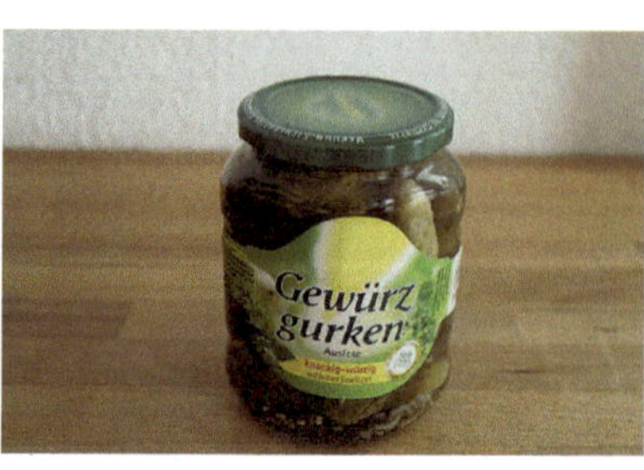

2 5 Gewürzgurken

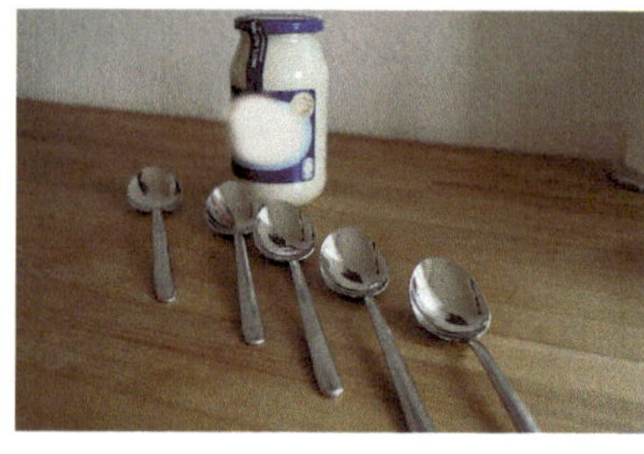

3 1 Glas Salat-Mayonnaise

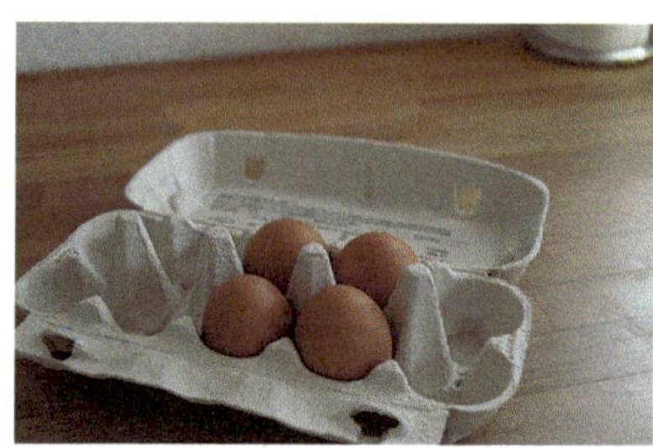

4 4 Eier

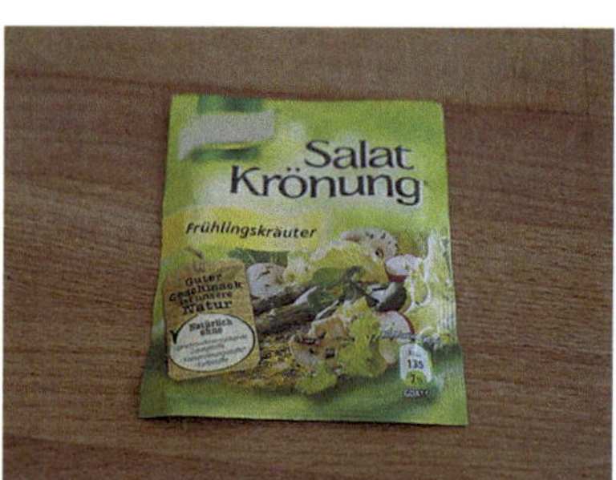

5 1 Päckchen Salat-Fix

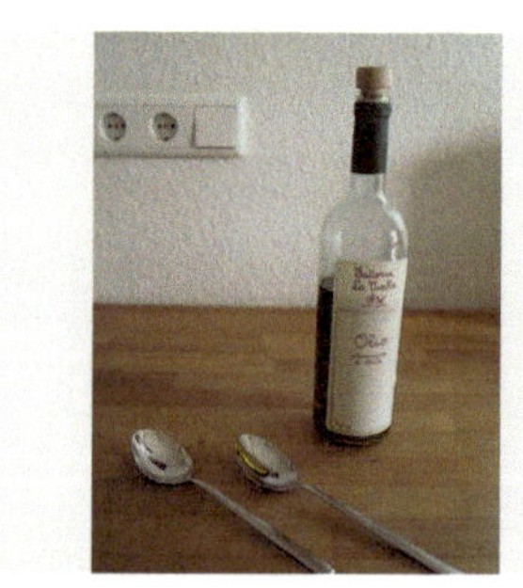

6 2 EL Öl

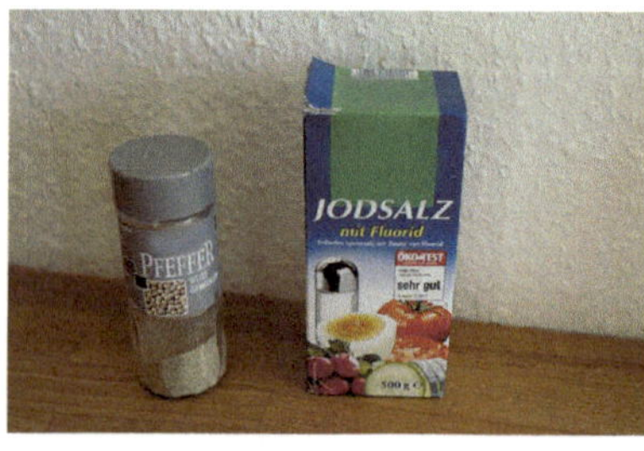

7 Salz, Pfeffer

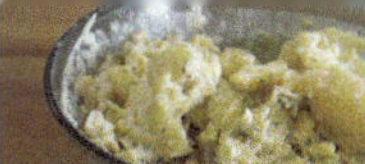

Zubereitung

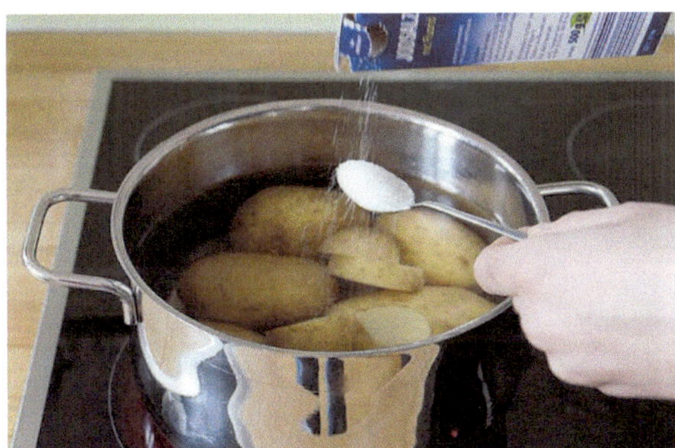

1 Kartoffeln mit Salz ca. 25 Minuten kochen

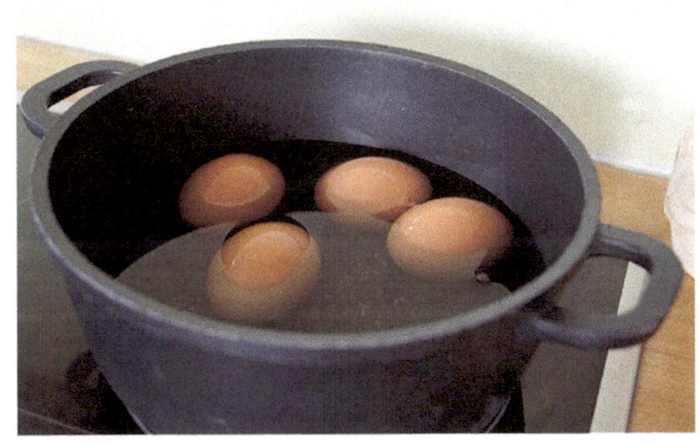

2 4 Eier 7 Minuten kochen und abgießen

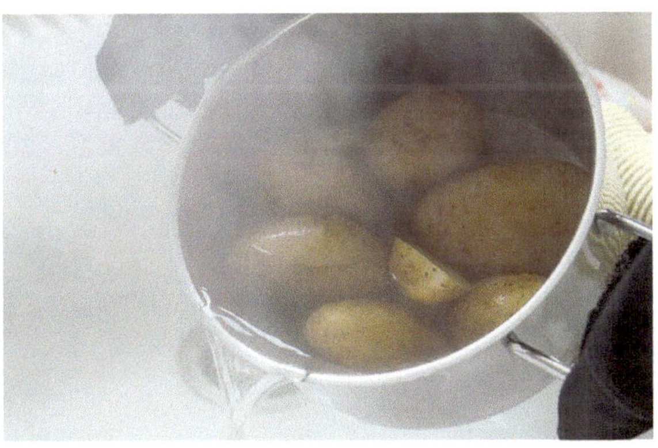

3 Fertige Kartoffeln abgießen

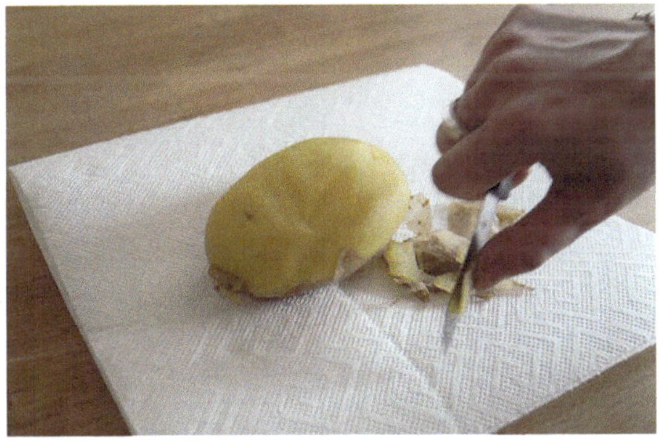

4 Kartoffeln pellen

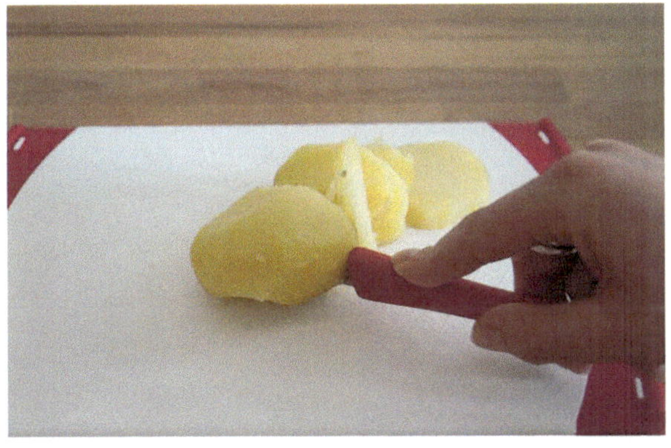

5 Kartoffeln in Scheiben schneiden

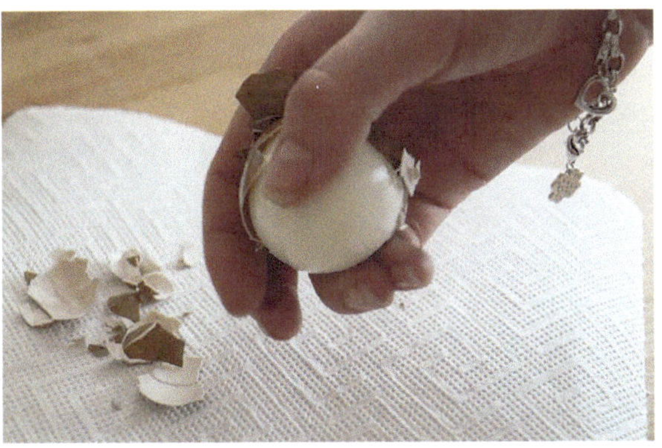

6 Eier pellen

Zubereitung

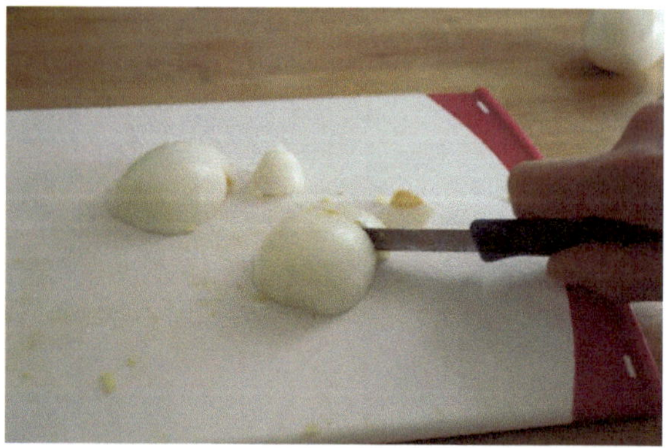

7 Eier kleinschneiden

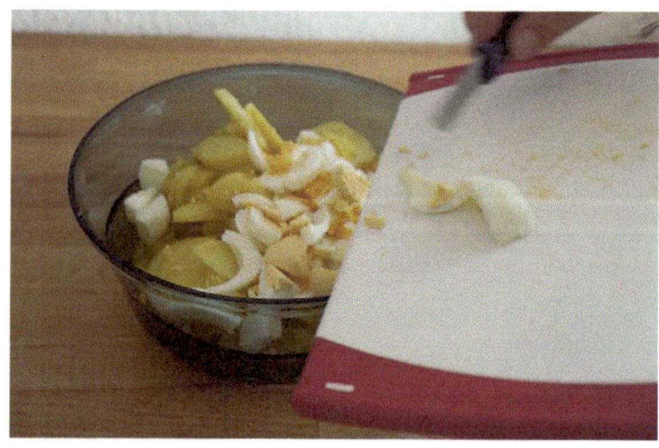

8 Eier und Kartoffeln in Schüssel geben

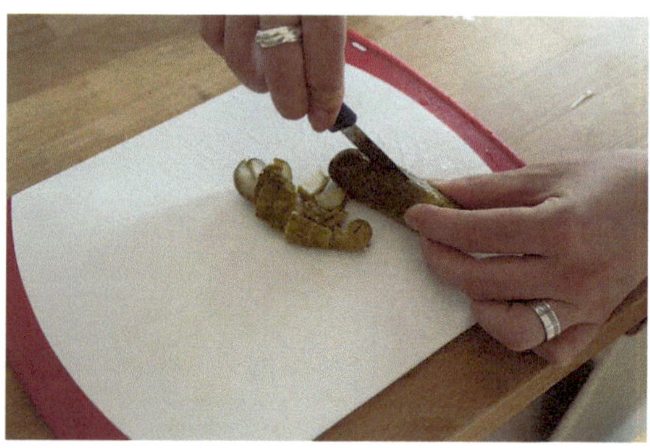

9 Gewürzgurken kleinschneiden und dazugeben

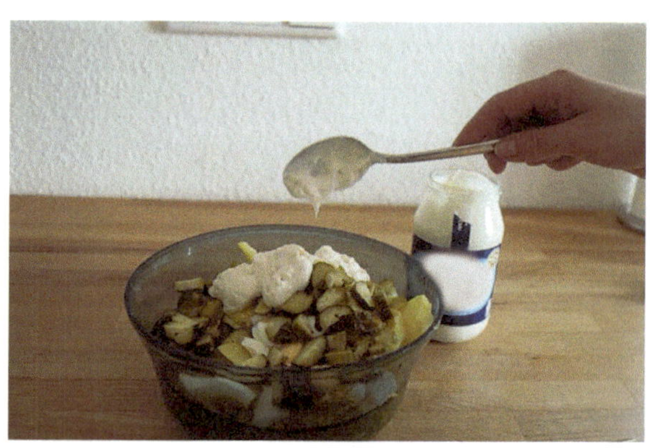

10 Salat-Mayonnaise dazugeben

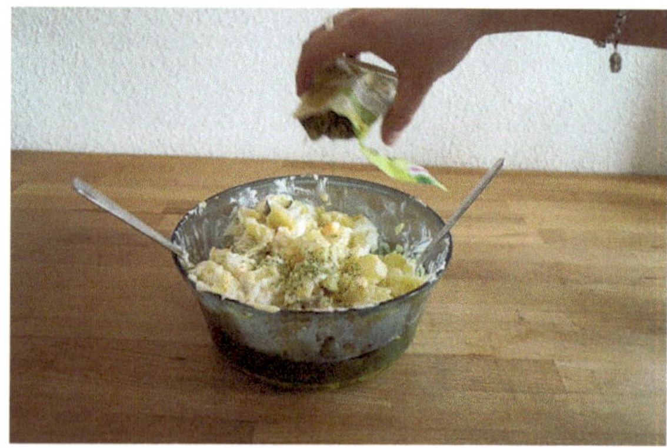

11 Salat-Fix dazugeben

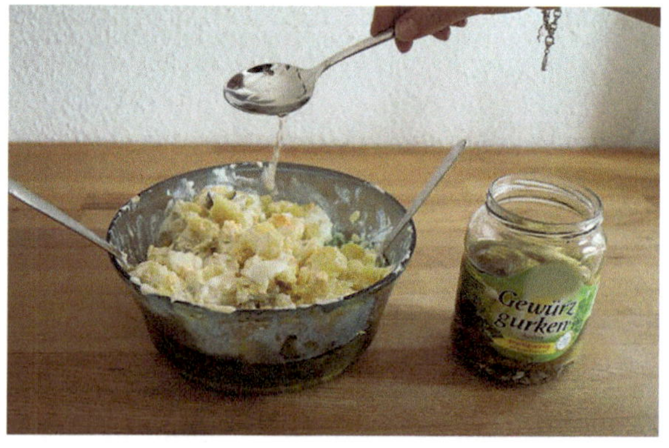

12 3 EL Gurkenwasser dazugeben

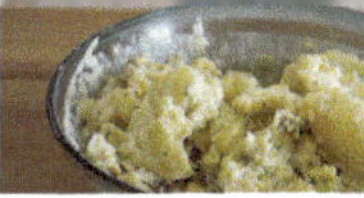

Zubereitung

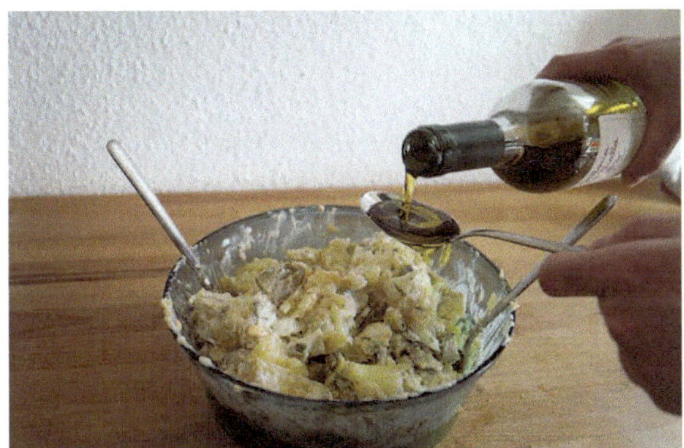

13 2 EL ÖL dazugeben

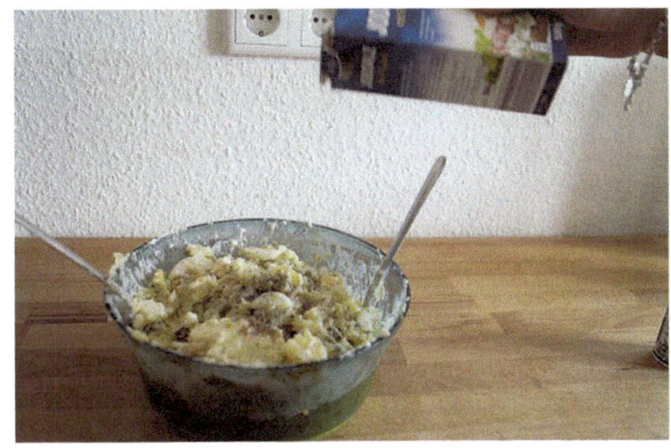

14 Salzen

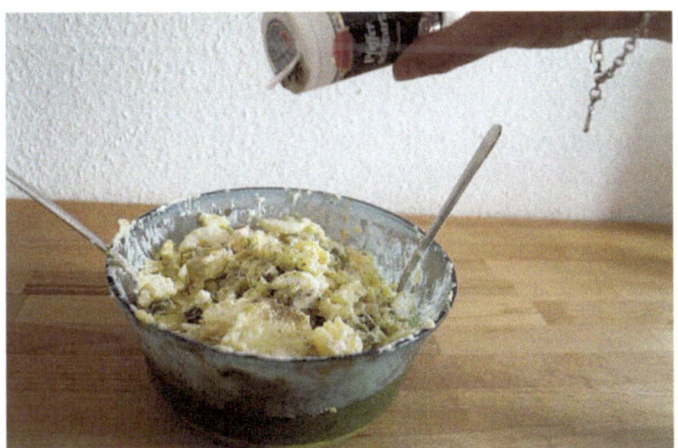

15 Pfeffern

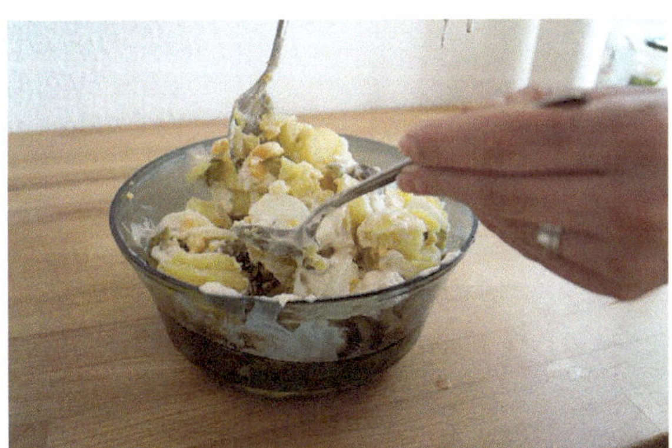

16 Umrühren

14
Kartoffelgratin

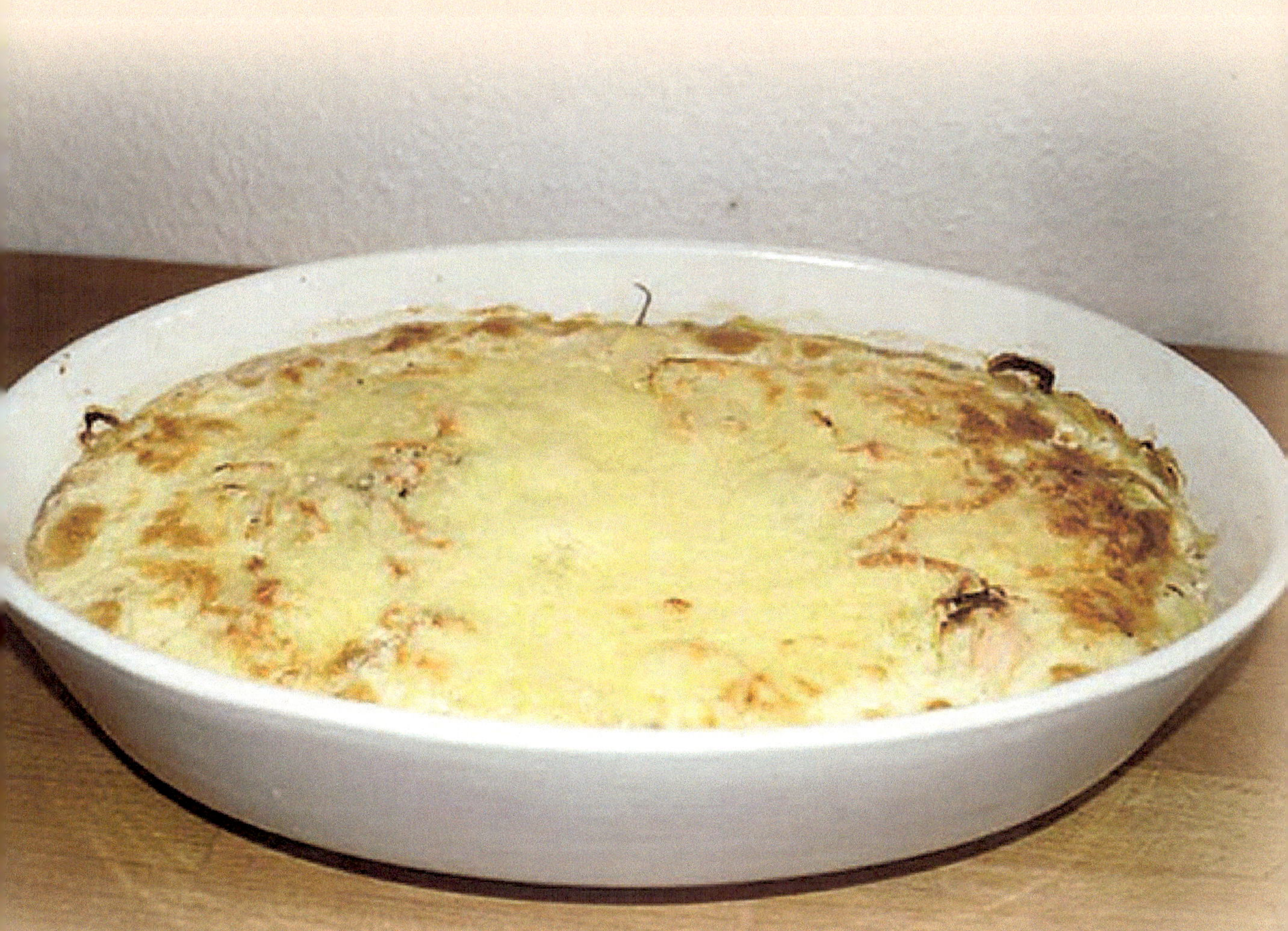

Kartoffelgratin

1 Zwiebel

1 kg Kartoffeln

250 ml Milch,

400 g Schlagsahne

2 Eier

Salz, Pfeffer, Muskat

geriebener Käse

Zutaten

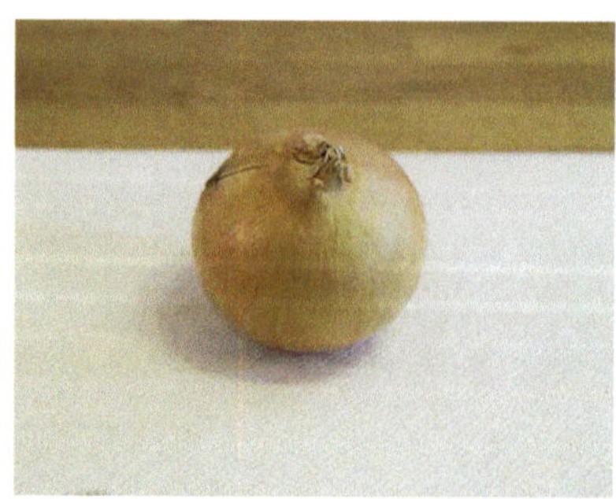

1 1 Zwiebel

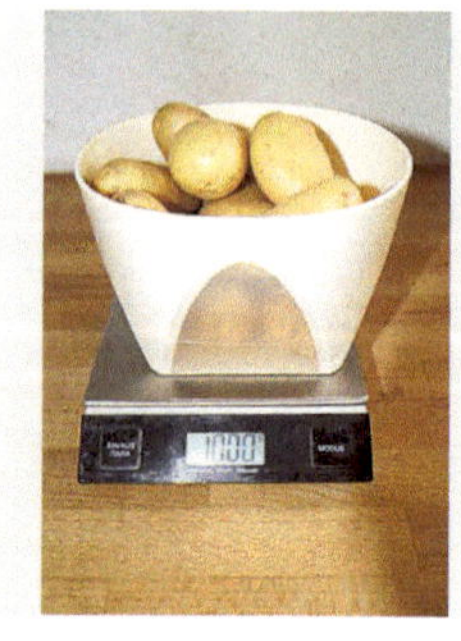

2 1 kg Kartoffeln

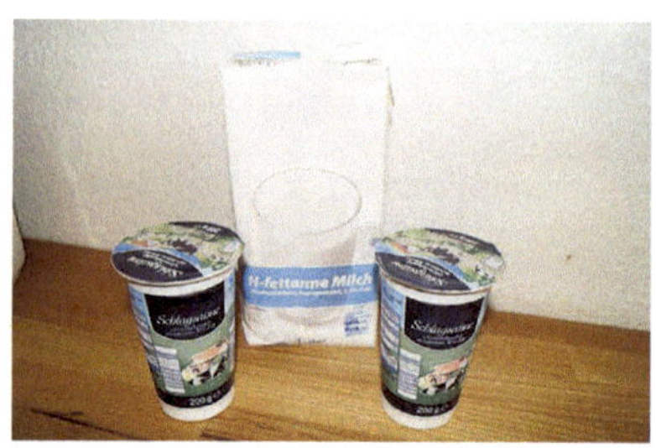

3 250 ml Milch,
400 g Schlagsahne

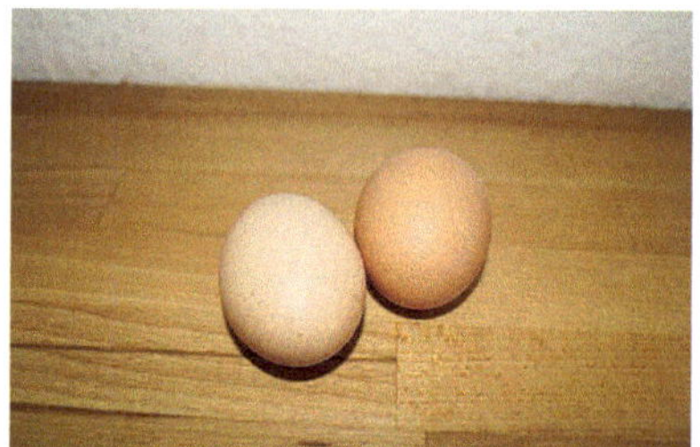

4 2 Eier

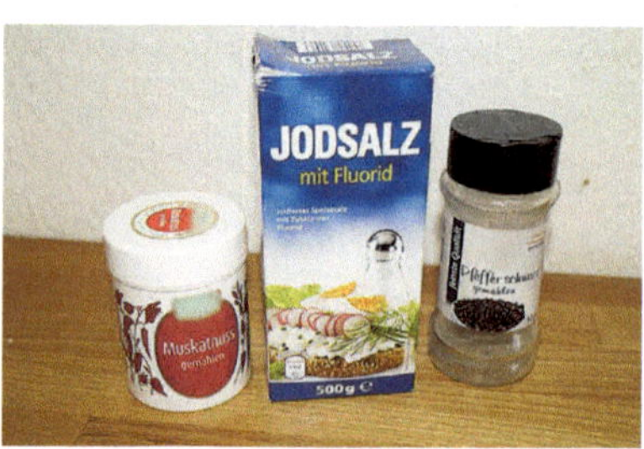

5 Salz, Pfeffer, Muskat

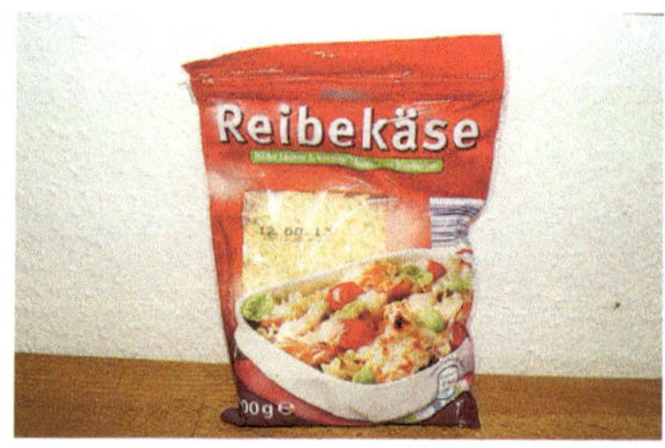

6 geriebener Käse

Zubereitung

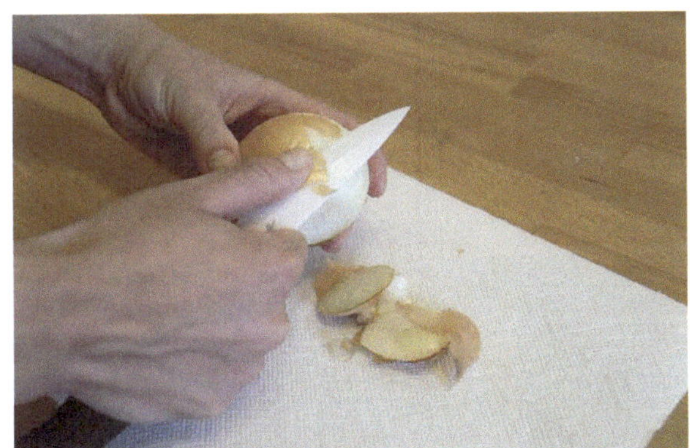

1 Zwiebel schälen

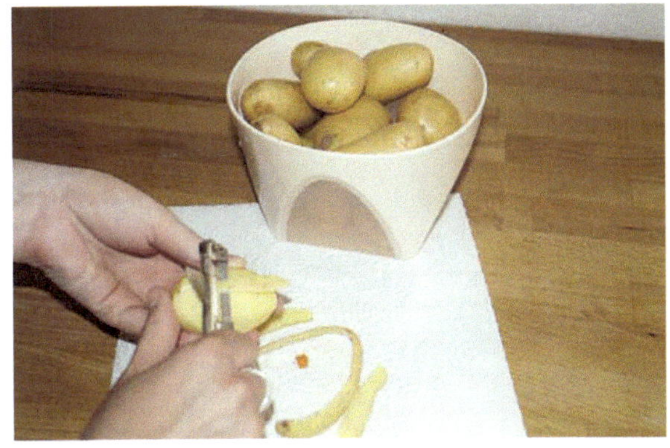

2 Kartoffeln schälen

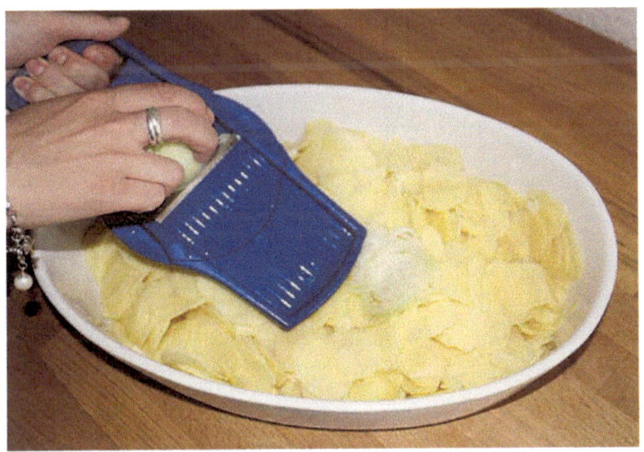

3 Kartoffeln und Zwiebeln in Auflaufform in Scheiben reiben

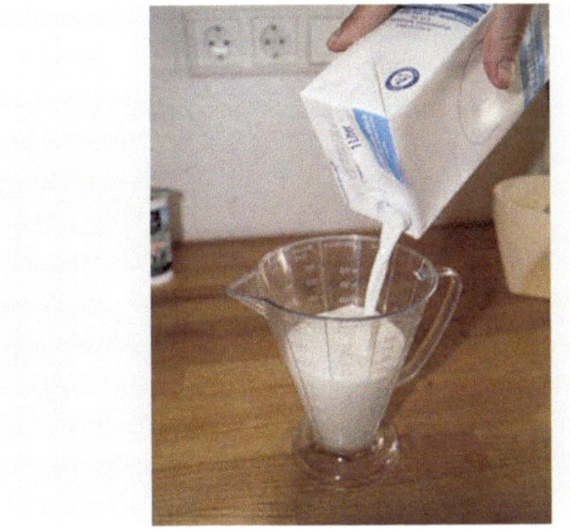

4 250 ml Milch abmessen

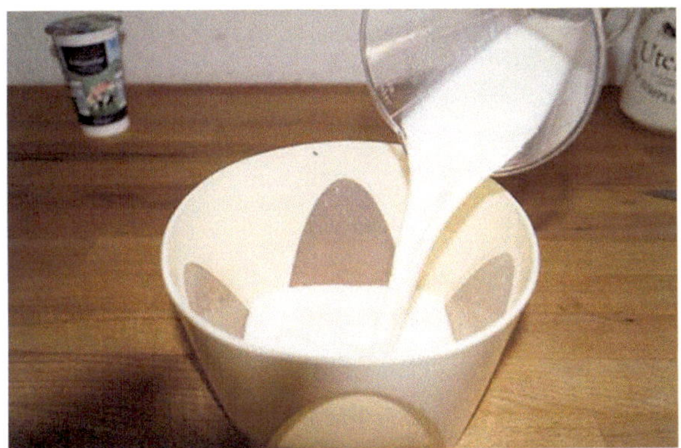

5 Milch in separate Schüssel schütten

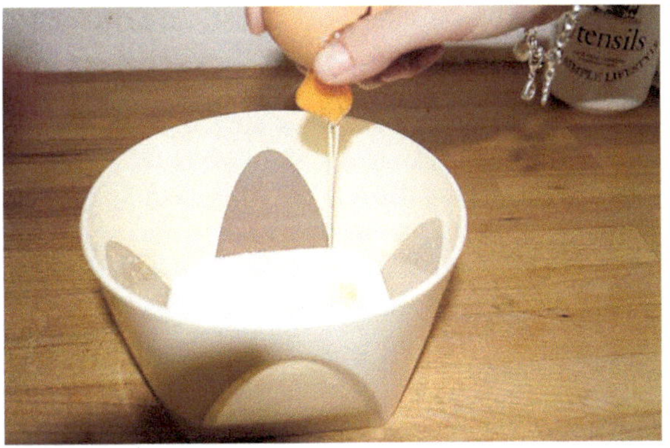

6 Eier aufschlagen und zur Milch geben

Zubereitung

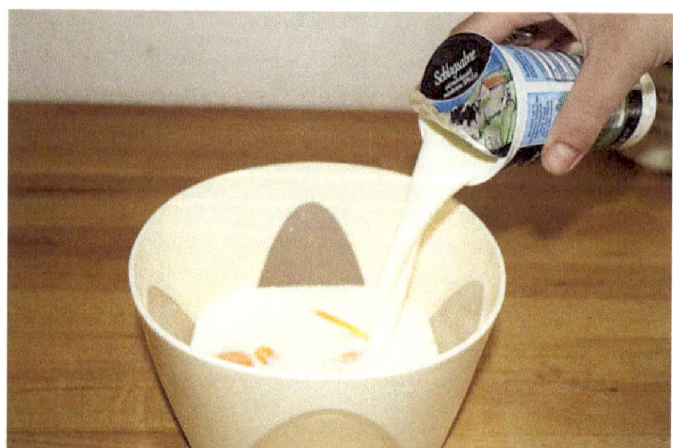

7 Sahne hinzugeben

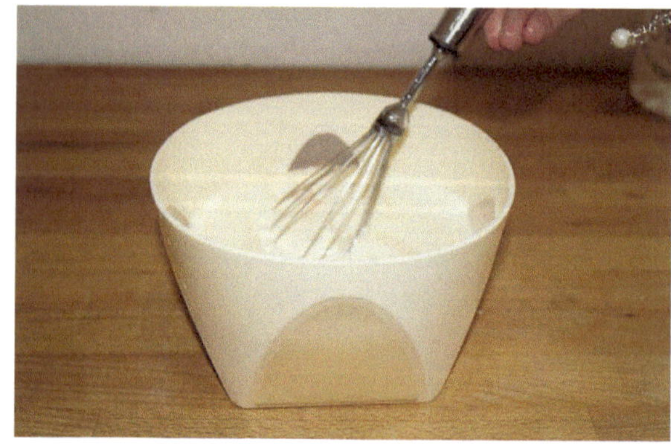

8 Umrühren

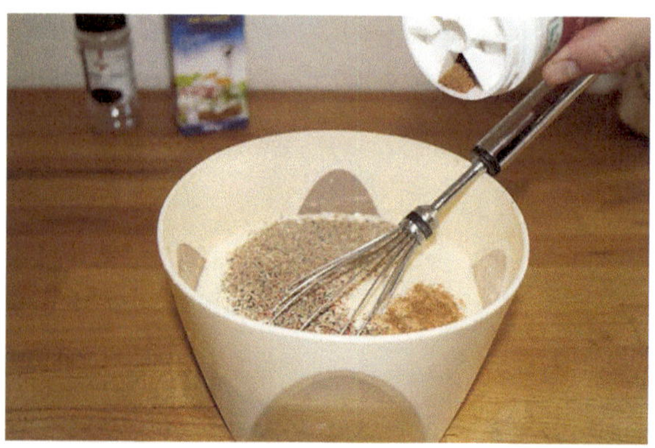

9 Würzen

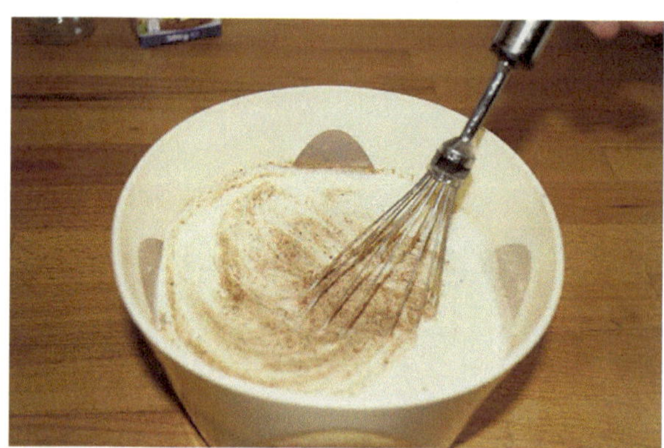

10 Umrühren

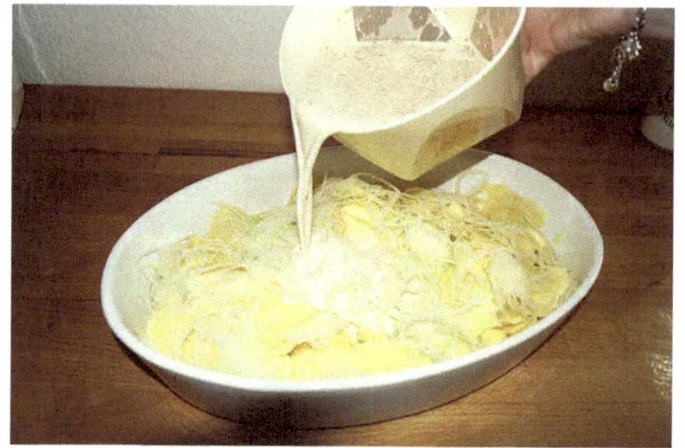

11 Sauce in Auflaufform gießen

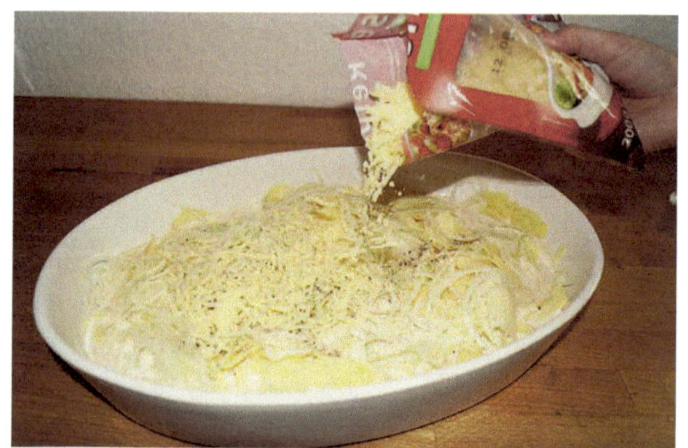

12 Mit Käse bestreuen

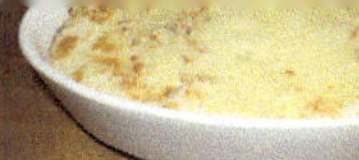

Zubereitung

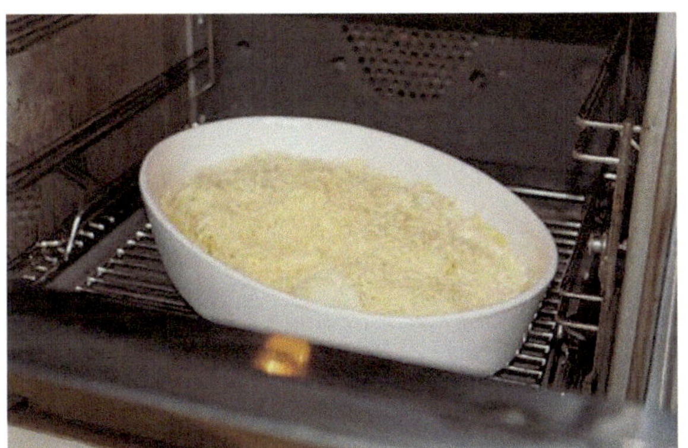

13 Auflauf in Ofen schieben

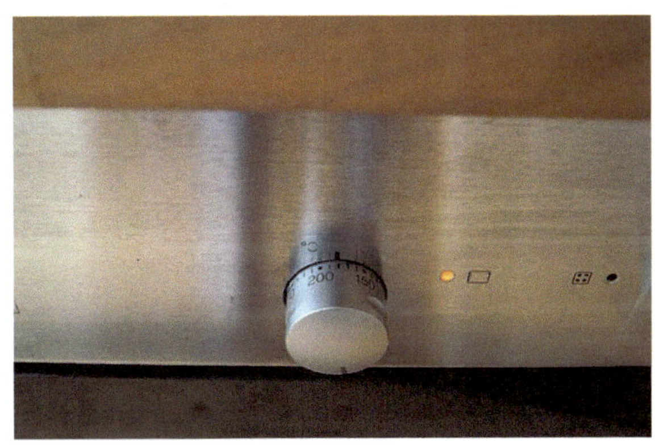

14 Ofen auf 180 °C Grad einstellen

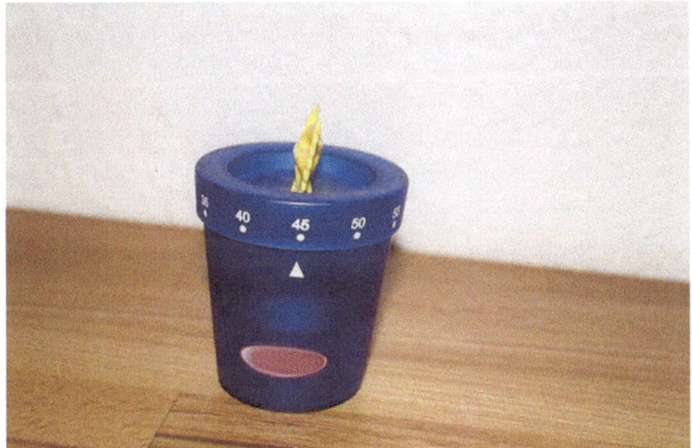

15 45 Minuten backen

15
Nudelauflauf

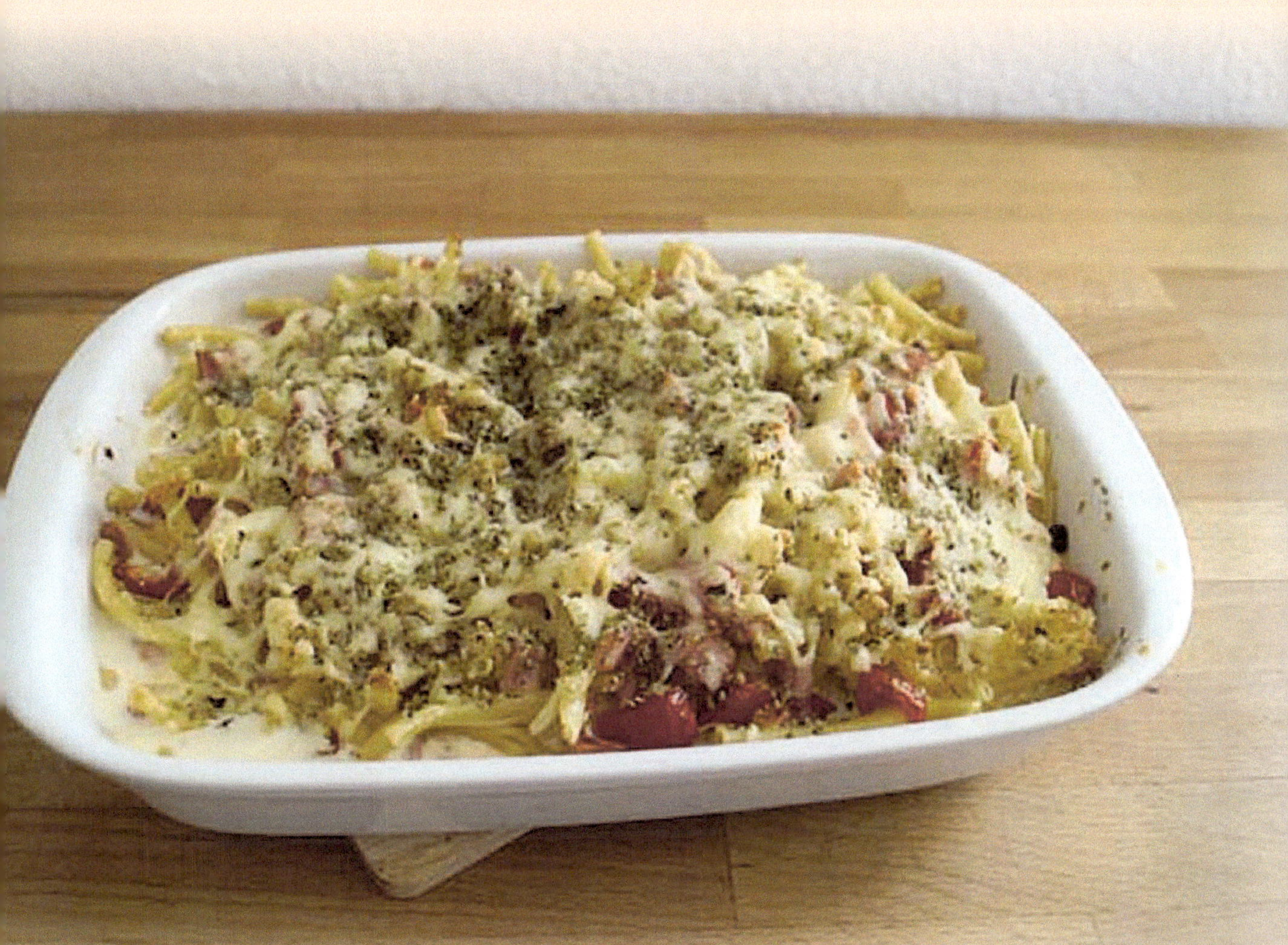

Nudelauflauf

1 Paket gekochte Nudeln
(siehe Nudeln kochen)

200 g gekochter Schinken,

200 g geriebener Käse,

4–6 Tomaten

3 Eier, 6 EL Milch,

400 g Sahne, Salz, Pfeffer,

Oregano

Zutaten

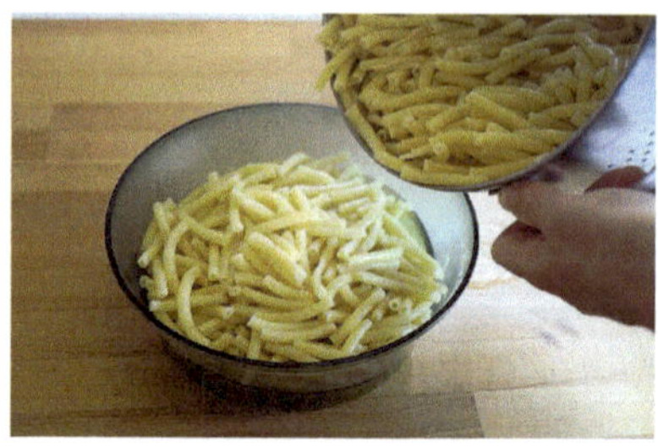

1 1 Paket gekochte Nudeln
(siehe Nudeln kochen)

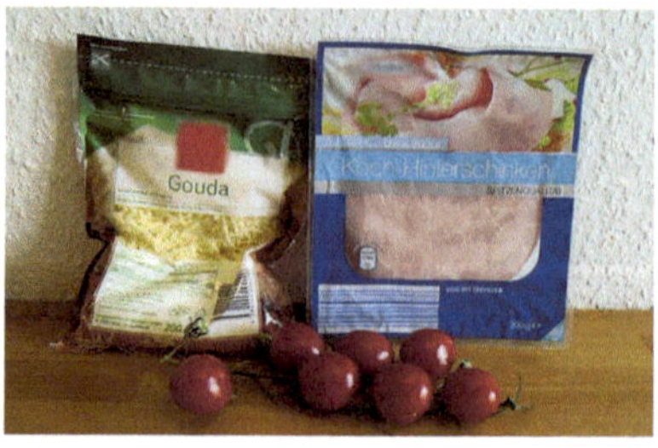

2 200 g gekochter
Schinken, 200 g geriebener
Käse, 4–6 Tomaten

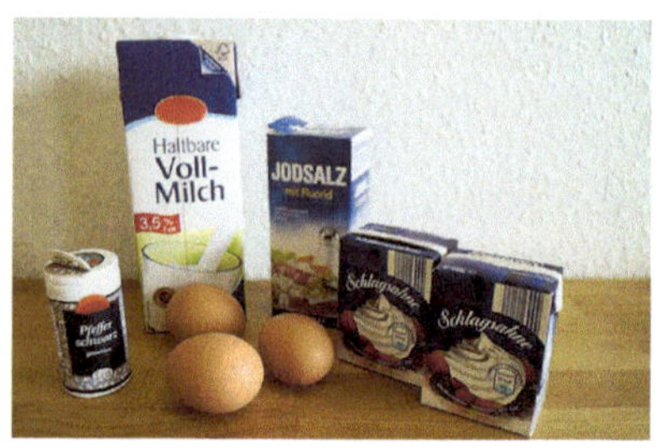

3 3 Eier, 6 EL Milch,
400 g Sahne, Salz, Pfeffer,
Oregano

Zubereitung

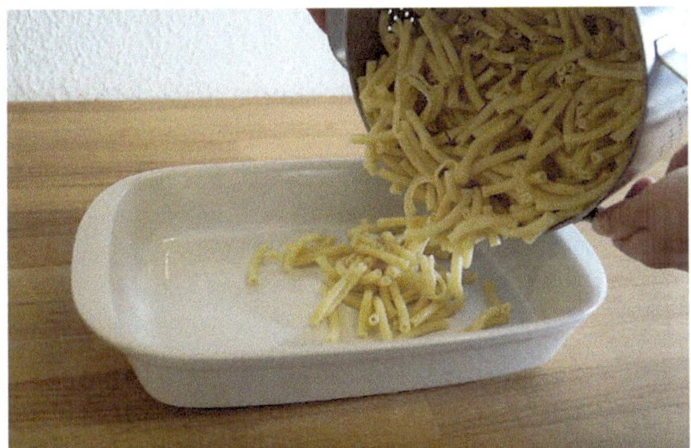

1 Nudeln in Auflaufform füllen

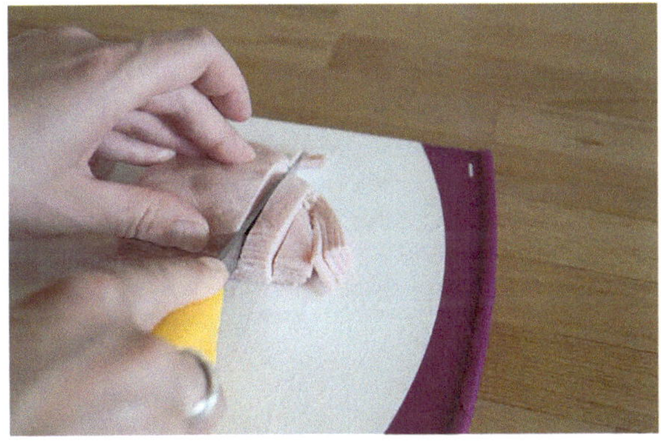

2 Schinken kleinschneiden

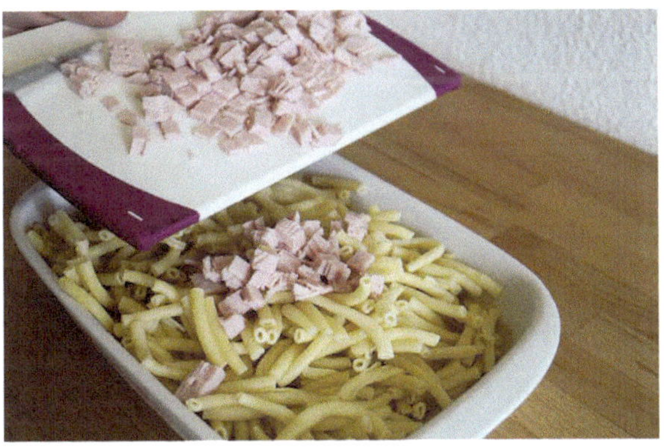

3 Schinken in Auflaufform geben

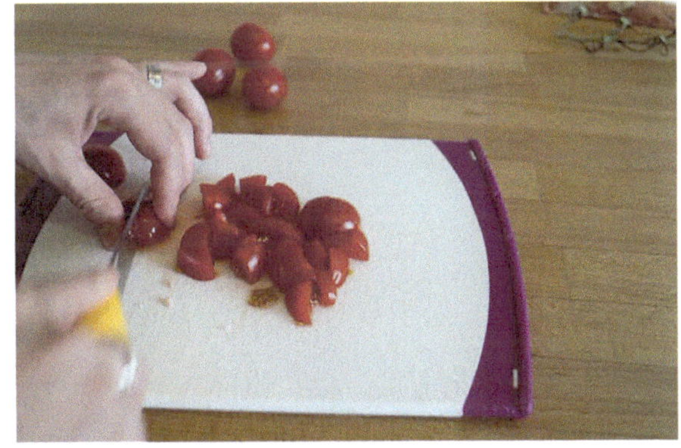

4 Tomaten kleinschneiden

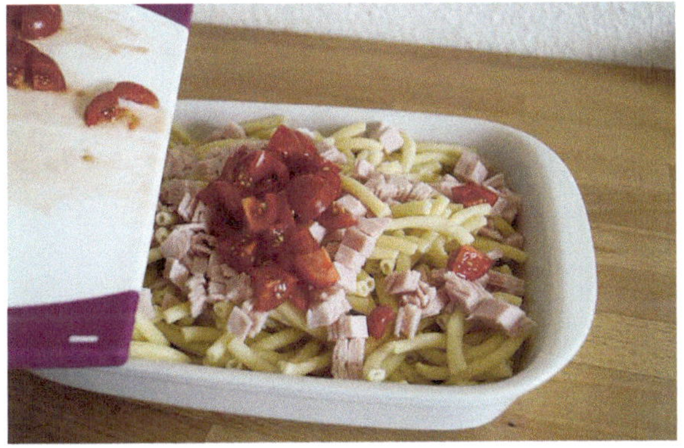

5 Tomaten in Auflaufform geben

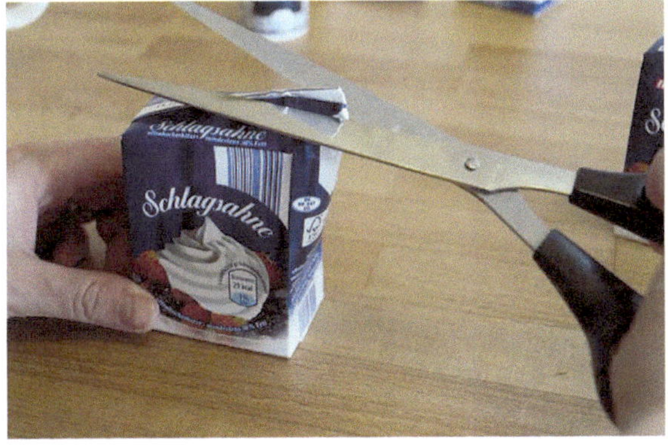

6 Sahne öffnen

Zubereitung

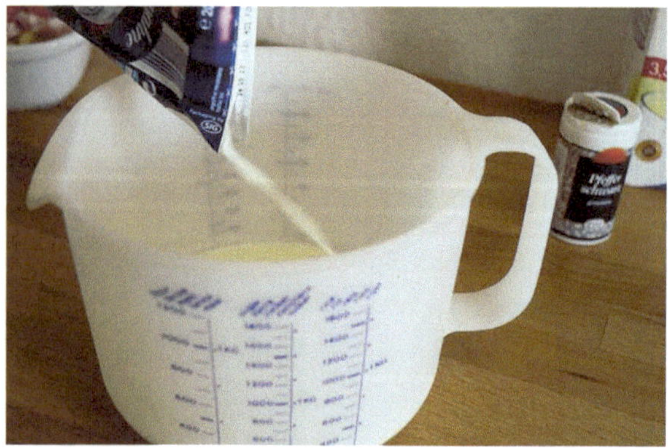

7 Sahne in Schüssel füllen

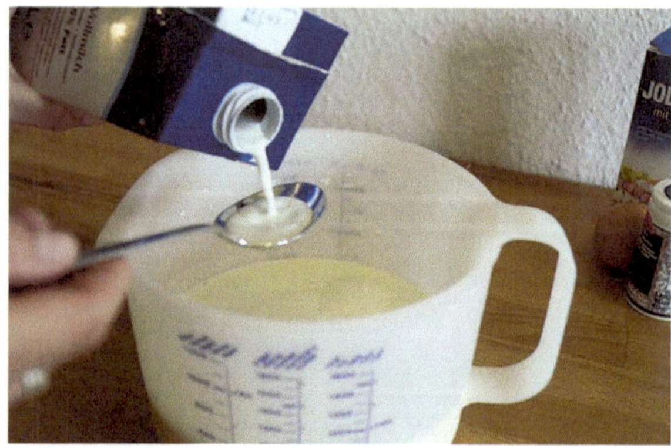

8 6 EL Milch dazugeben

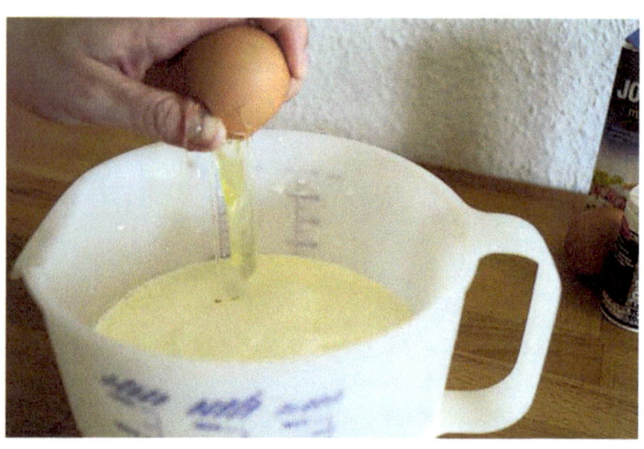

9 Eier aufschlagen und dazugeben

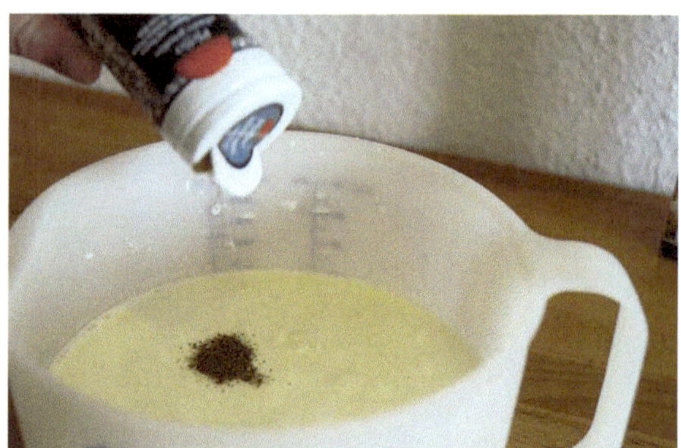

10 Pfeffern

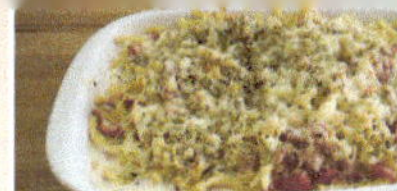

Zubereitung

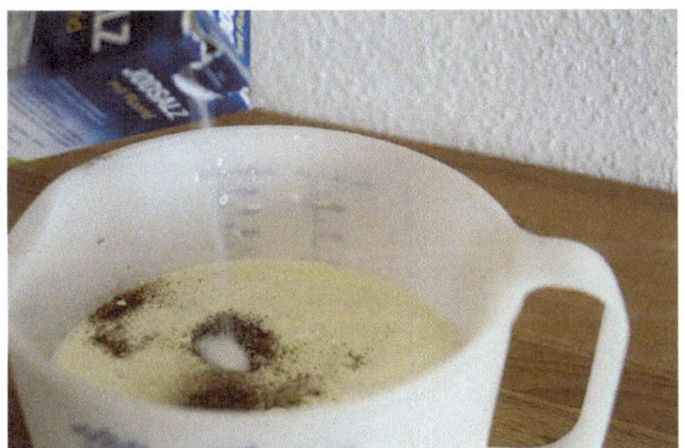

11 Salzen

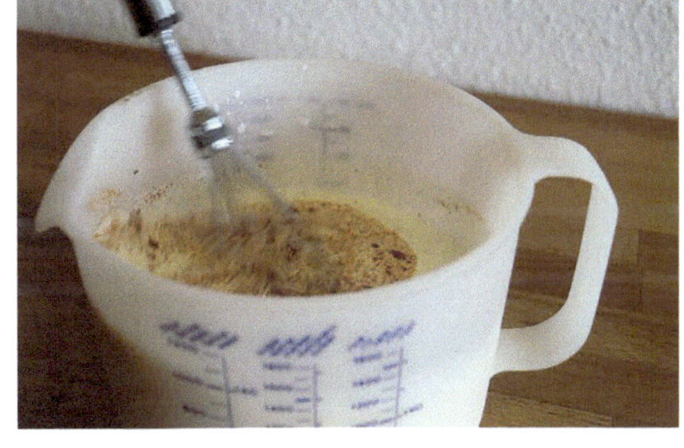

12 Umrühren

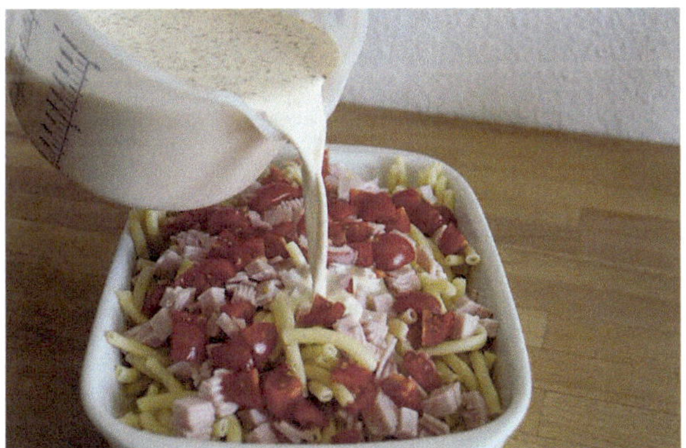

13 Sauce in Auflaufform füllen

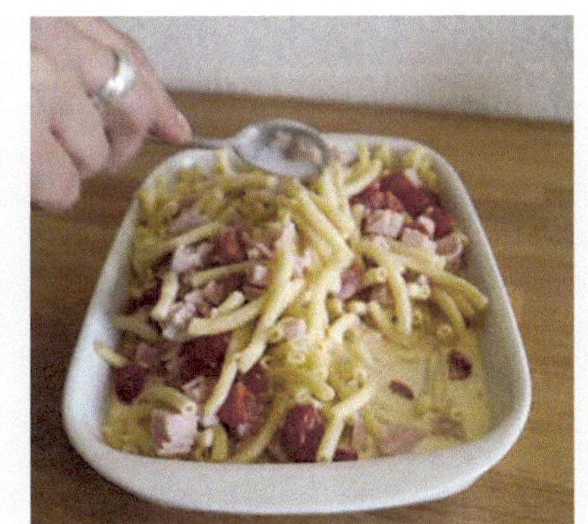

14 Umrühren

Zubereitung

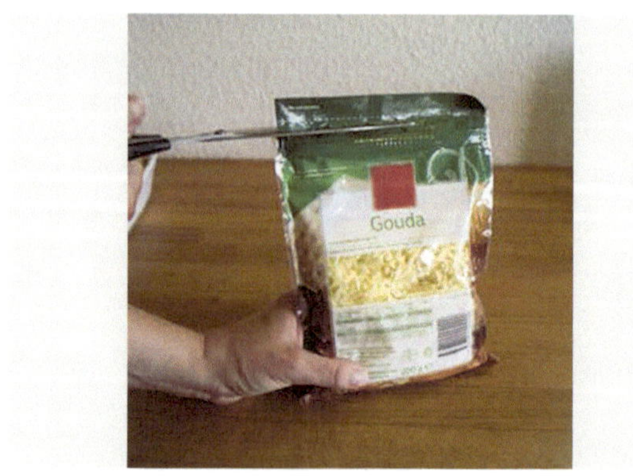

15 Käse öffnen

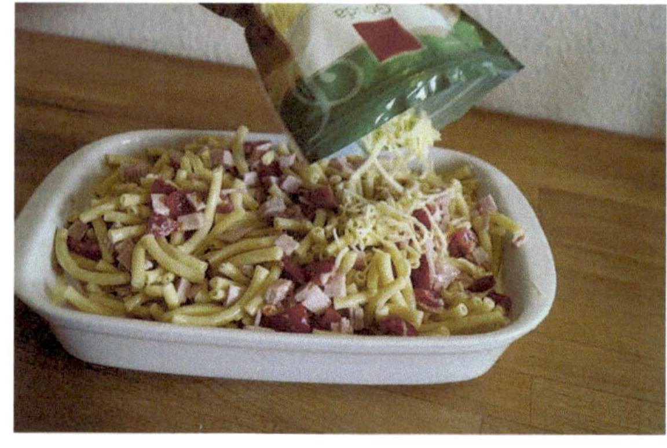

16 Käse über Auflauf streuen

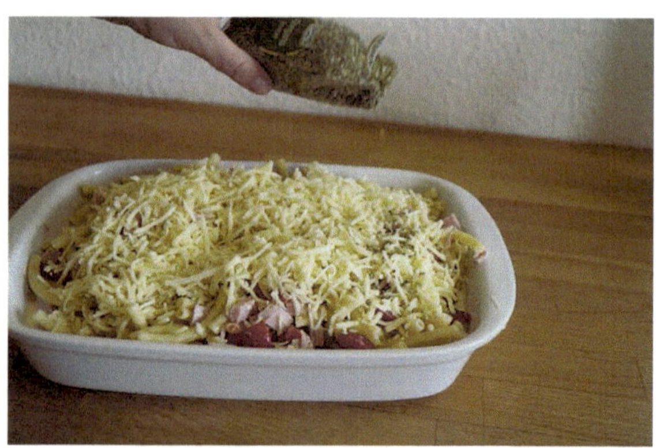

17 Mit Oregano bestreuen

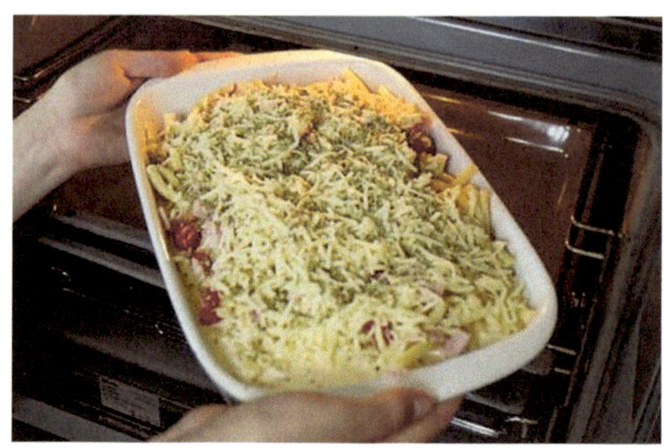

18 In Backofen bei 180 °C stellen

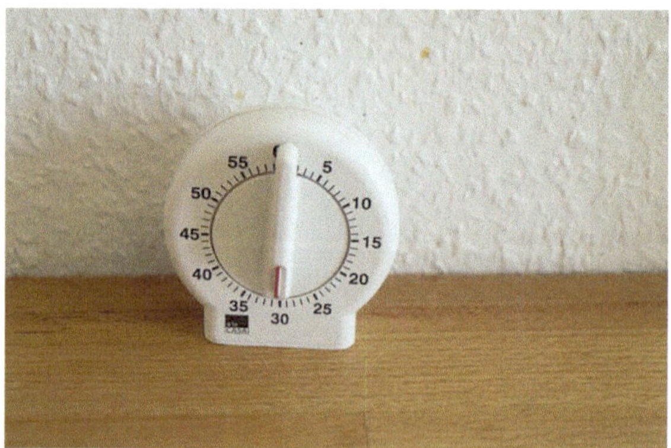

19 30 Minuten garen

16

Käsespätzle

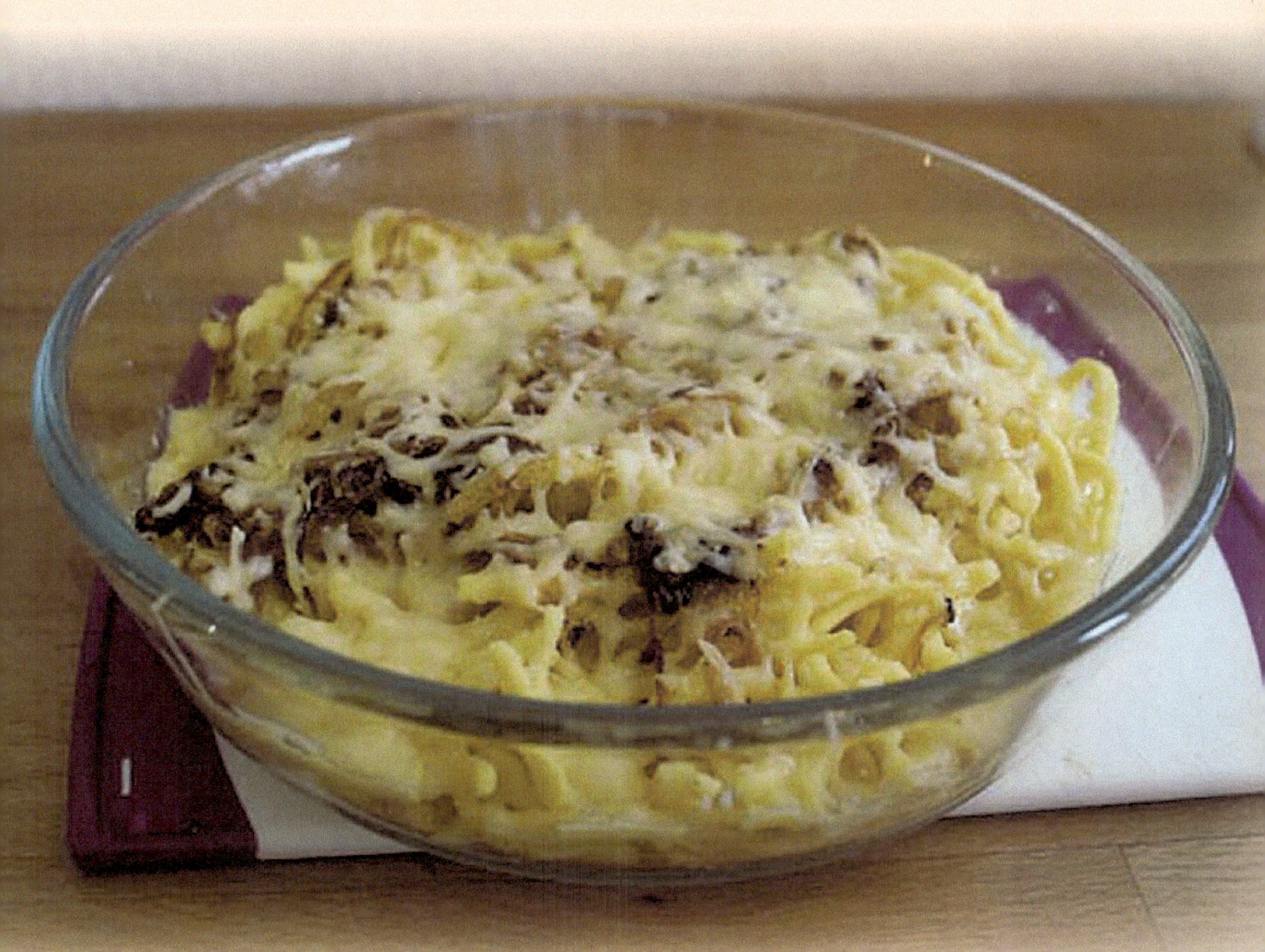

Käsespätzle

1 Paket Spätzle

1 Zwiebel

Butter

Geriebener Käse

Zutaten

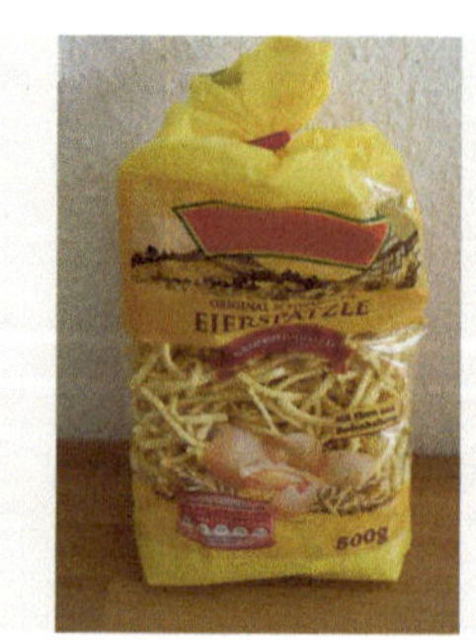

1 1 Paket Spätzle

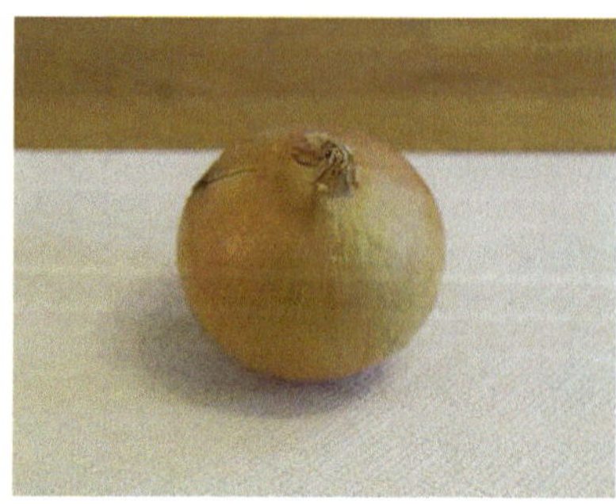

2 1 Zwiebel

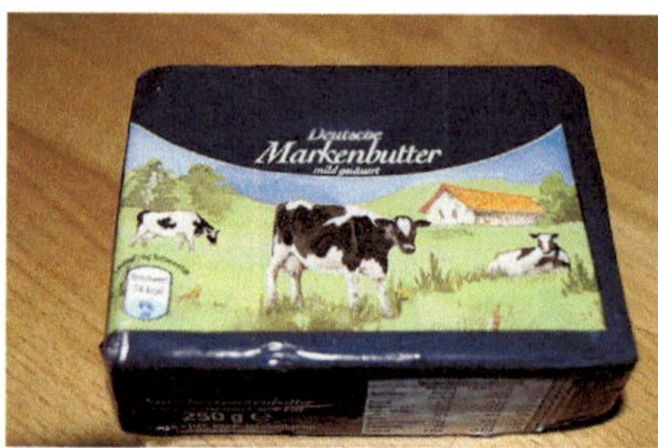

3 Butter

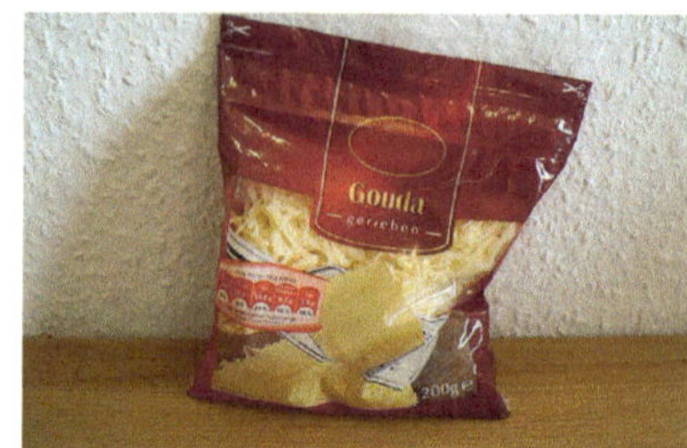

4 Geriebener Käse

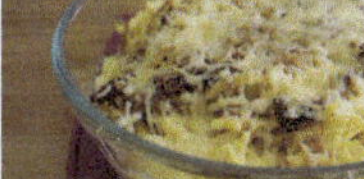

Zubereitung

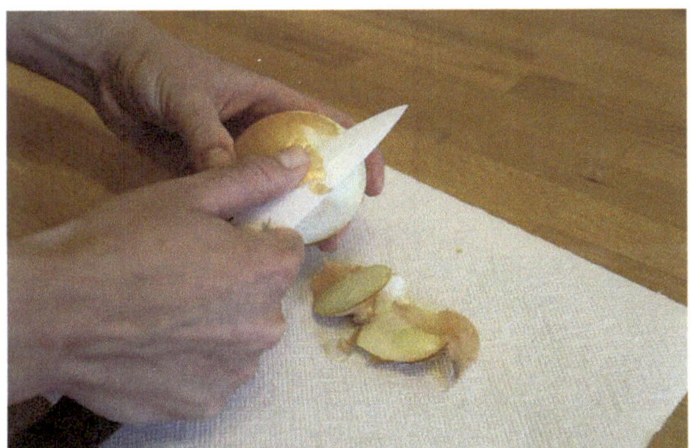

1 Zwiebel schälen

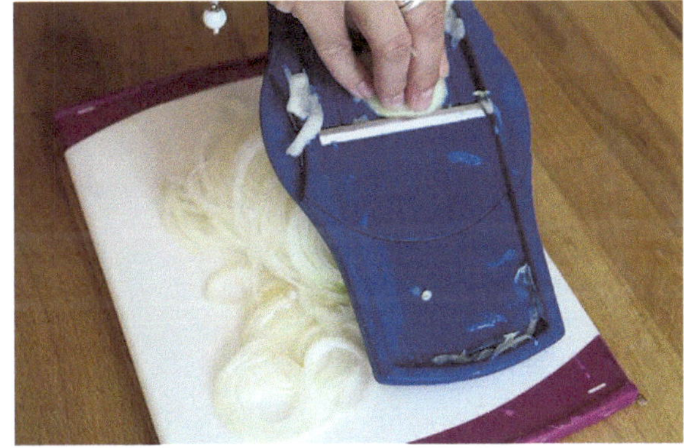

2 Zwiebeln reiben

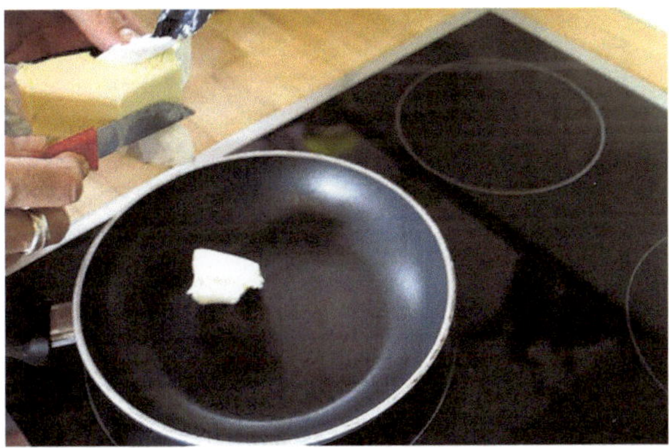

3 Butter in Pfanne schmelzen

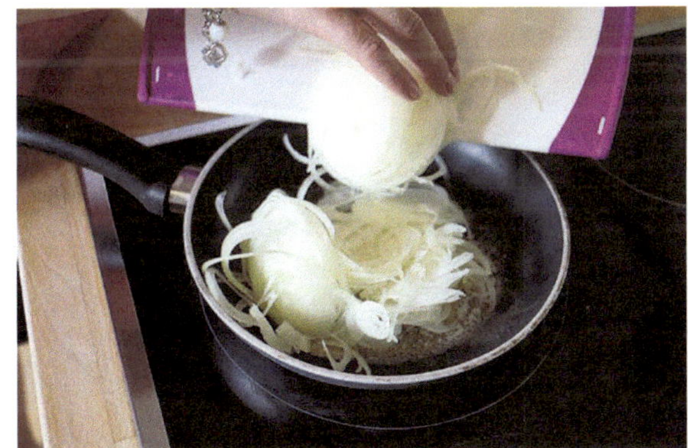

4 Zwiebeln dünsten

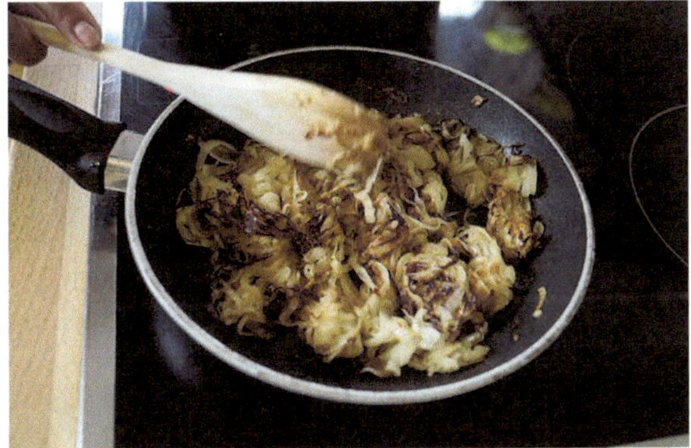

5 Zwiebeln umrühren

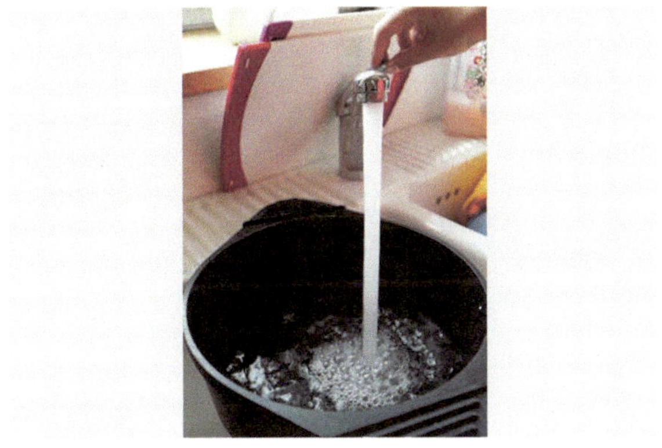

6 Wasser in Topf füllen

Zubereitung

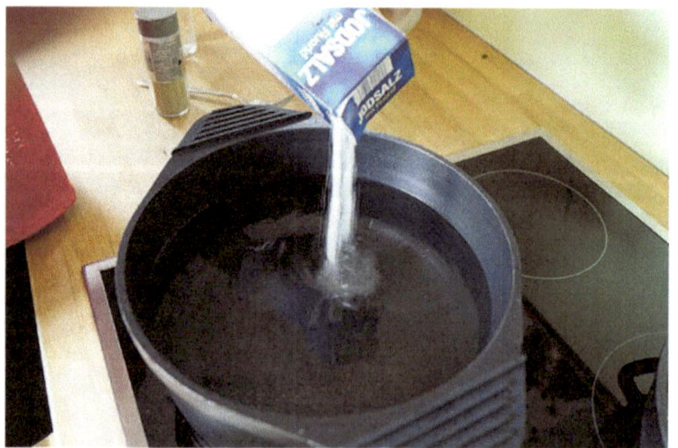

7 Salzen und zum Kochen bringen

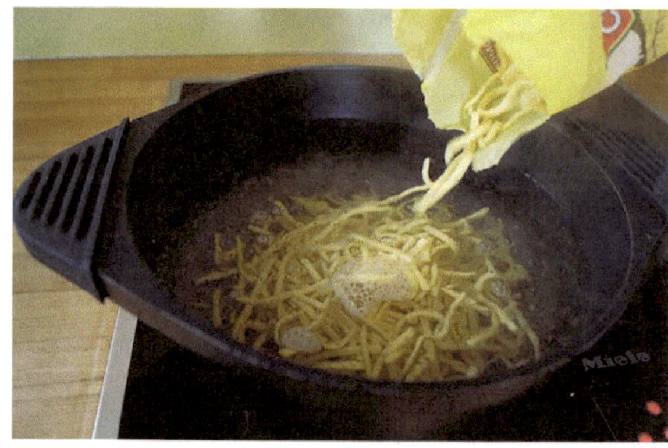

8 Spätzle dazugeben

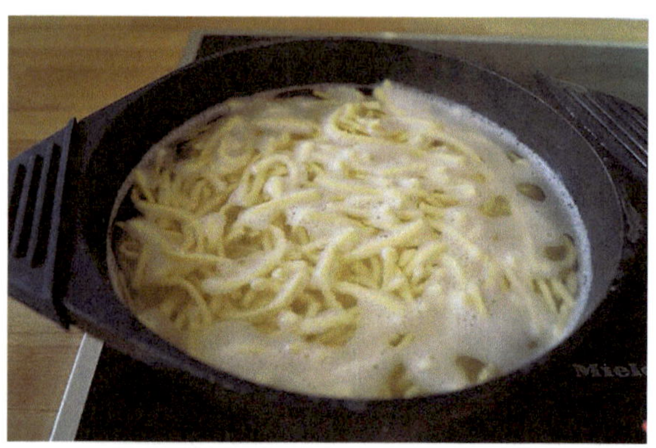

9 Spätzle kochen

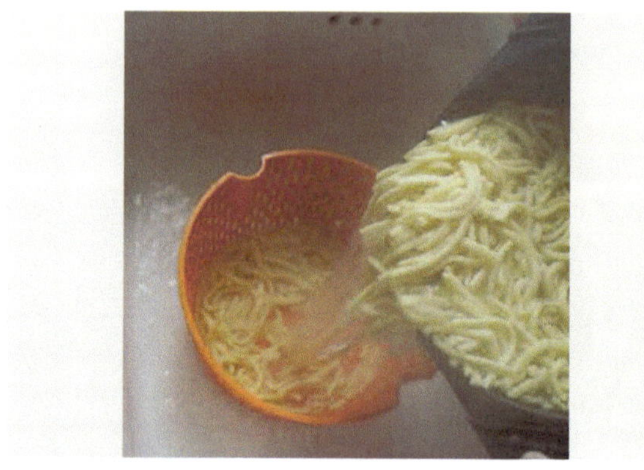

10 Spätzle in Sieb abschütten

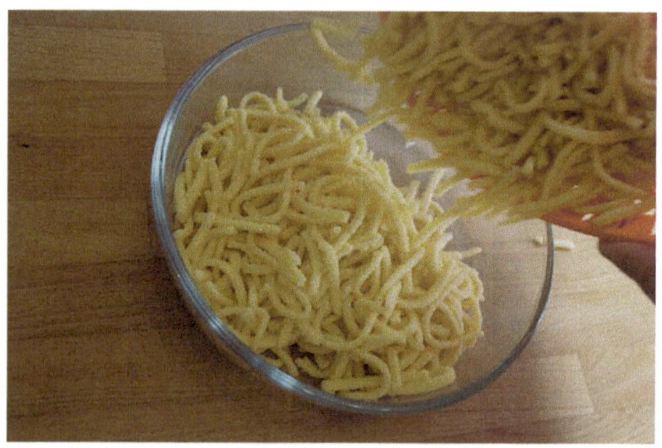

11 Spätzle in Auflaufform geben

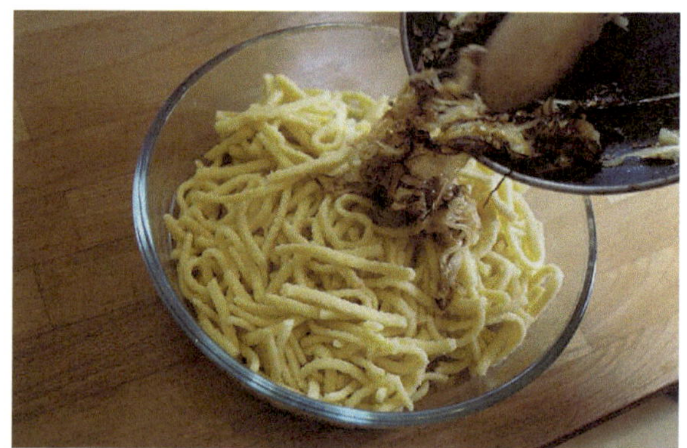

12 Zwiebeln dazugeben

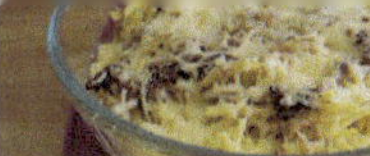

Zubereitung

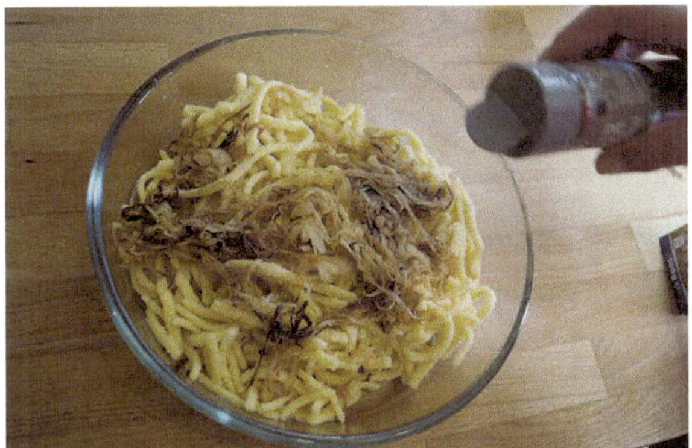

13 Pfeffern

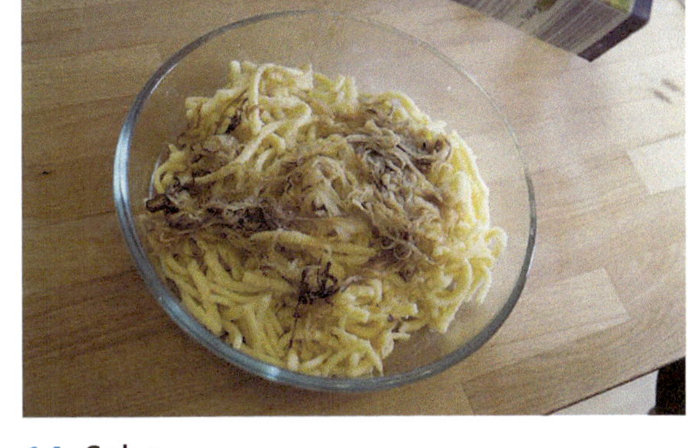

14 Salzen

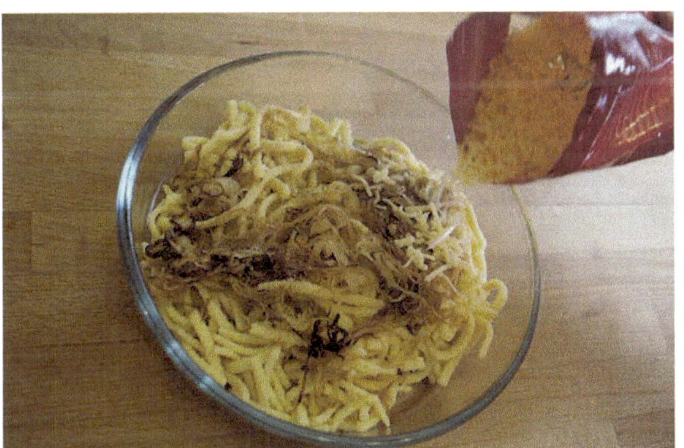

15 Mit geriebenem Käse bestreuen

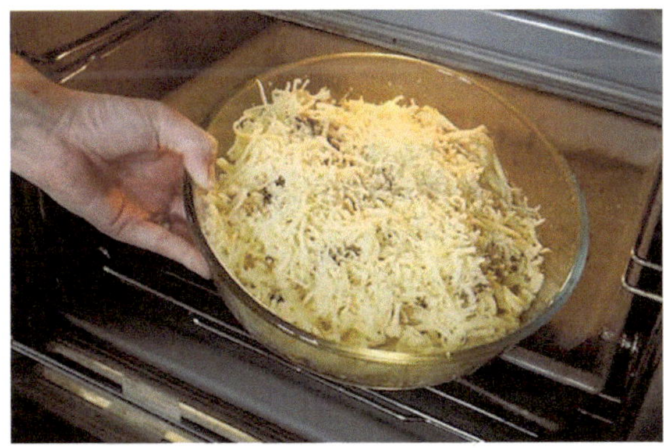

16 In Backofen stellen

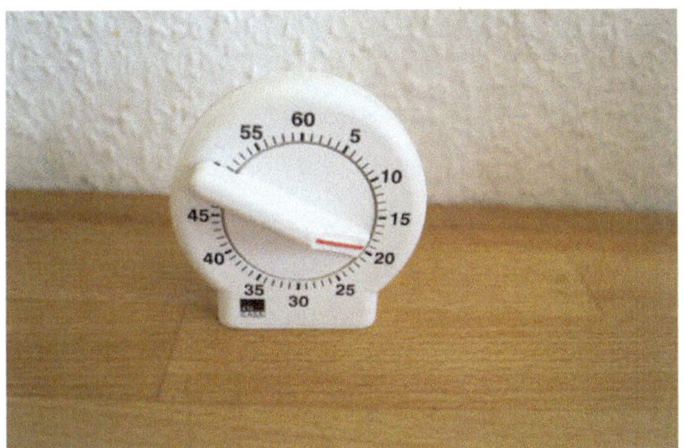

17 20 Minuten bei 180 °C backen

17

Frikadellen

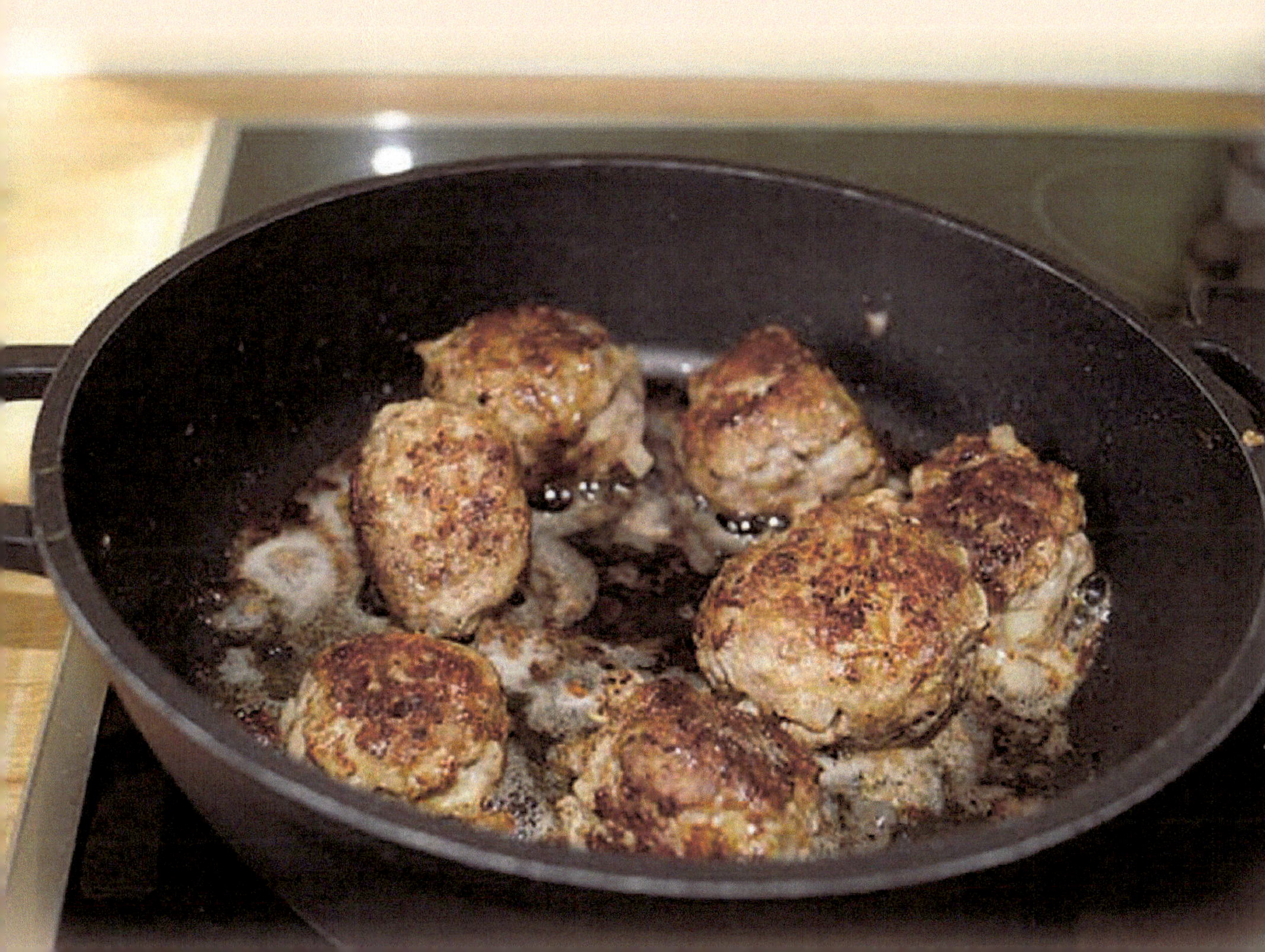

Frikadellen

300 g Hackfleisch

1 Zwiebel

2 EL Paniermehl

1 Ei

1 TL Senf

Salz, Pfeffer, Paprika

Butter

Zutaten

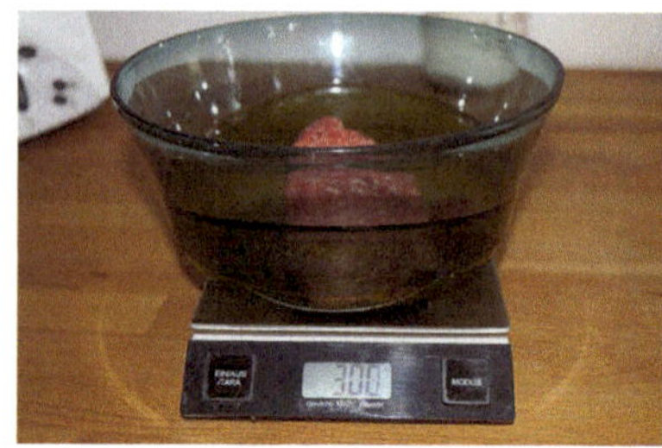

1 300 g Hackfleisch

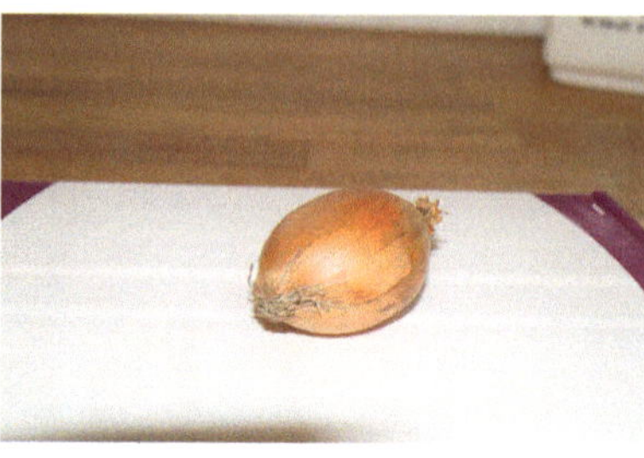

2 1 Zwiebel

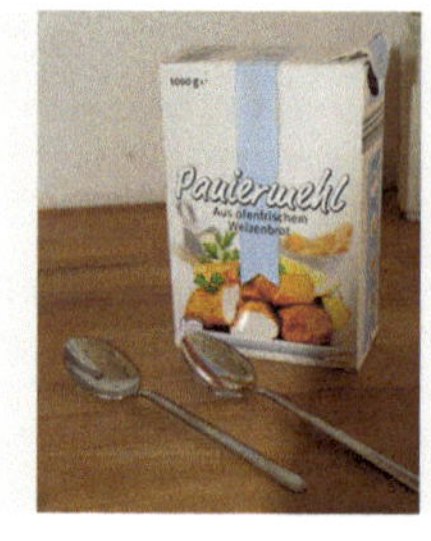

3 2 EL Paniermehl

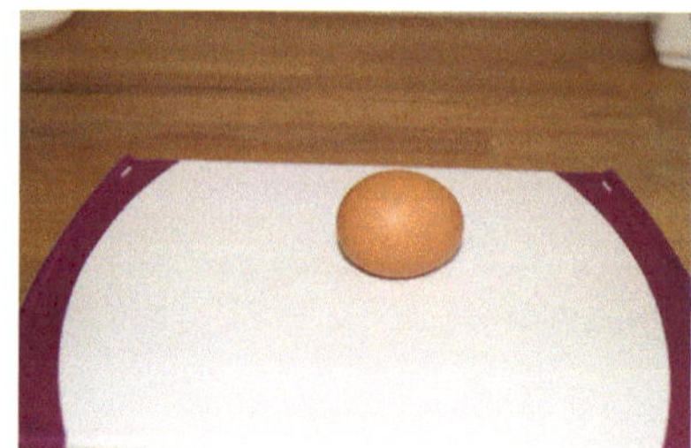

4 1 Ei

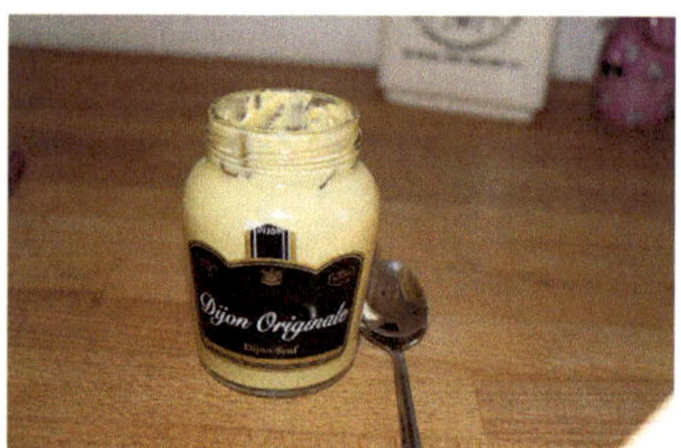

5 1 TL Senf

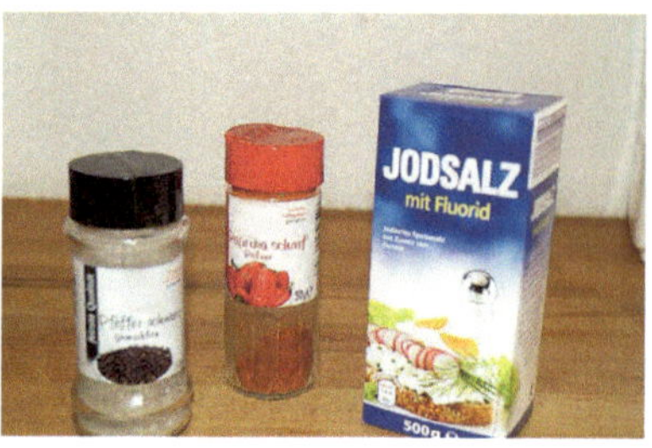

6 Salz, Pfeffer, Paprika

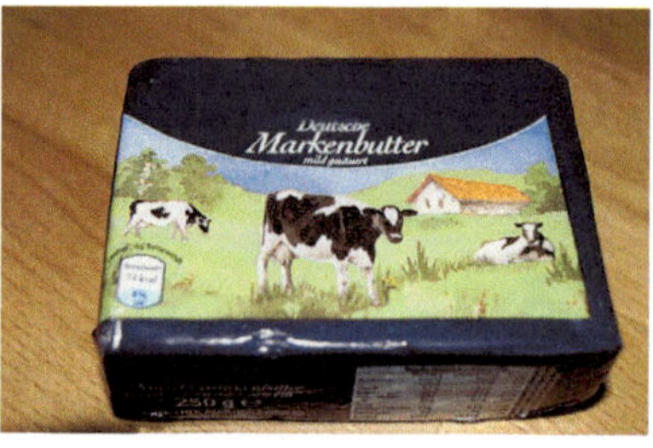

7 Butter

Zubereitung

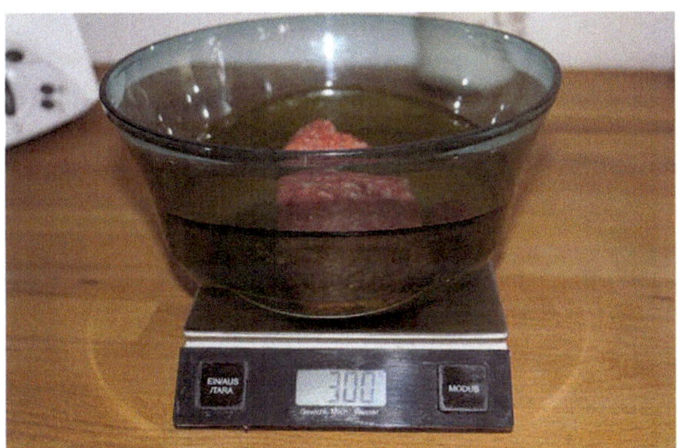

1 300 g Hackfleisch abwiegen

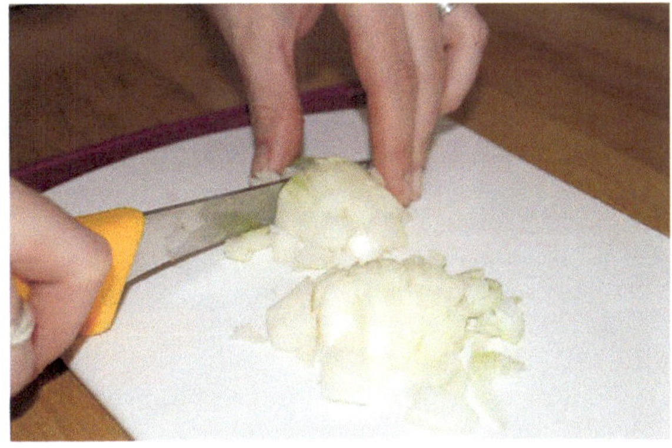

2 Zwiebel schälen und würfeln

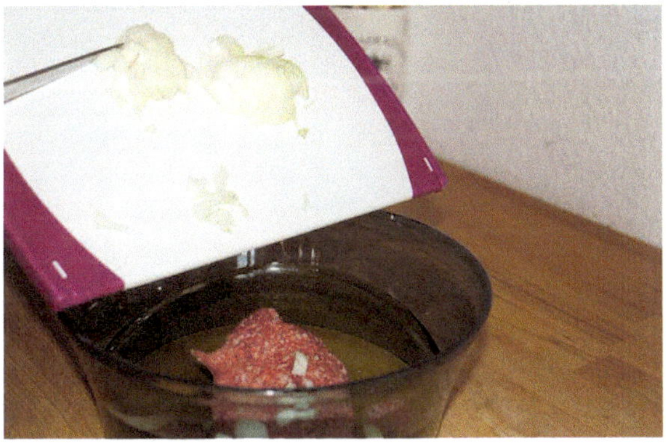

3 Zwiebel zum Hackfleisch geben

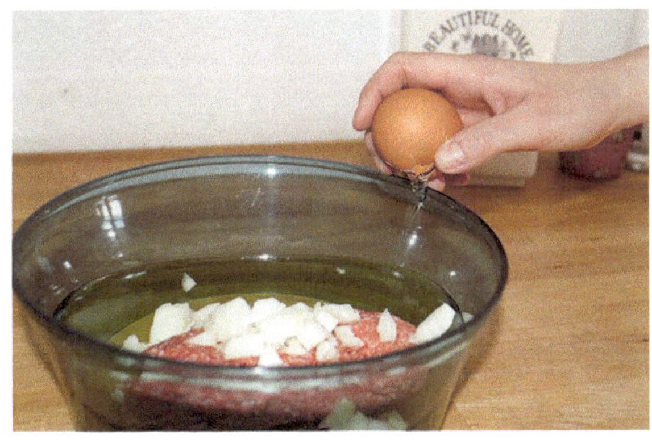

4 Ei aufschlagen und dazugeben

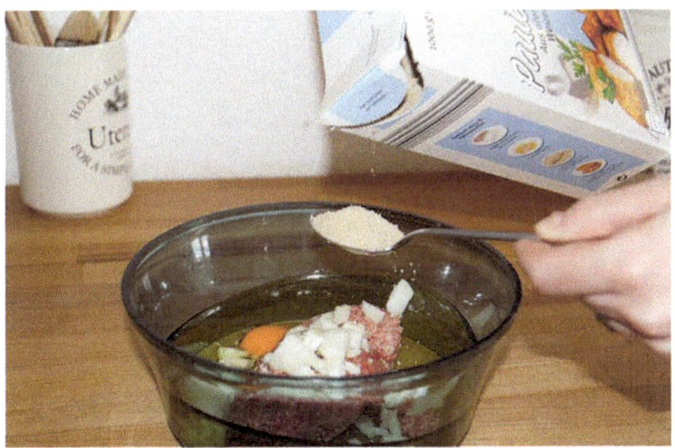

5 2 EL Paniermehl dazugeben

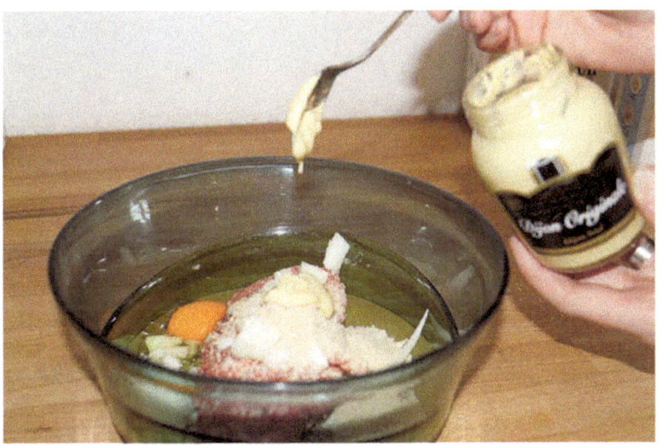

6 1 TL Senf dazugeben

Zubereitung

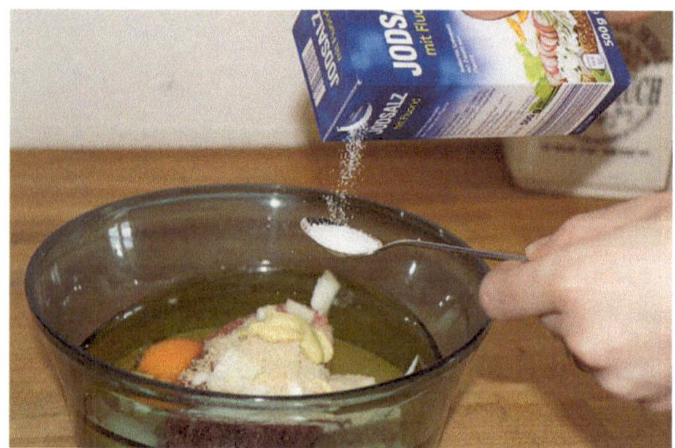

7 Salzen

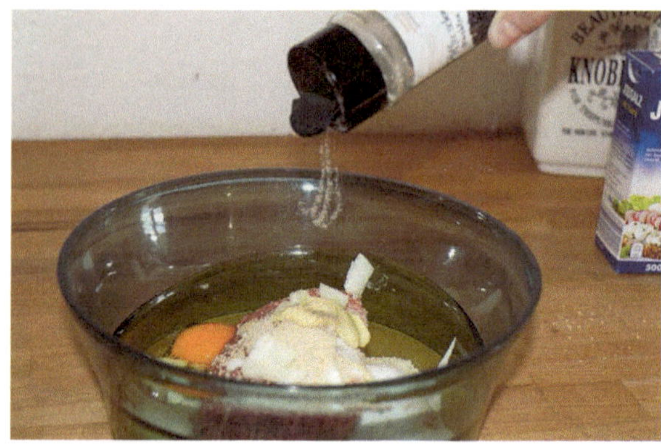

8 Pfeffern

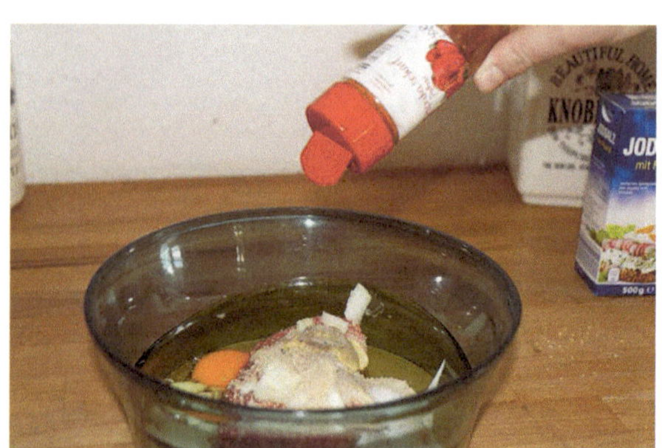

9 Paprikapulver dazugeben

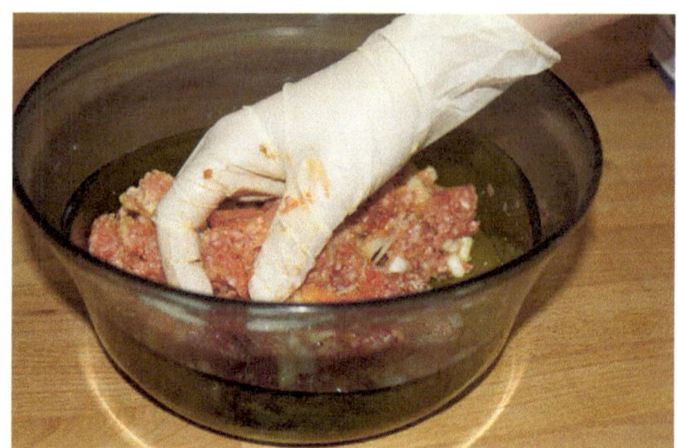

10 Alles vermischen

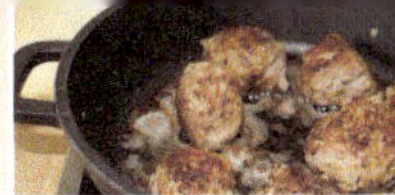

Zubereitung

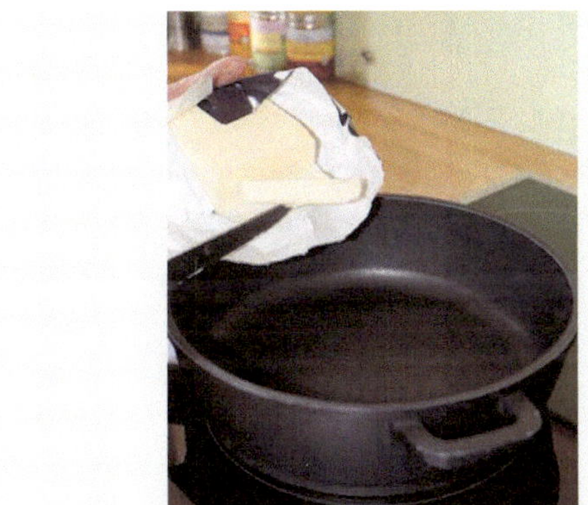

11 Butter in Pfanne geben und erhitzen

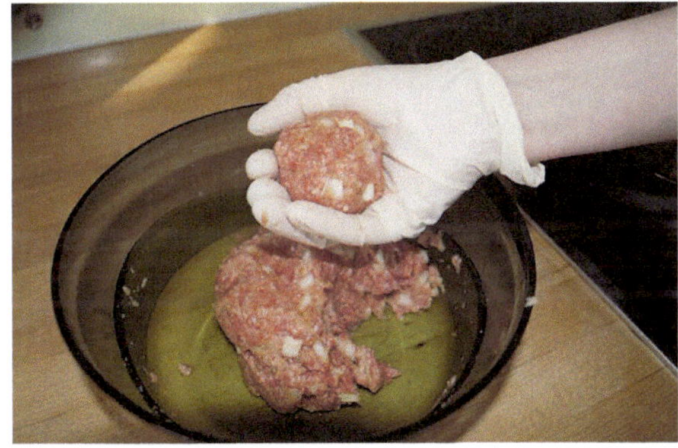

12 Frikadellen formen

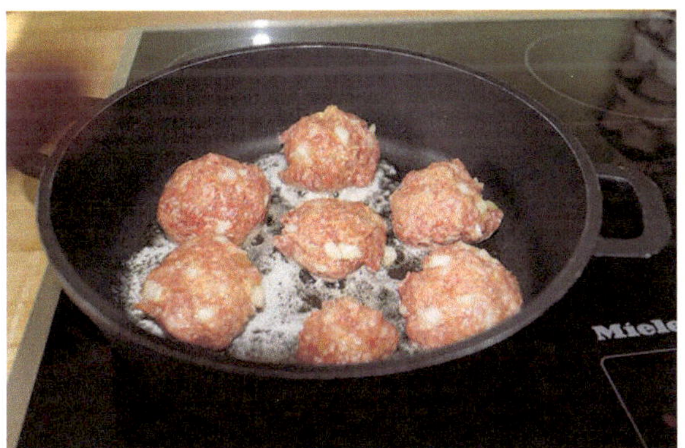

13 Frikadellen braten

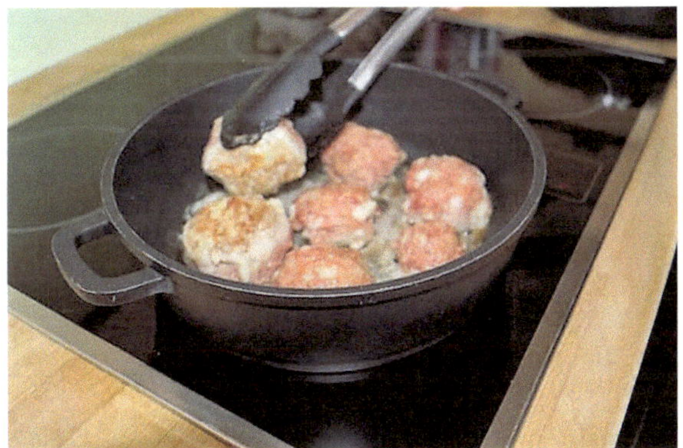

14 Frikadellen wenden

18

Gefüllte Paprika

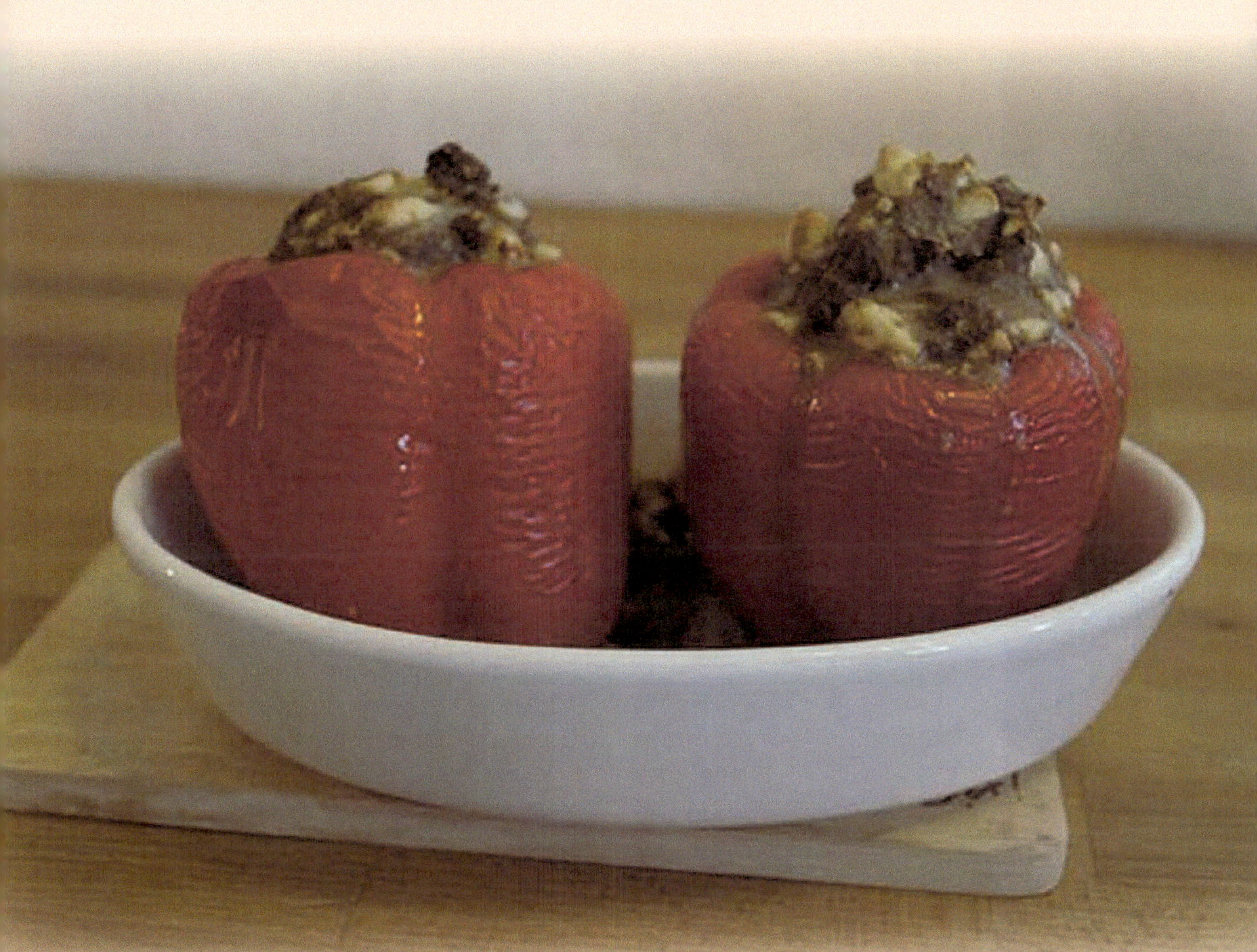

Gefüllte Paprika

2 rote Paprika

500 g Hackfleisch

1 Zwiebel

1 Packung Schafskäse

1 Ei

Salz, Pfeffer

Zutaten

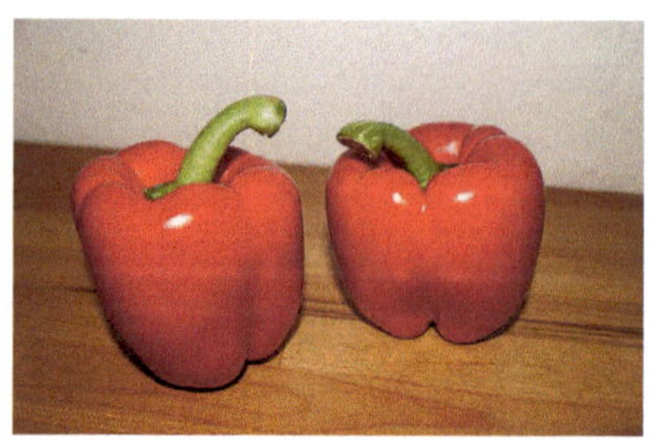

1 2 rote Paprika

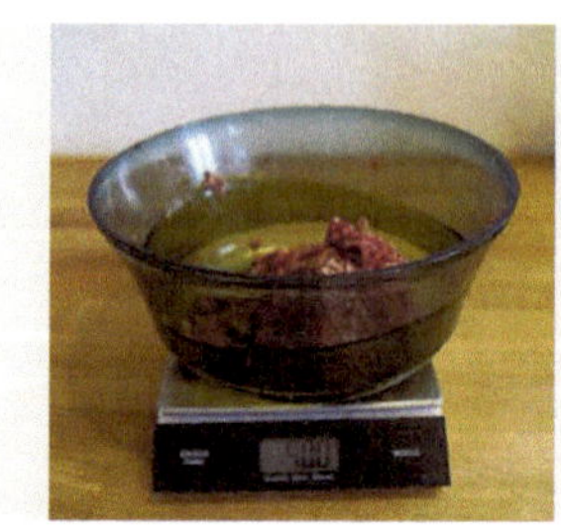

2 500 g Hackfleisch

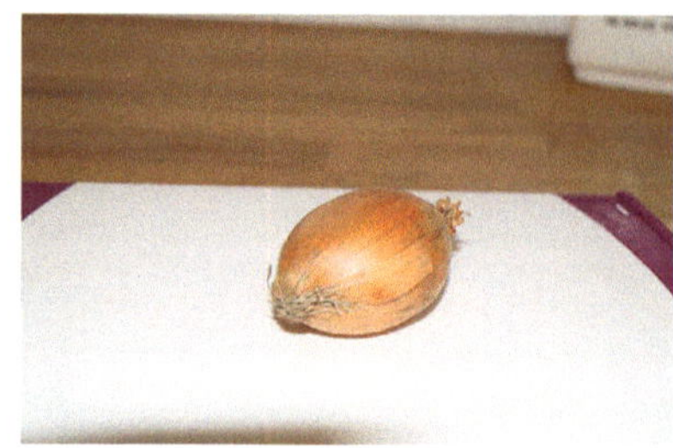

3 1 Zwiebel

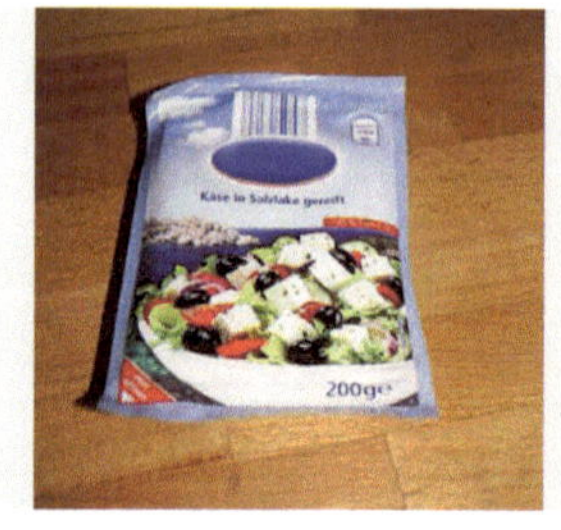

4 1 Packung Schafskäse

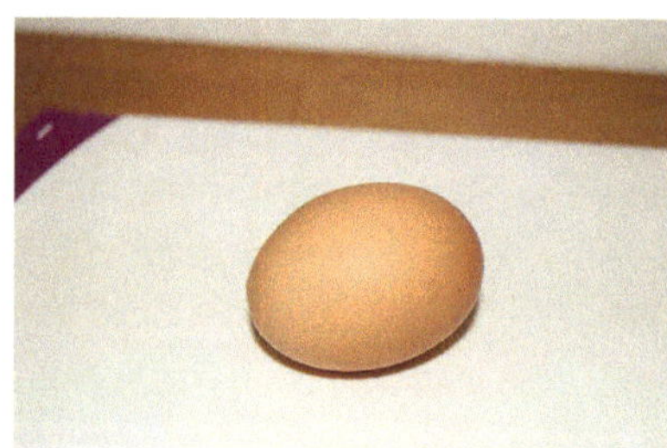

5 1 Ei

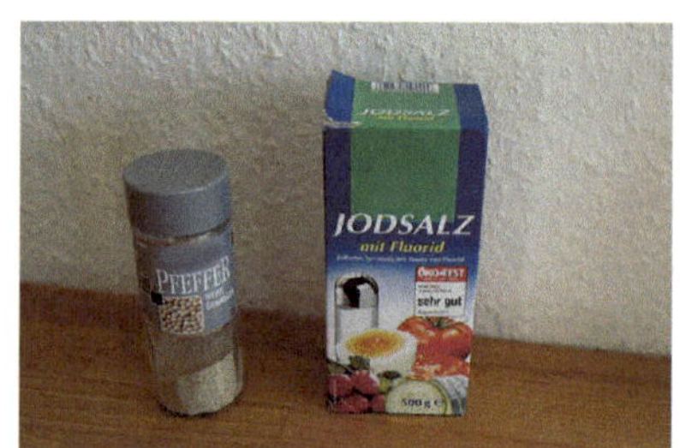

6 Salz, Pfeffer

Zubereitung

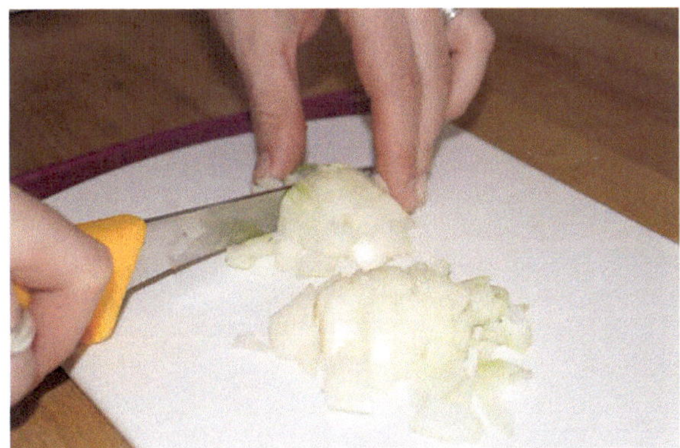

1 Zwiebel schälen und kleinschneiden

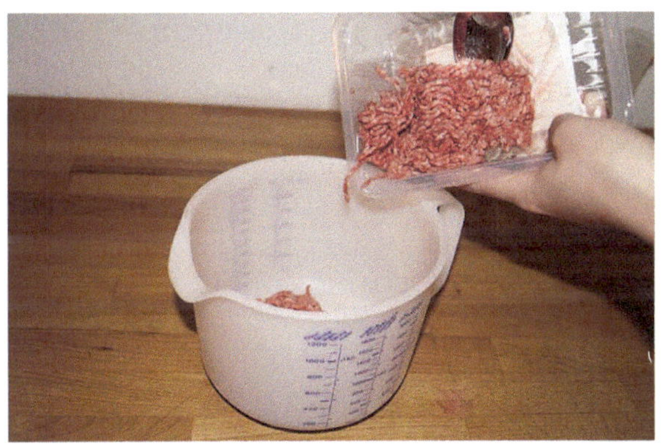

2 Hackfleisch in Schüssel geben

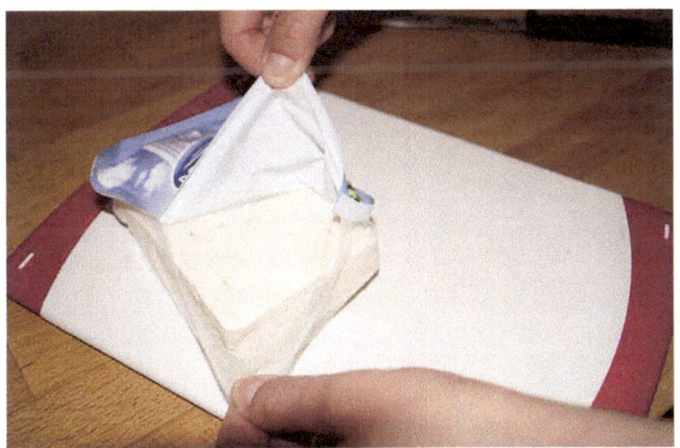

3 Schafskäse öffnen und abschütten

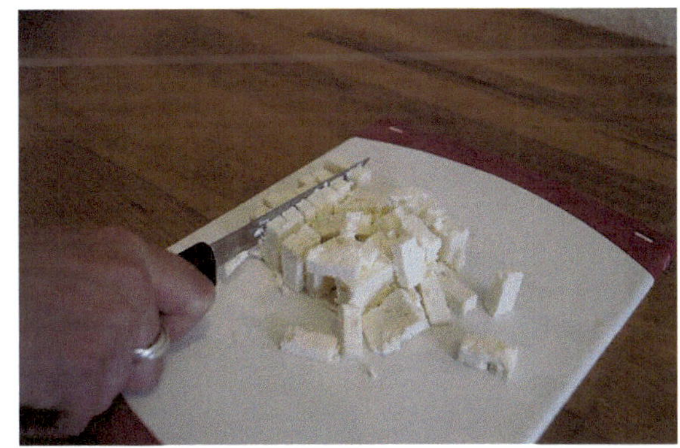

4 Schafskäse kleinschneiden

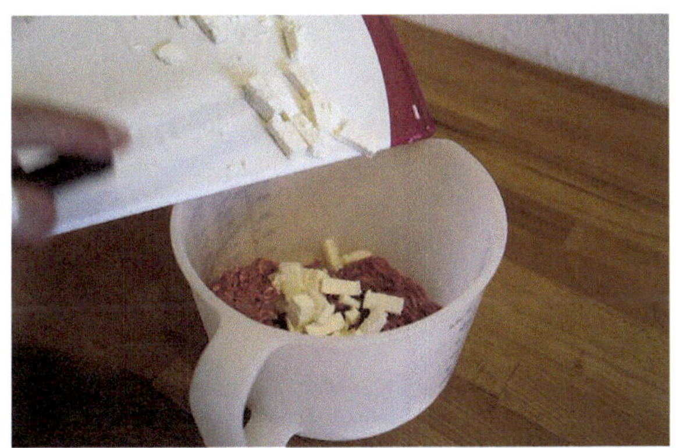

5 Schafskäse zum Hackfleisch geben

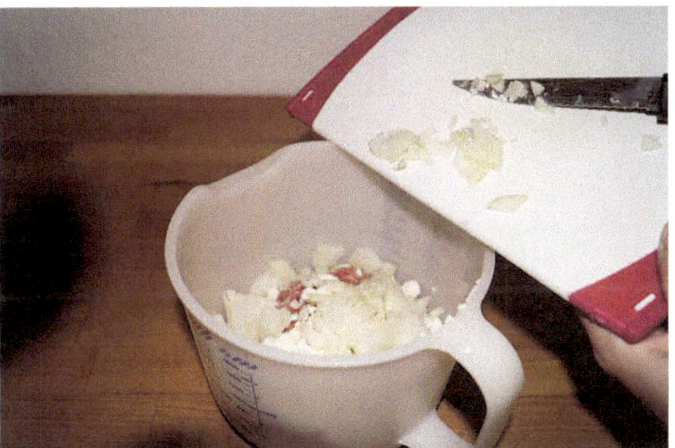

6 Zwiebel dazugeben

Zubereitung

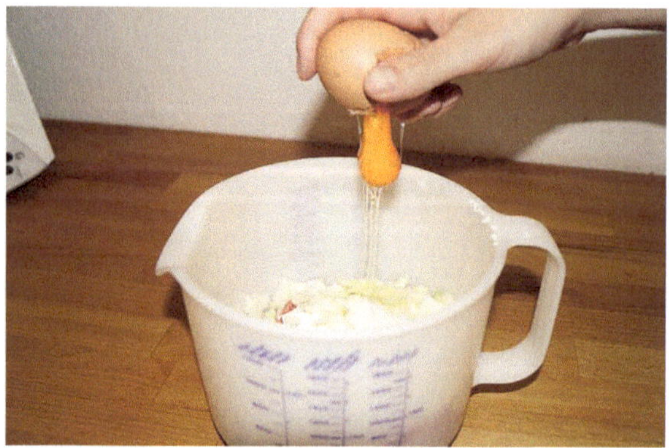

7 Ei aufschlagen und dazugeben

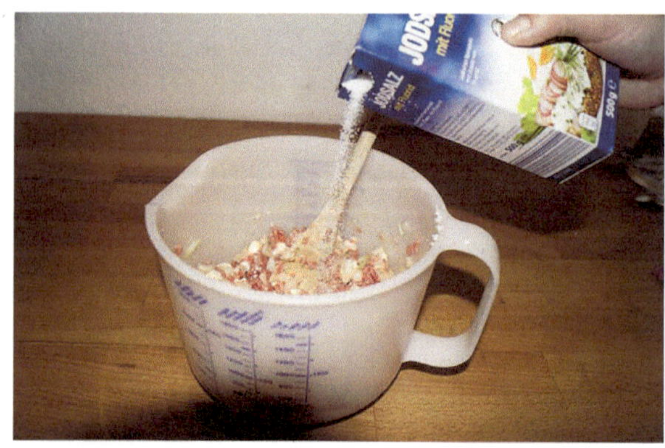

8 Salzen

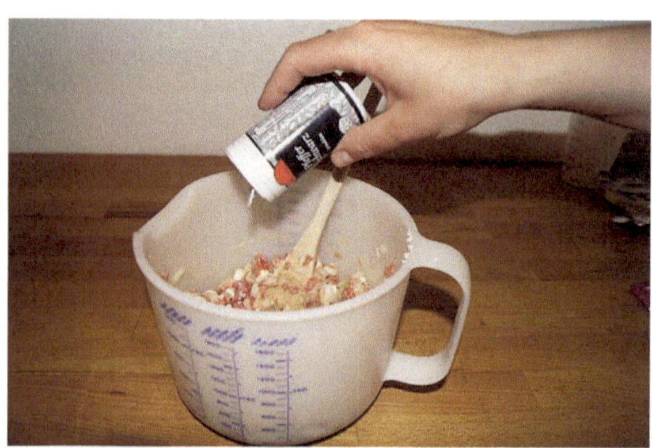

9 Pfeffern

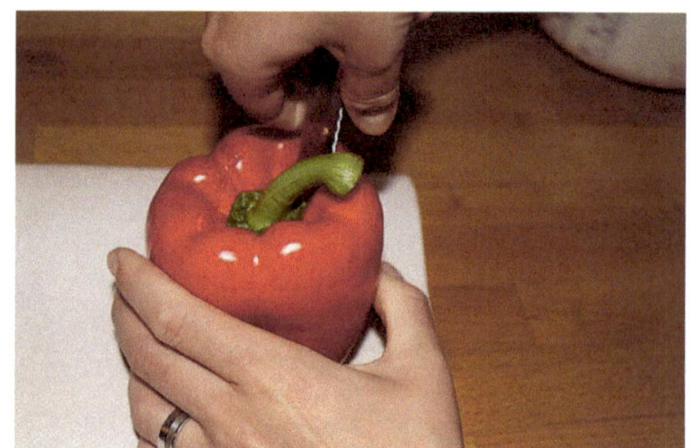

10 Paprikadeckel abschneiden

Zubereitung

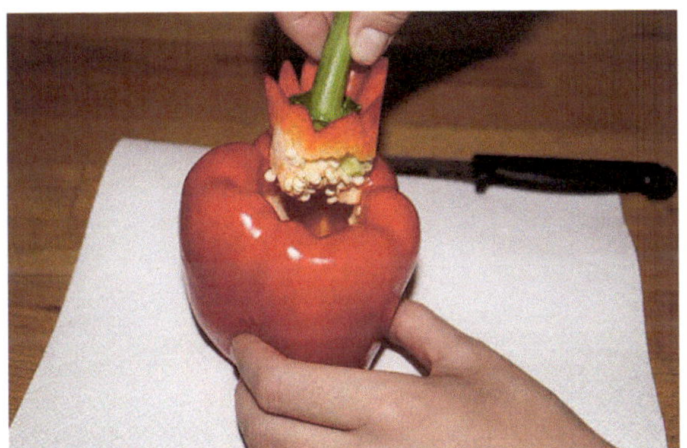

11 Paprikadeckel herausnehmen

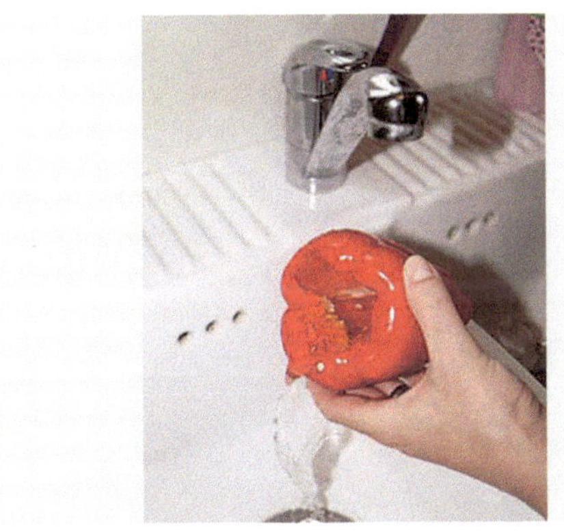

12 Paprika innen und außen abwaschen

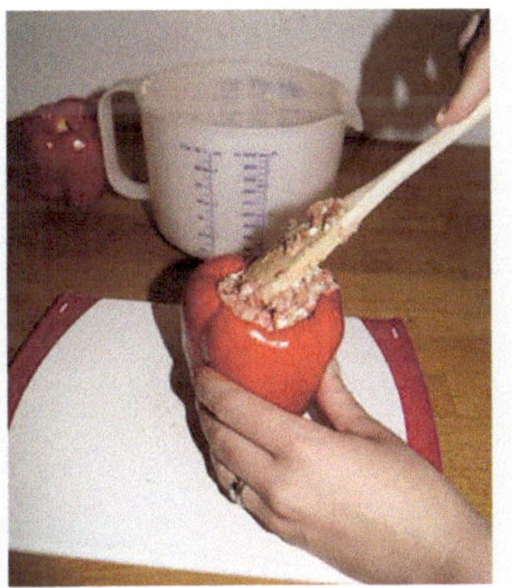

13 Paprika mit Hackfleisch füllen

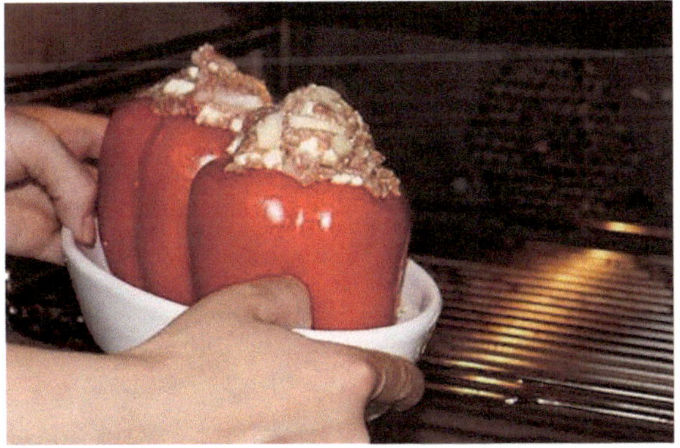

14 Paprika in Auflaufform in Backofen stellen

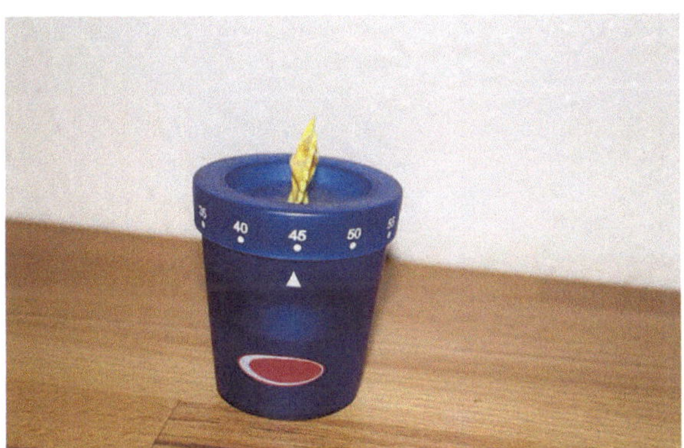

15 Bei 180 °C für 45 Minuten garen

19
Geschnetzeltes

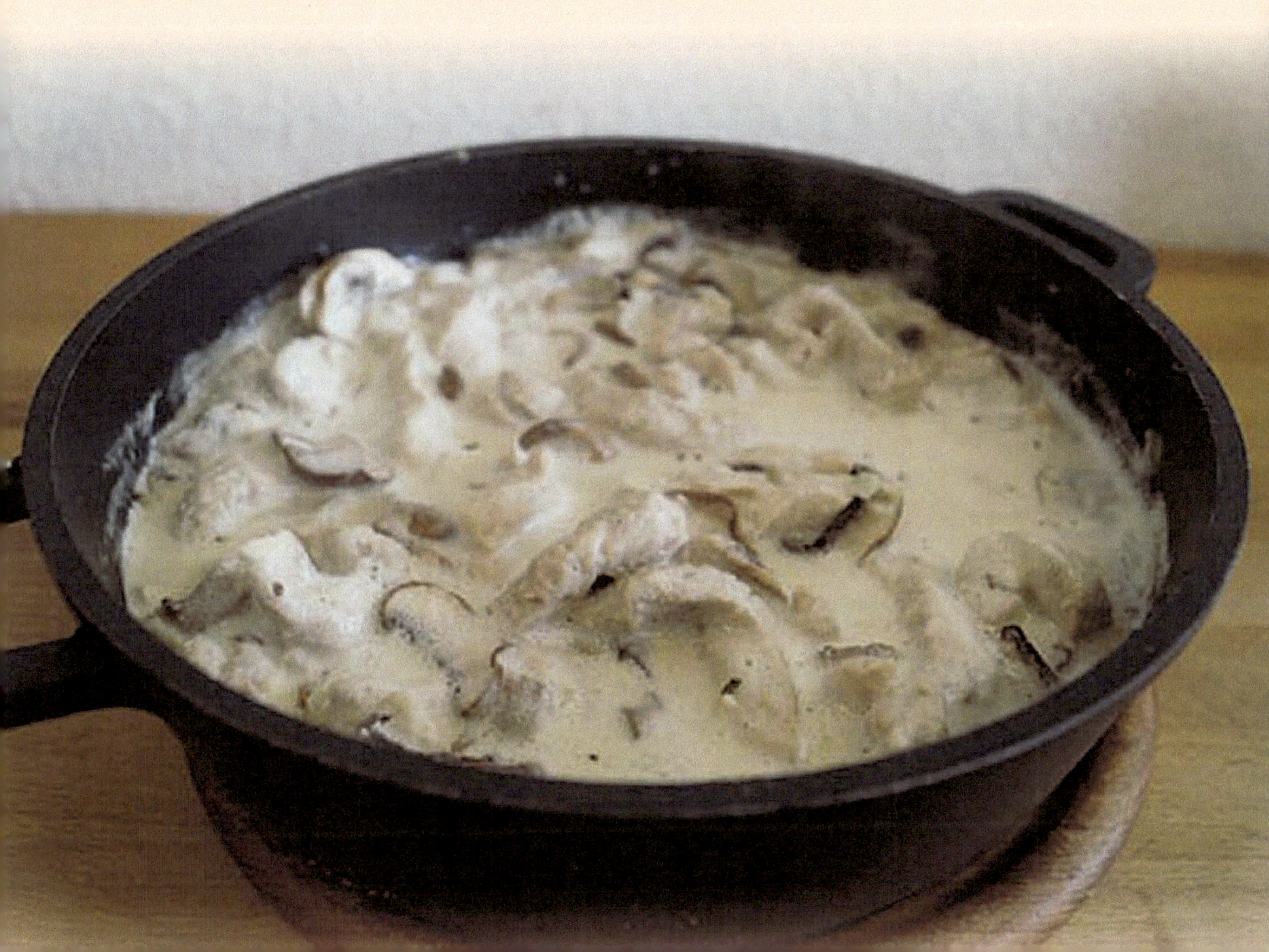

Geschnetzeltes

400–500 g Geschnetzeltes
(Art nach Belieben)

250 g Champignons

Zwiebel

400 g Sahne

Butter

Weißwein

Salz, Pfeffer

Zutaten

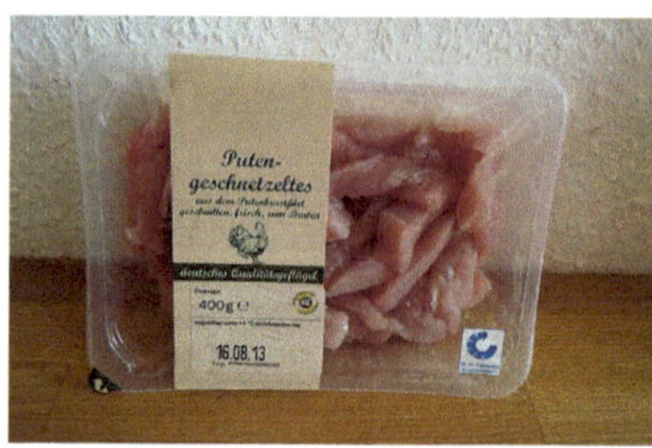

1 400–500 g Geschnetzeltes
(Art nach Belieben)

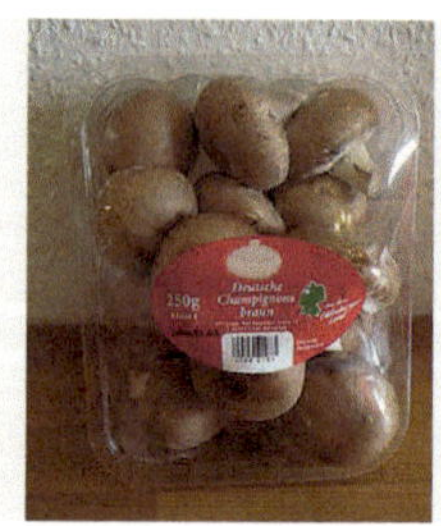

2 250 g Champignons

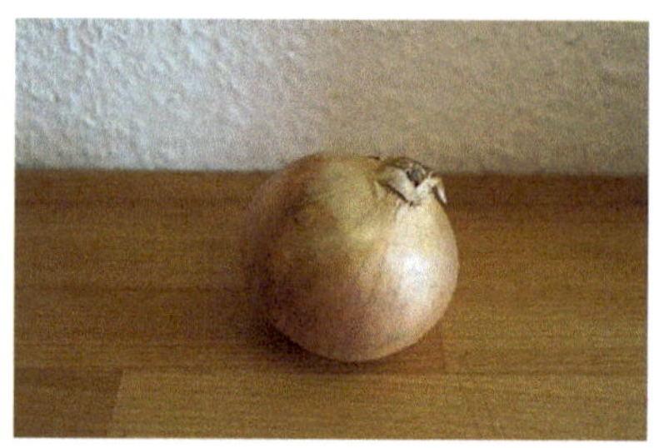

3 Zwiebel

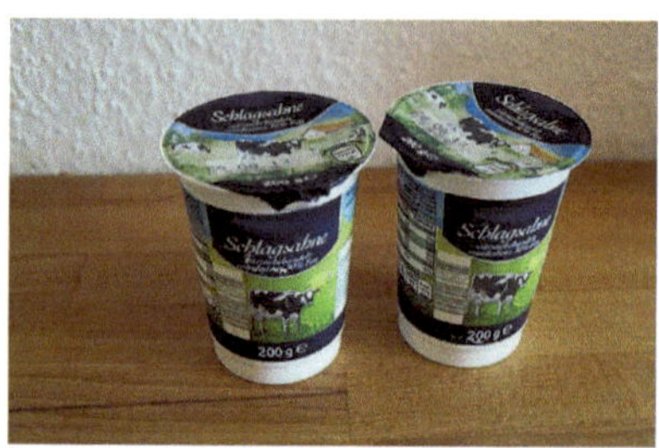

4 400 g Sahne

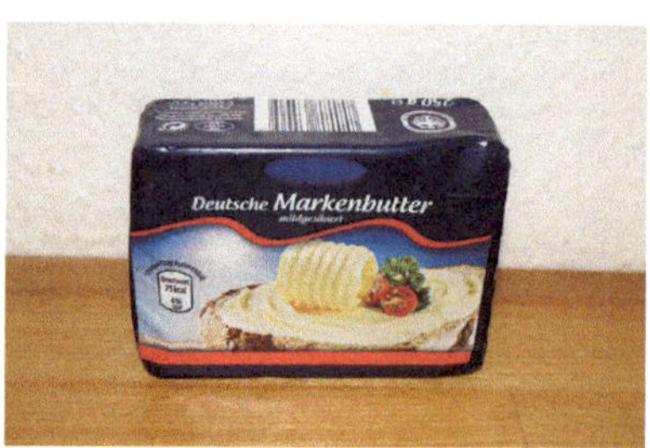

5 Butter

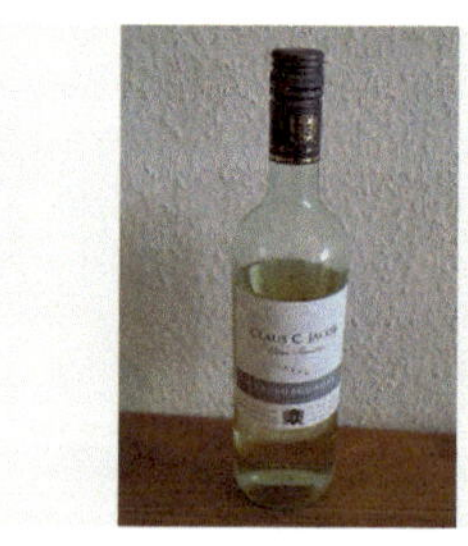

6 Weißwein

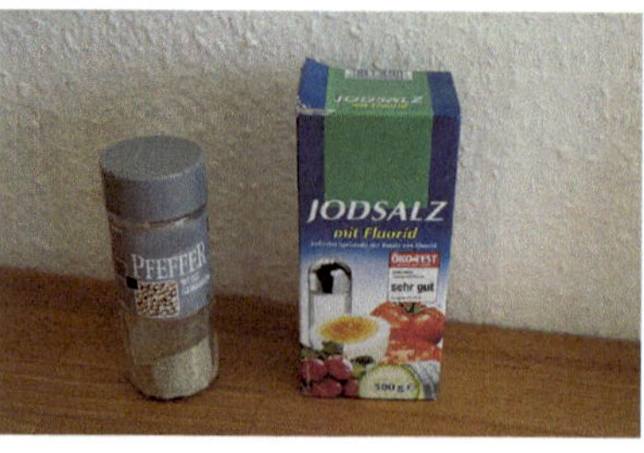

7 Salz, Pfeffer

Zubereitung

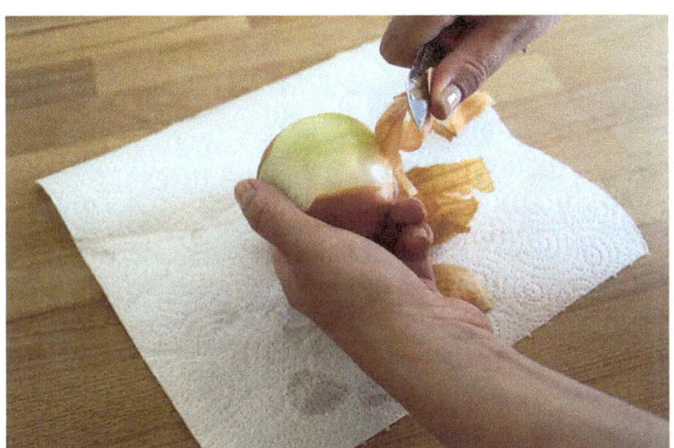

1 Zwiebel schälen

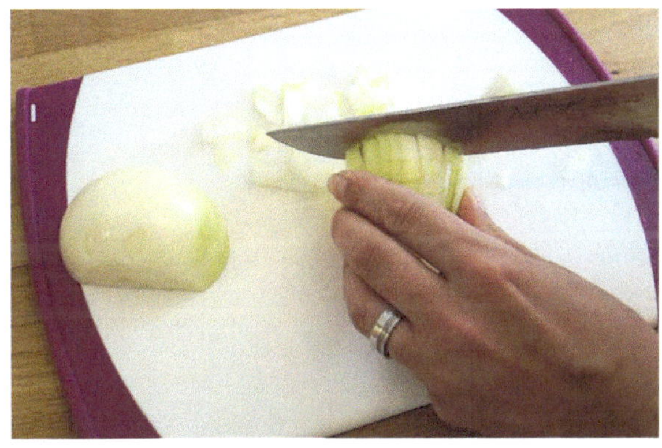

2 Zwiebel kleinschneiden

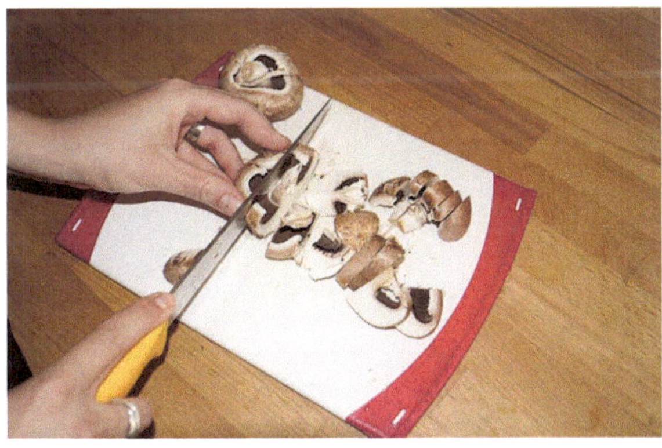

3 Champignons kleinschneiden

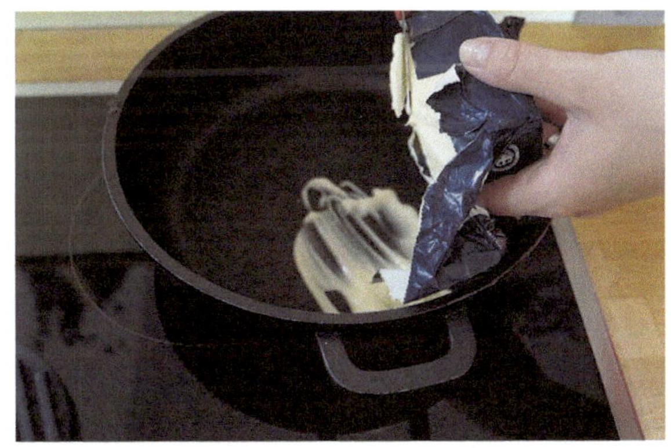

4 Butter in heiße Pfanne geben

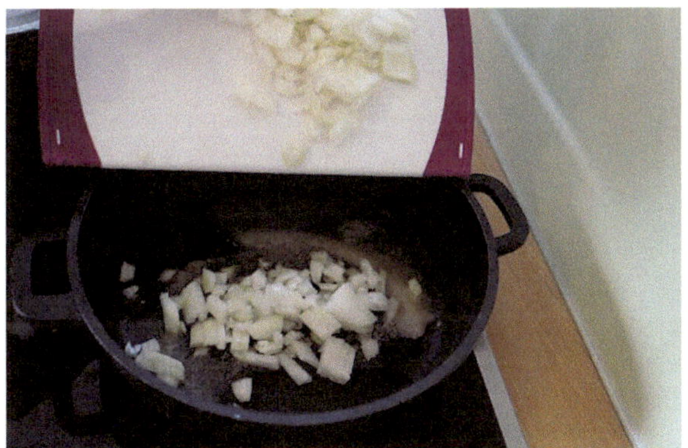

5 Zwiebel dünsten

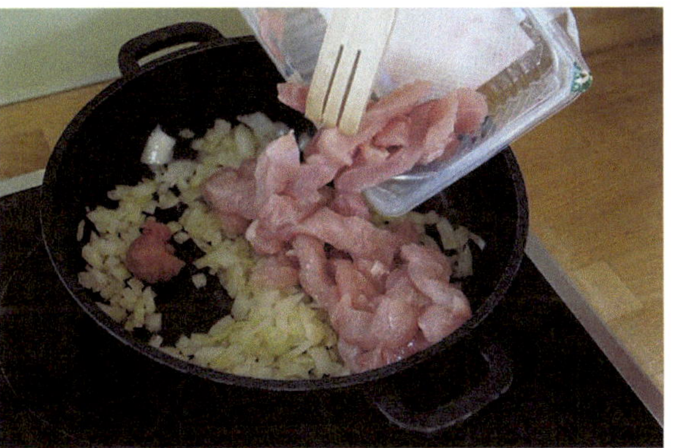

6 Geschnetzeltes dazugeben
und anbraten

Zubereitung

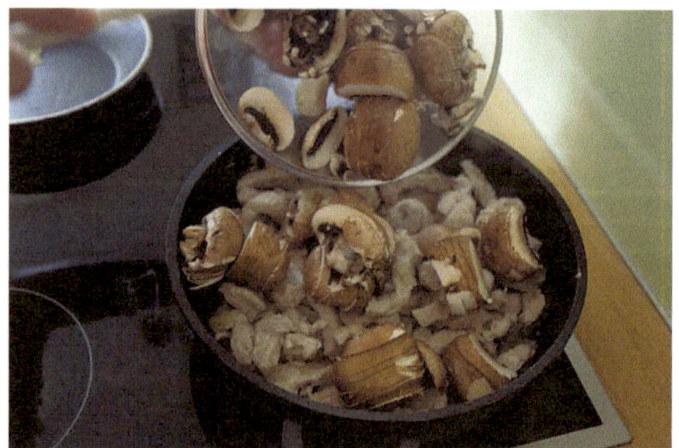

7 Champignons dazugeben

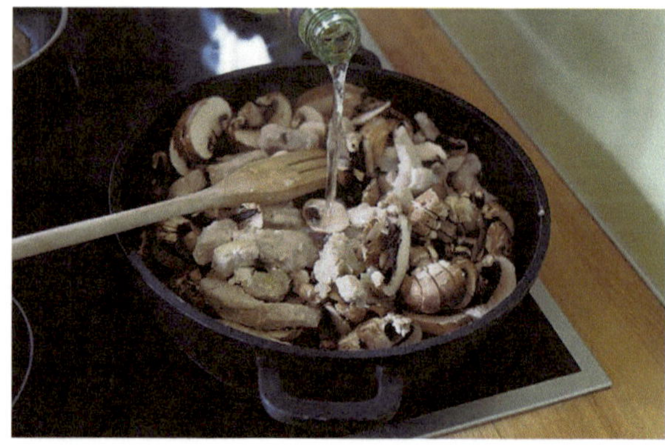

8 Wein nach Belieben dazugeben

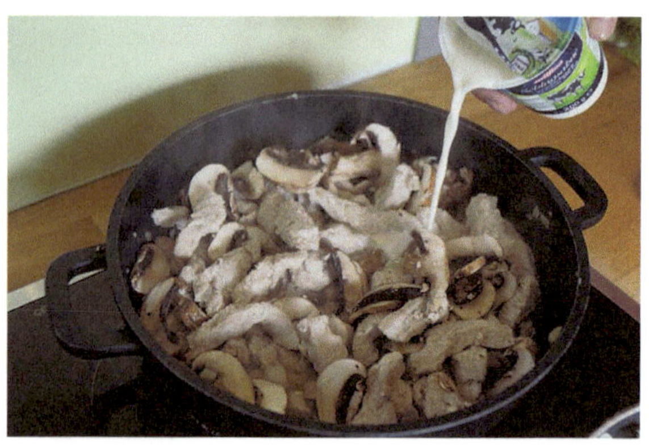

9 Sahne dazugeben

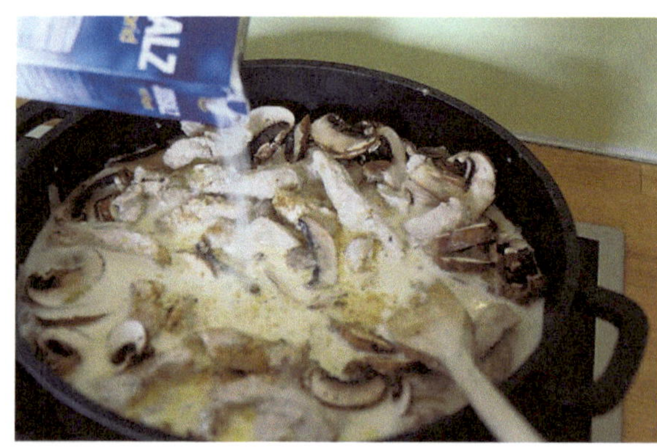

10 Salzen

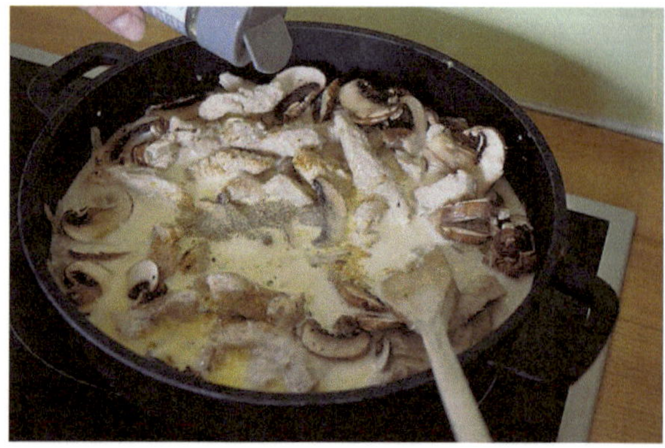

11 Pfeffern und ca. 20 Minuten köcheln lassen

20
Hamburger

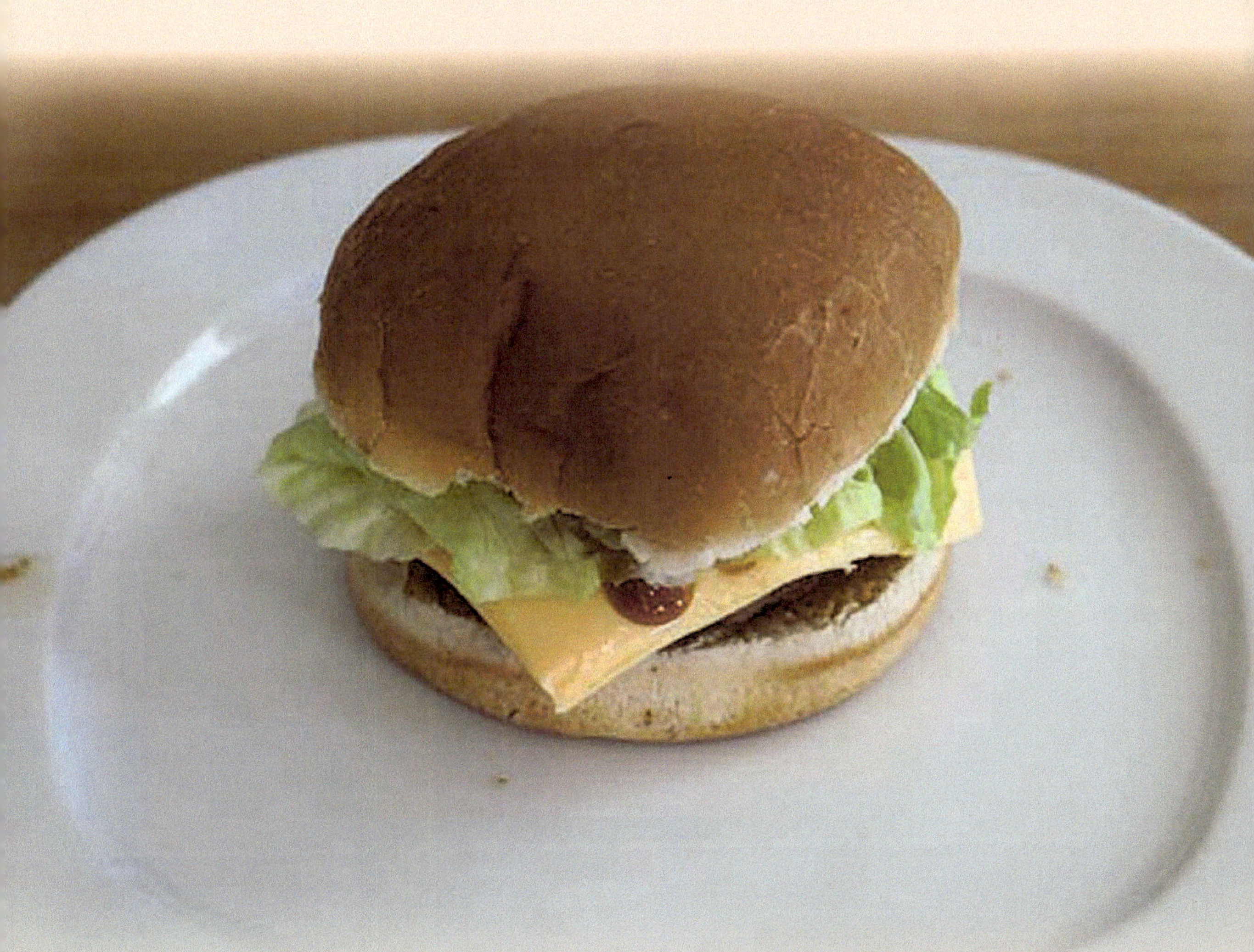

Zutaten

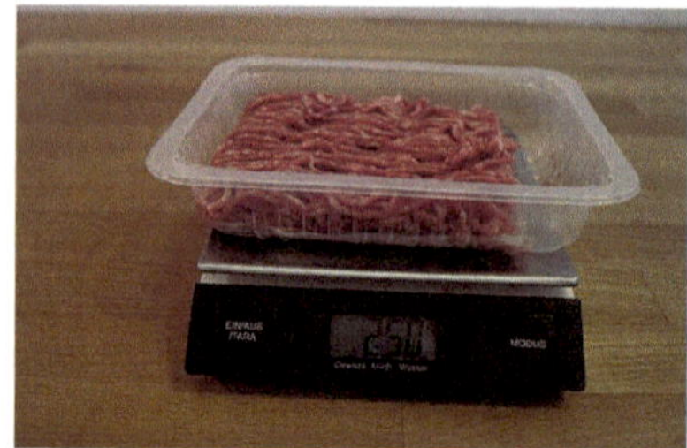

1 250 g Hackfleisch

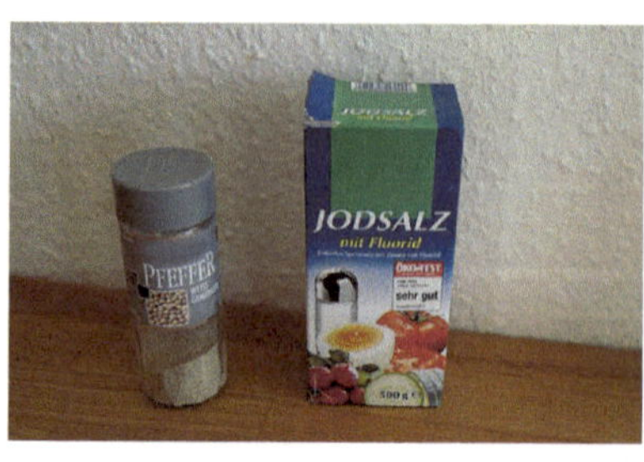

2 Pfeffer, Salz

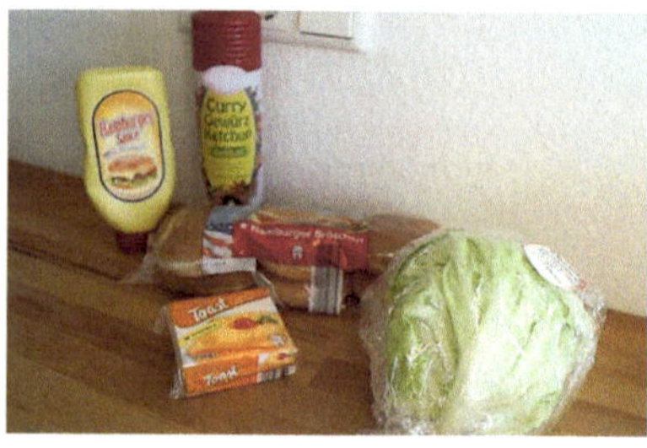

3 Hamburgersauce,
Ketchup, Hamburger-
brötchen, Scheiblettenkäse,
Salat

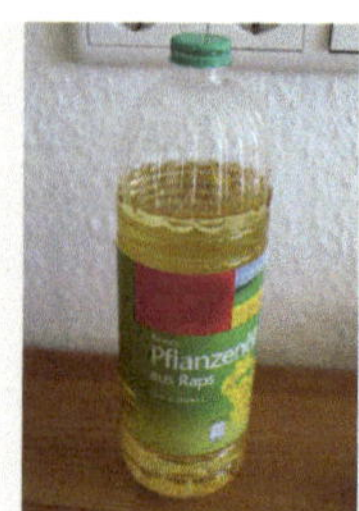

4 Öl

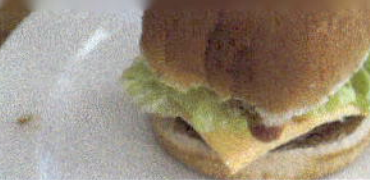

Zubereitung

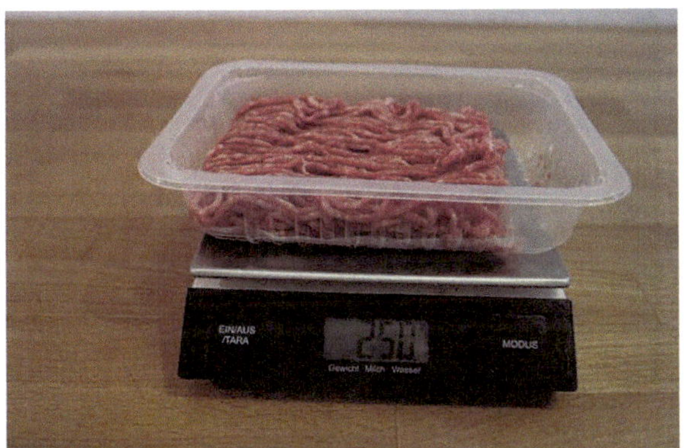

1 250 g Hackfleisch wiegen

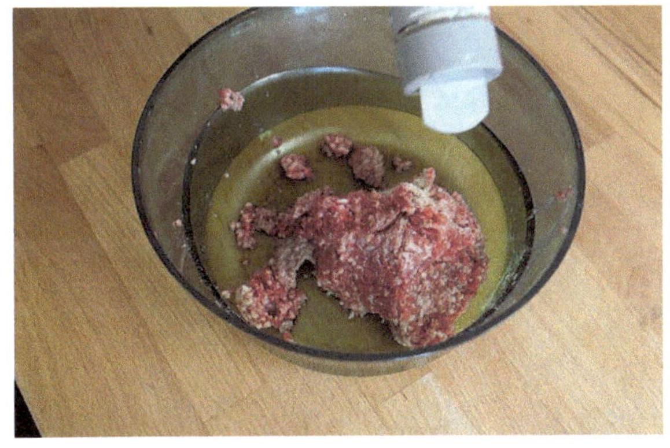

2 Hackfleisch pfeffern

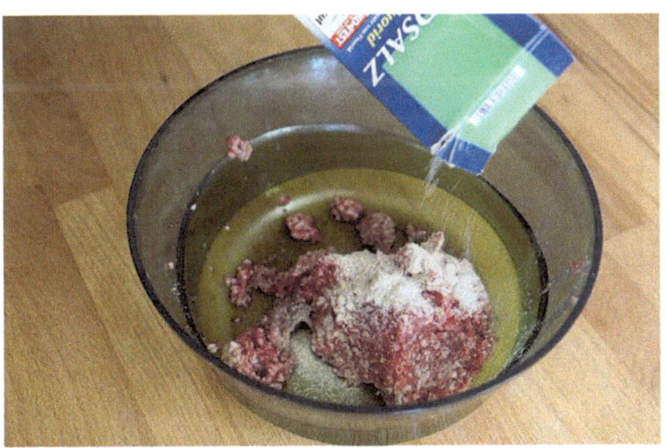

3 Hackfleisch salzen

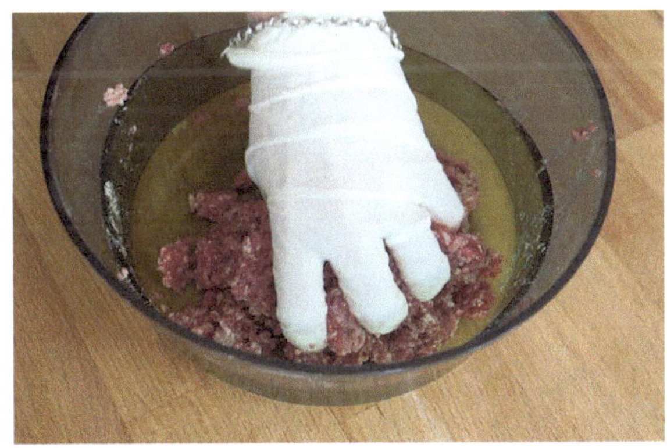

4 Hackfleisch vermengen

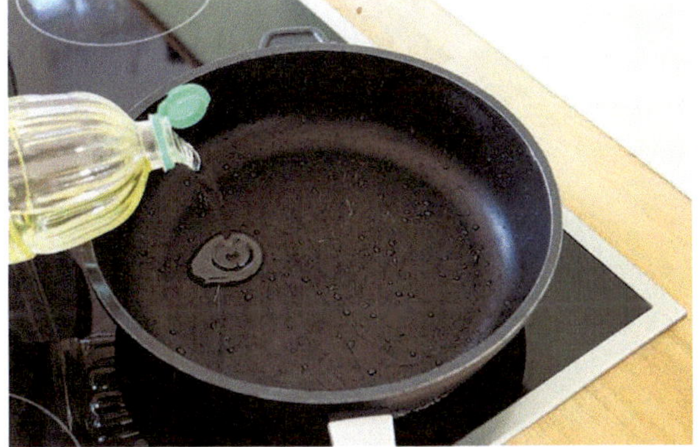

5 Öl in Pfanne geben und erhitzen

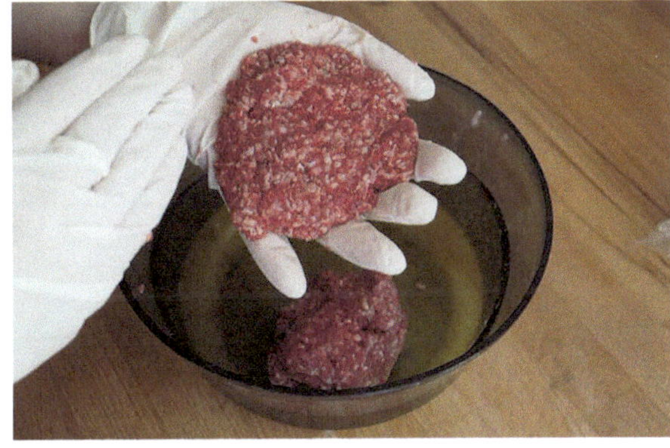

6 Frikadellen formen

Zubereitung

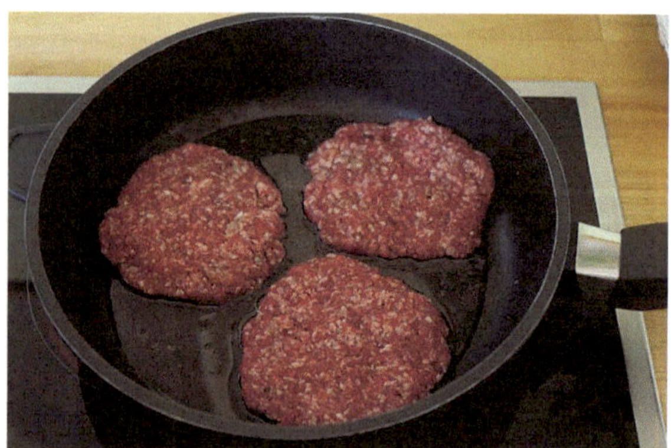

7 Frikadellen braten

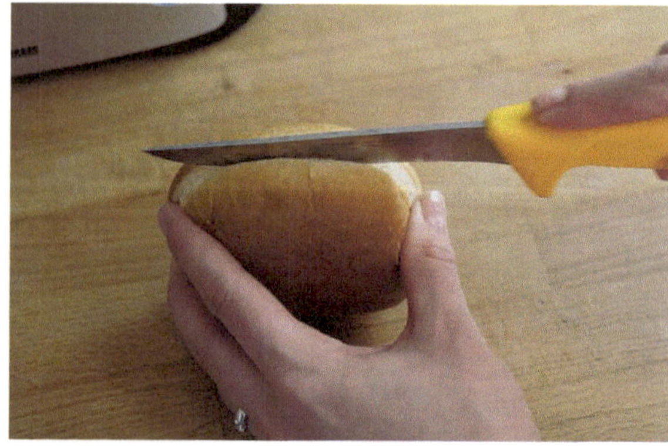

8 Hamburgerbrötchen aufschneiden

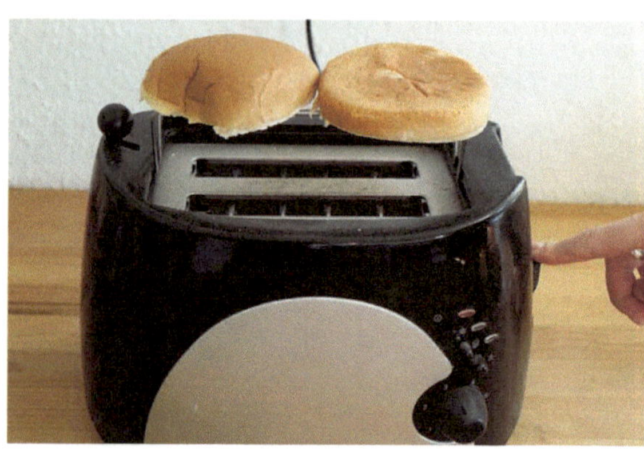

9 Hamburgerbrötchen toasten

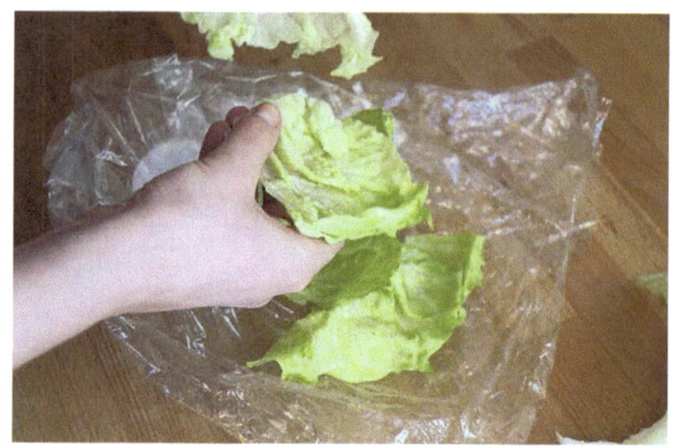

10 Salat zupfen

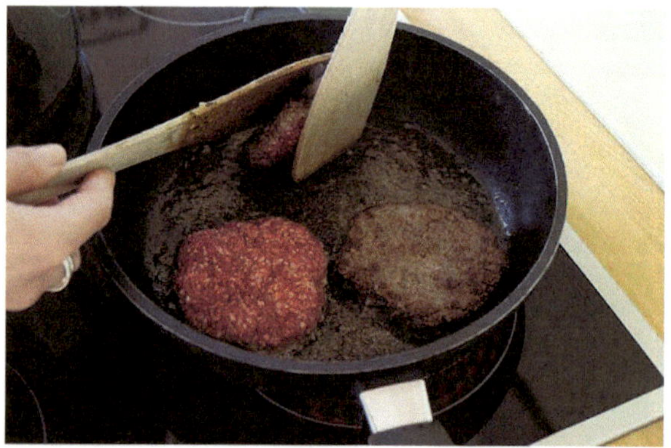

11 Frikadellen wenden

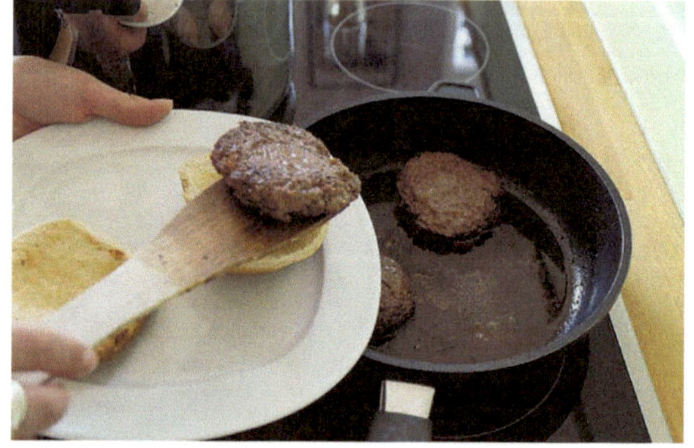

12 Frikadelle auf Brötchen legen

Zubereitung

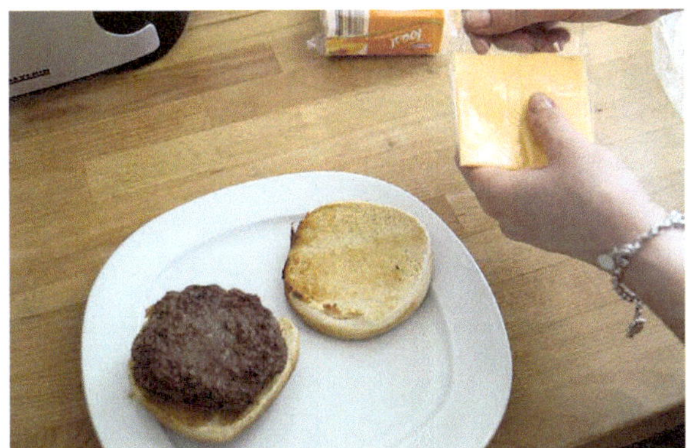

13 Käse auspacken

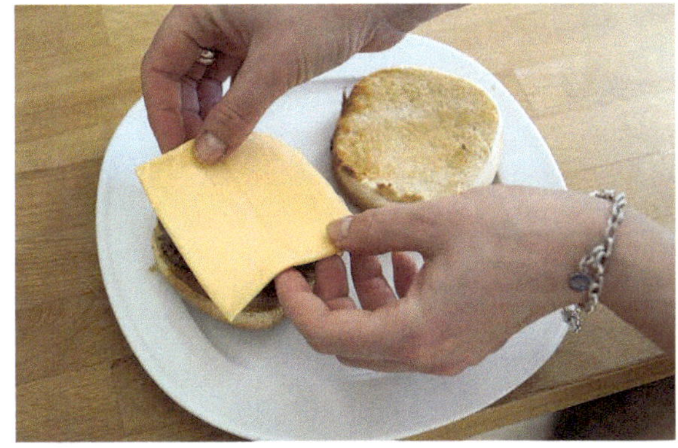

14 Brötchen mit Käse belegen

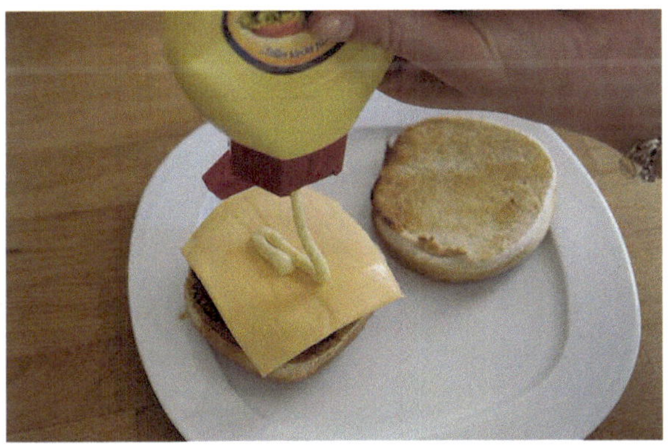

15 Hamburgersauce auf Käse verteilen

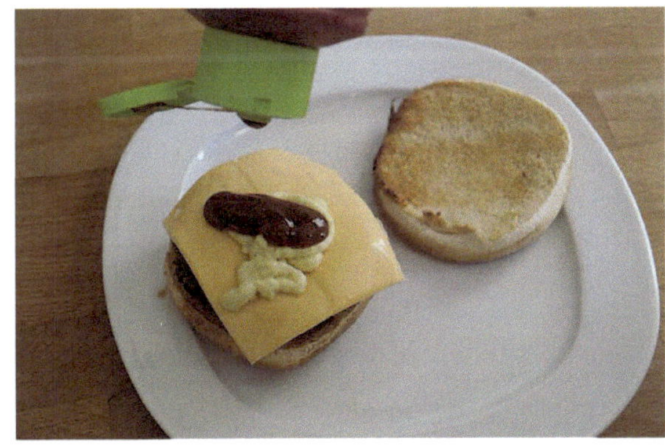

16 Ketchup auf Käse verteilen

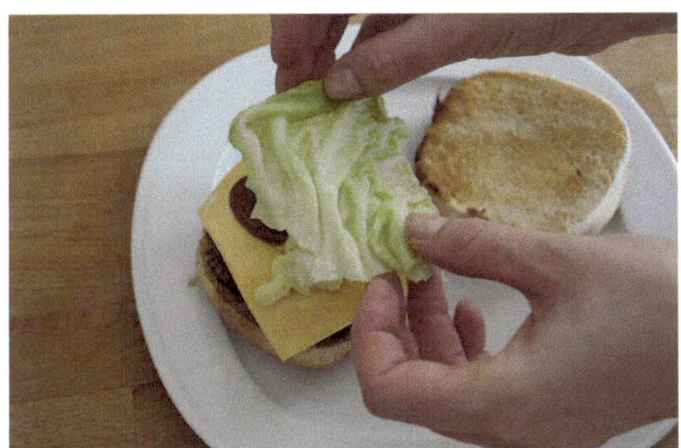

17 Salat auflegen

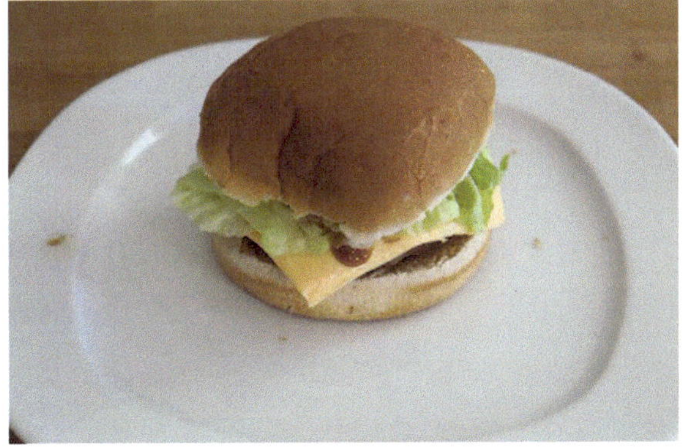

18 Oberseite vom Brötchen auflegen

21
Panierte Schnitzel

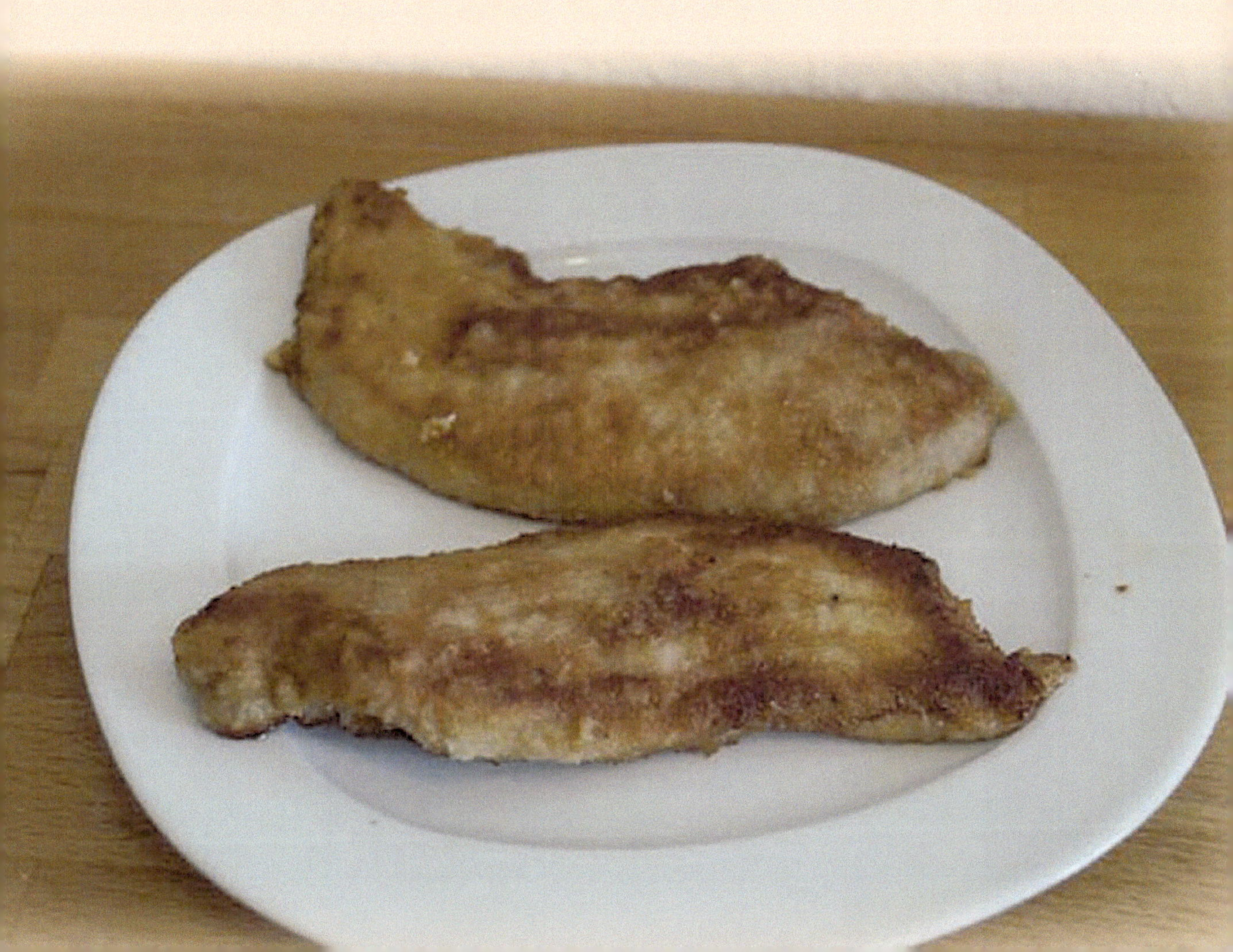

Panierte Schnitzel

2 Schweineschnitzel

Butter

1 Ei, Paniermehl

Salz, Pfeffer

Zutaten

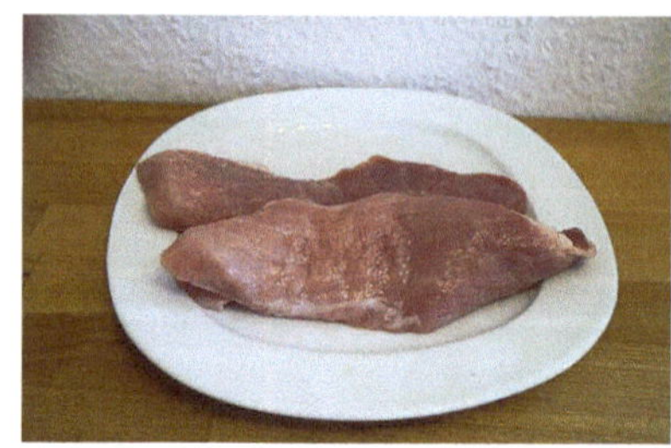

1 2 Schweineschnitzel

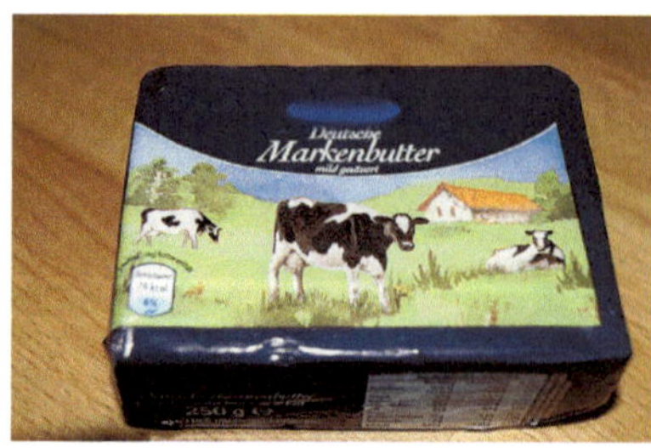

2 Butter

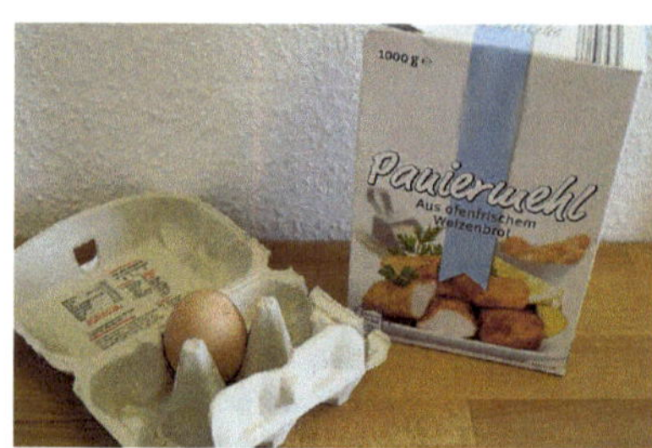

3 1 Ei, Paniermehl

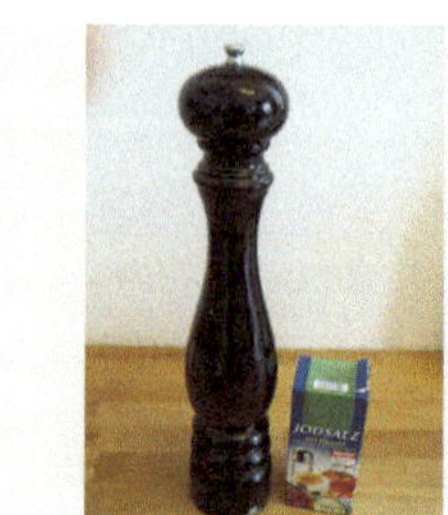

4 Salz, Pfeffer

Zubereitung

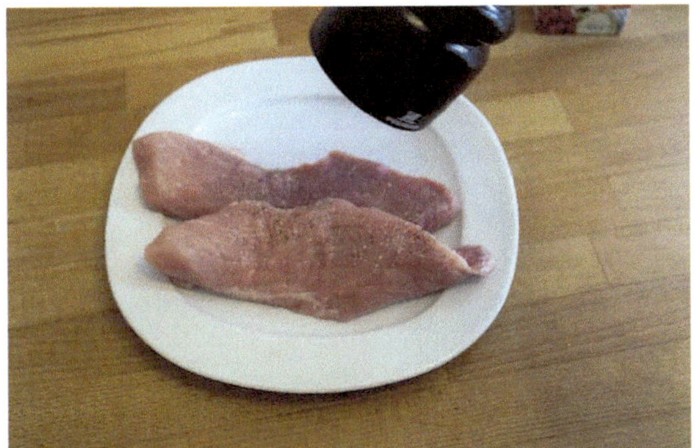

1 Schnitzel pfeffern

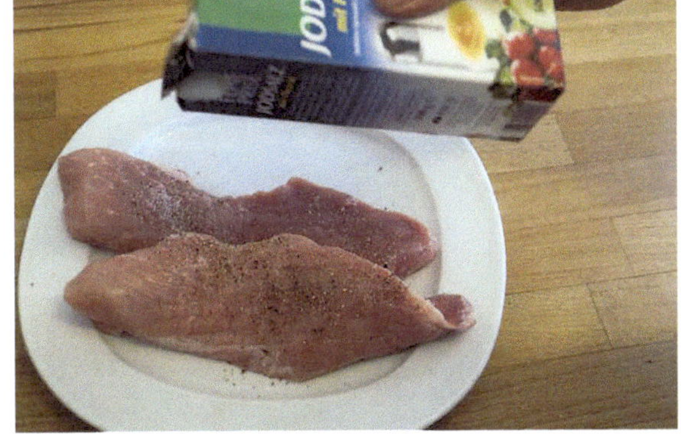

2 Schnitzel salzen

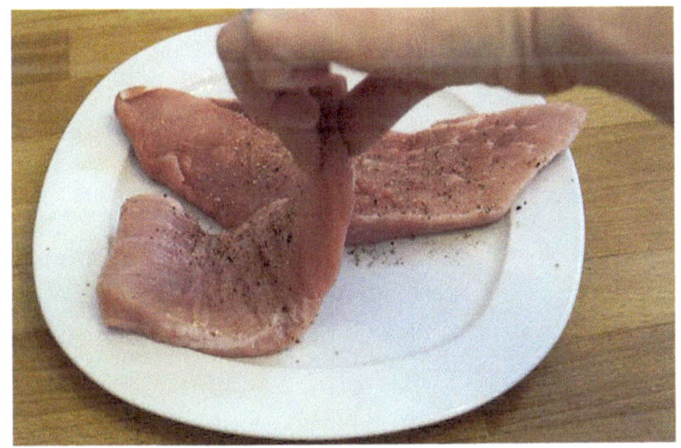

3 Von der anderen Seite würzen

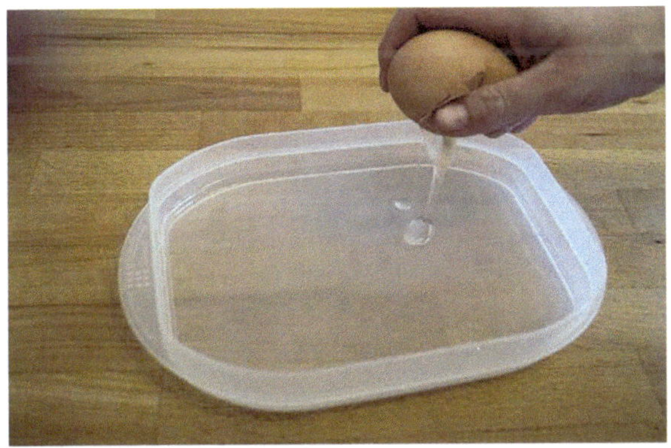

4 Ei in verschließbarer Schüssel aufschlagen

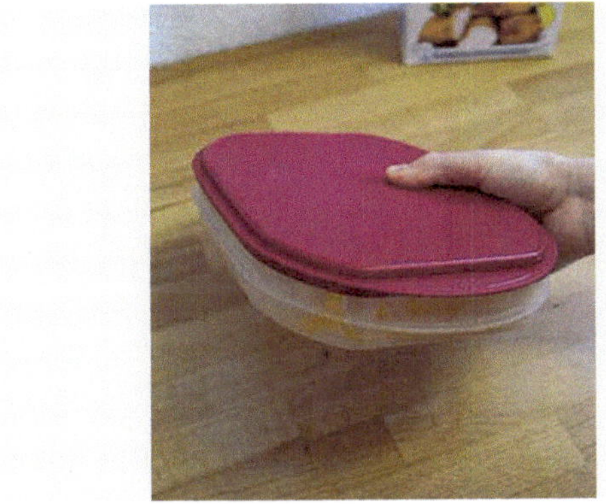

5 Deckel schließen und schütteln

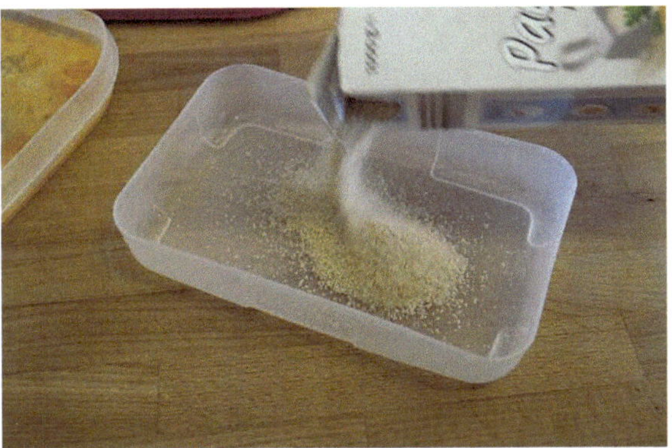

6 Paniermehl in 2. verschließbare Schüssel geben

Zubereitung

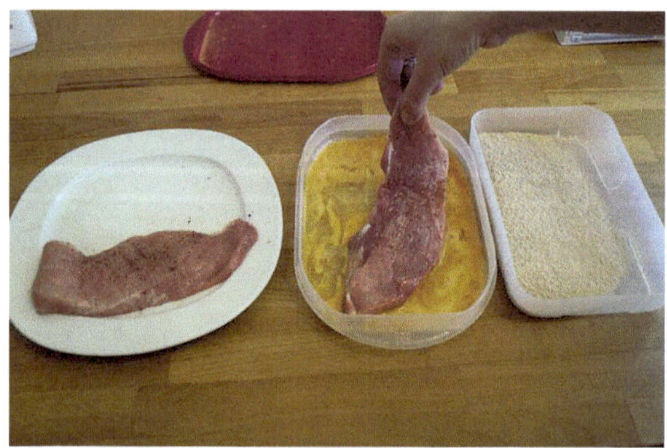

7 Beide Schnitzel in Ei-Masse legen

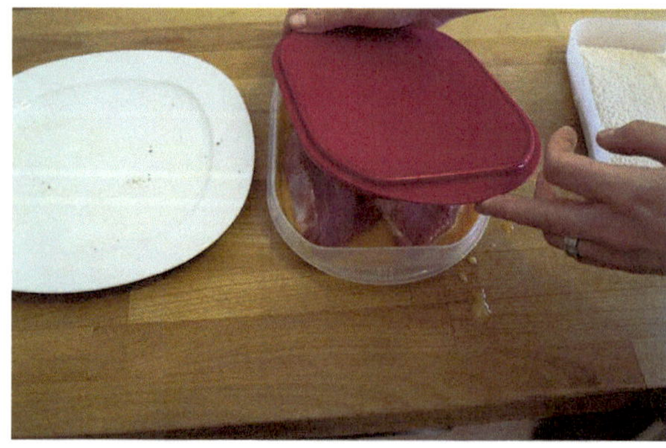

8 Deckel schließen

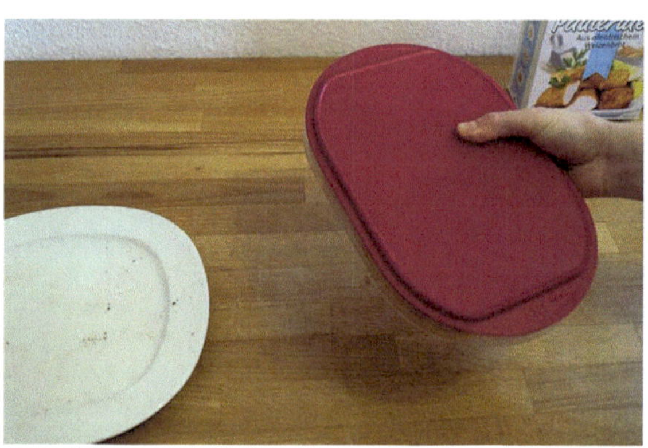

9 Schütteln

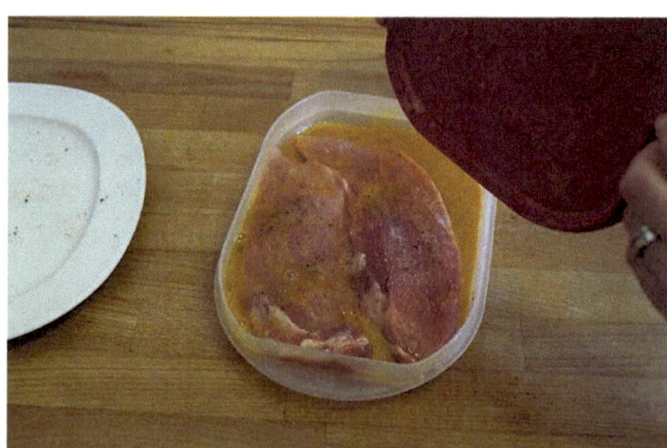

10 Öffnen

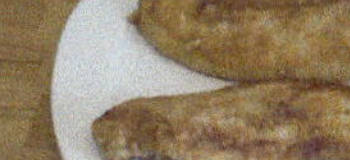

Zubereitung

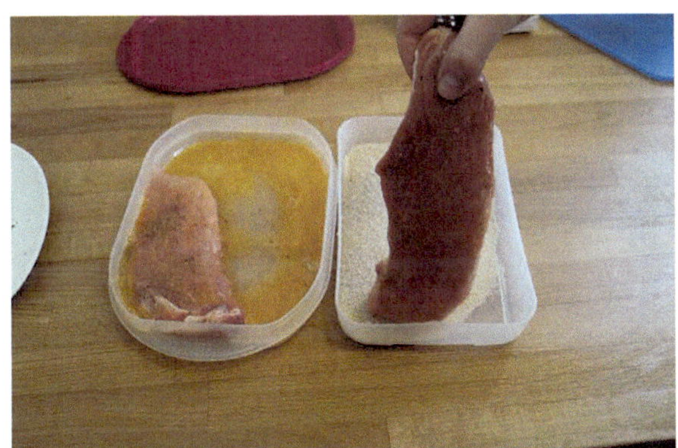

11 Schnitzel nacheinander in Paniermehl legen

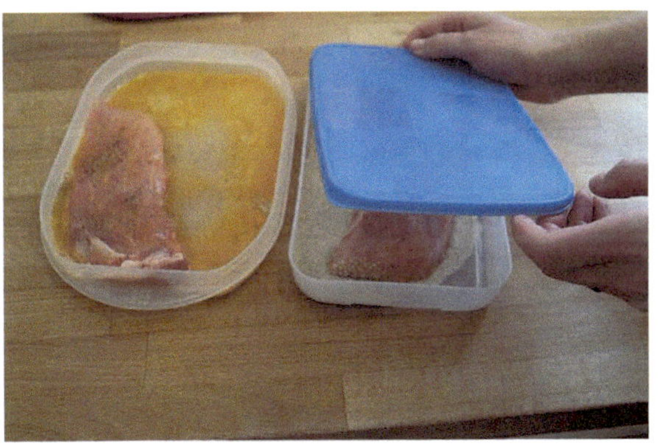

12 Deckel schließen

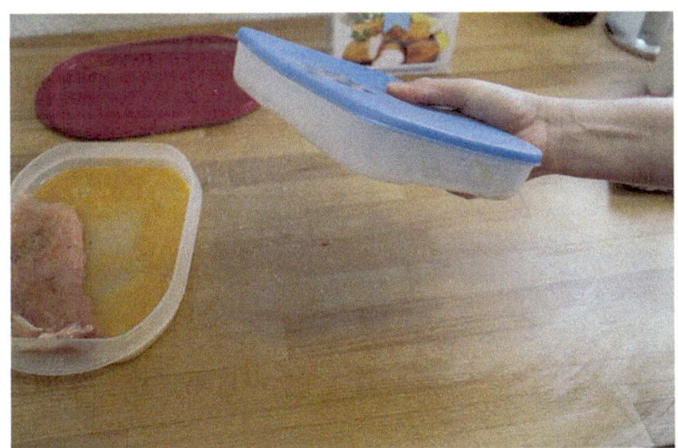

13 Schütteln

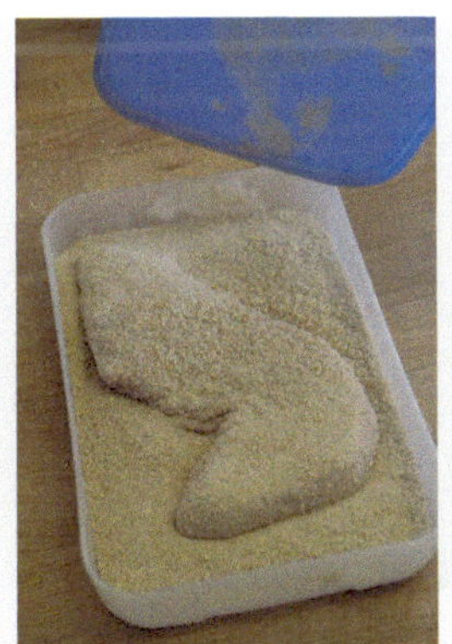

14 Deckel öffnen

Zubereitung

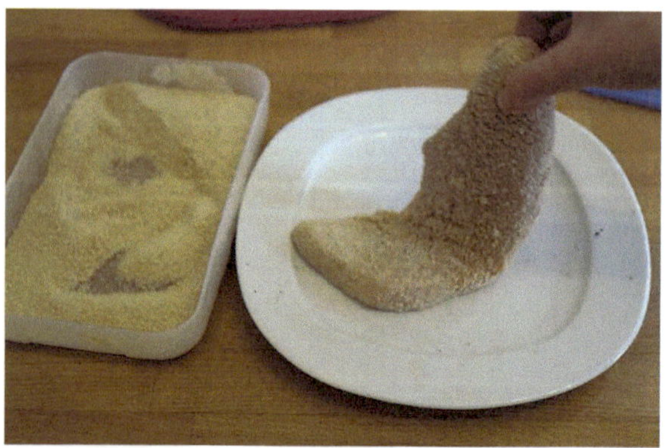

15 Paniertes Schnitzel auf Teller legen

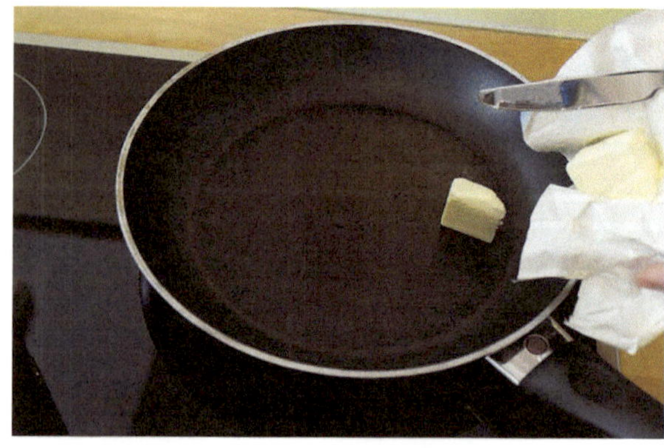

16 Butter in Pfanne und erhitzen

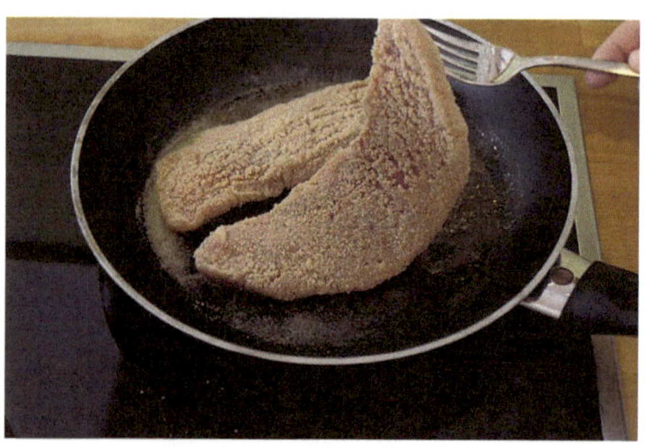

17 Schnitzel in Pfanne legen und anbraten

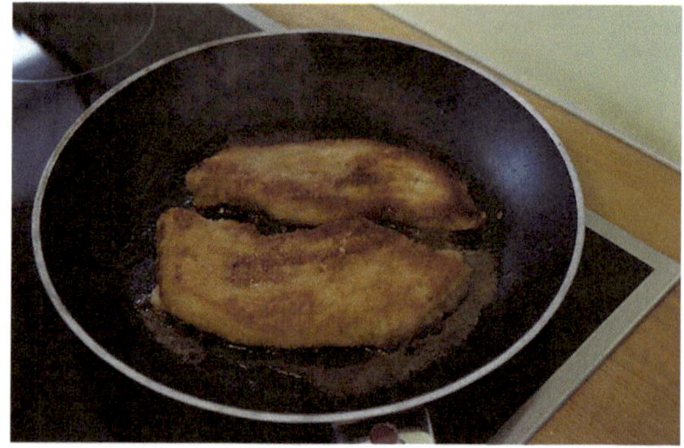

18 Schnitzel wenden

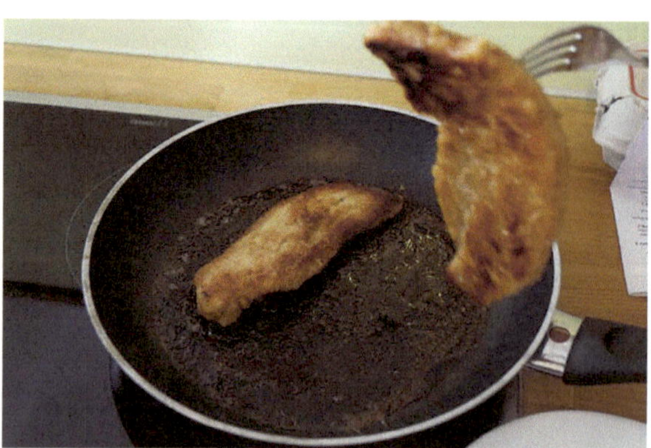

19 Schnitzel herausnehmen

22 Rinderbraten

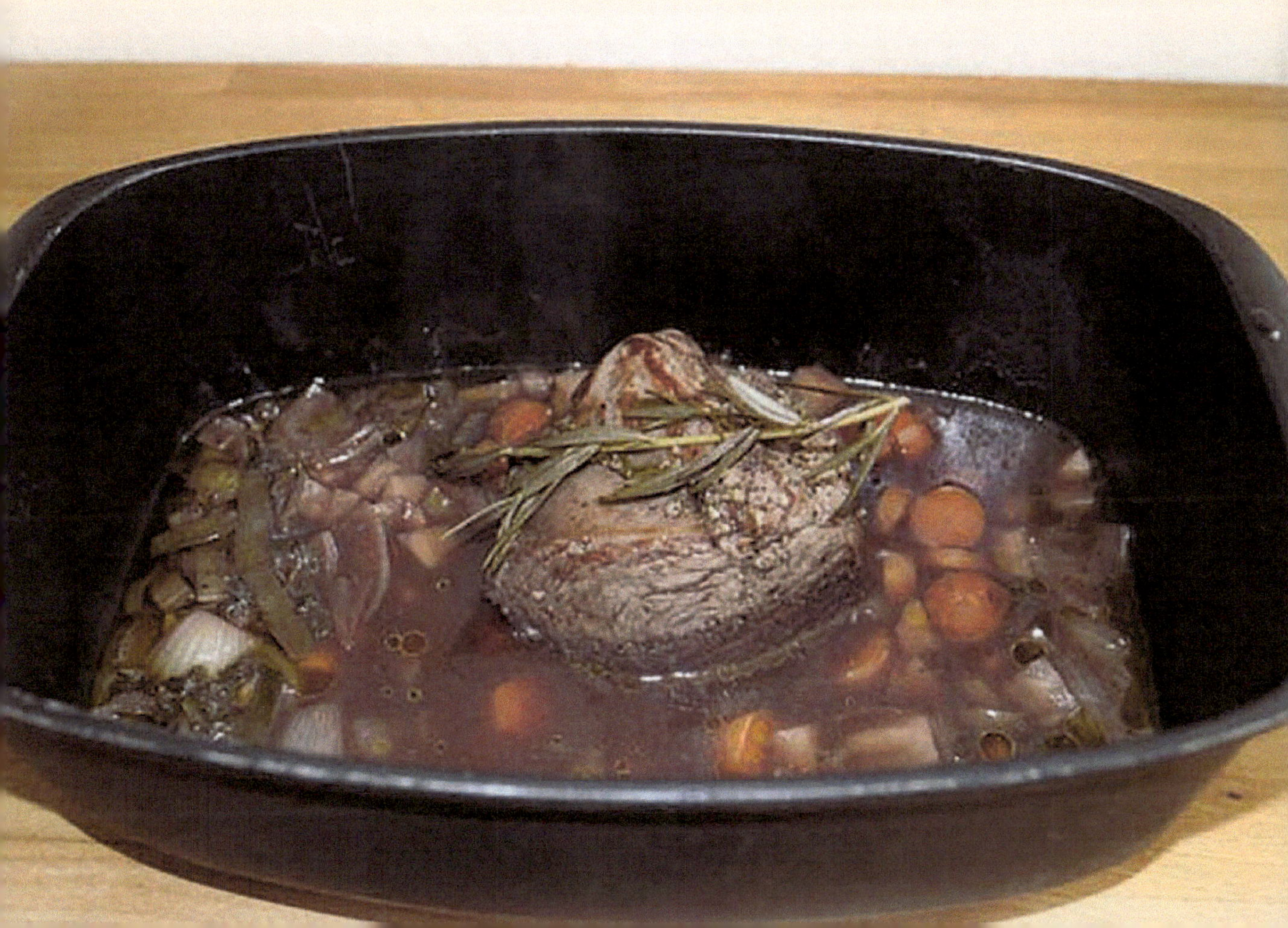

Rinderbraten

1 kg Rinderbraten

500 g Suppengrün

Knoblauch

1 Zwiebel

Rosmarin

Öl

Rotwein

Salz, Pfeffer

Zutaten

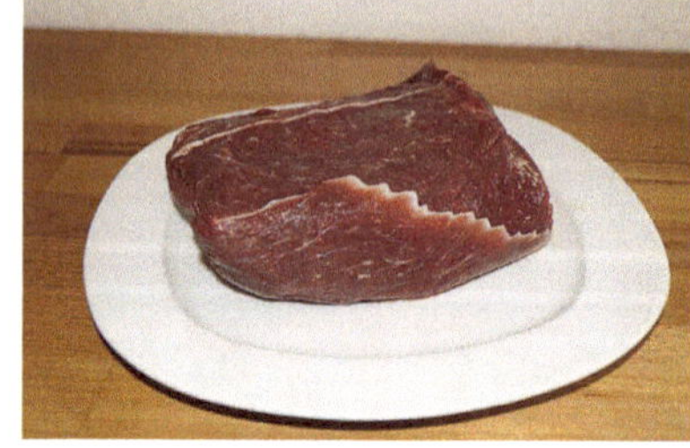

1 1 kg Rinderbraten

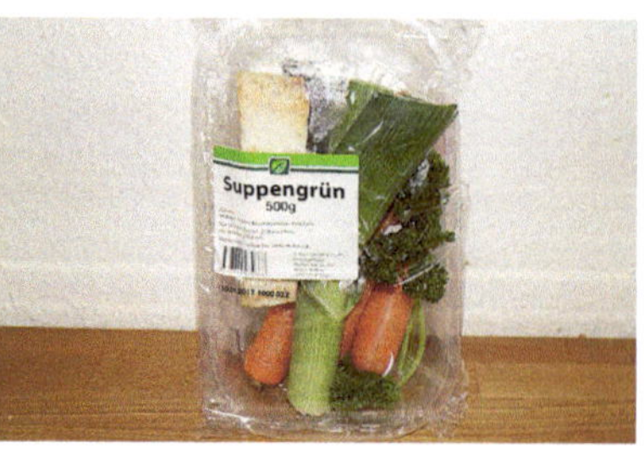

2 500 g Suppengrün

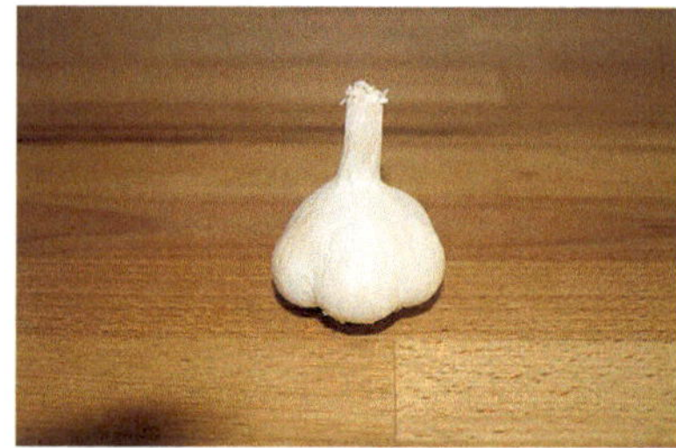

3 Knoblauch

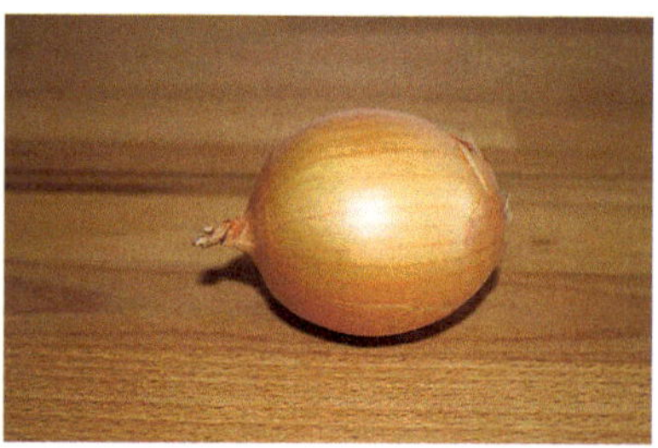

4 1 Zwiebel

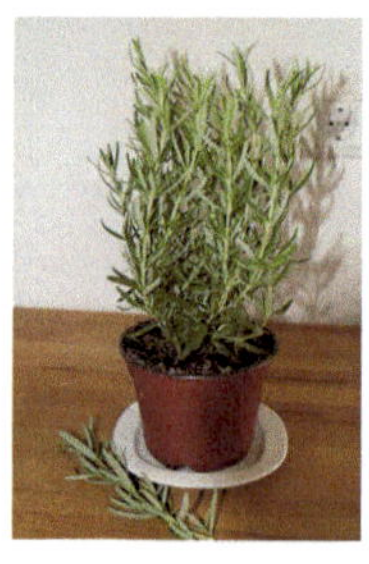

5 Rosmarin

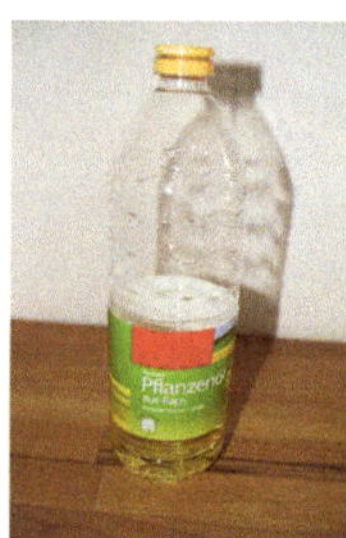

6 Öl

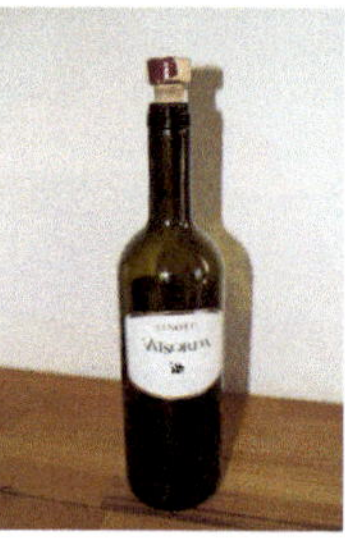

7 Rotwein

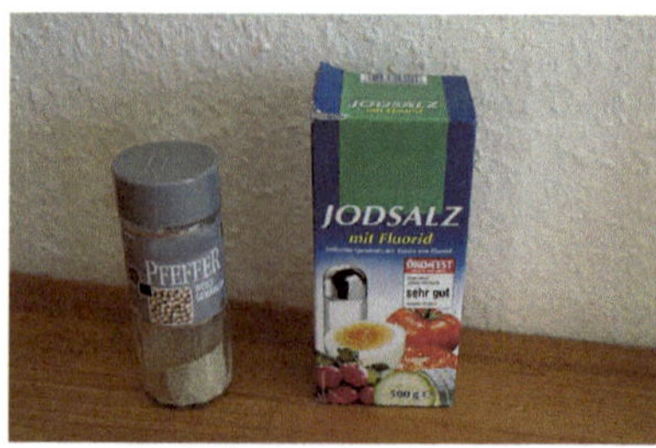

8 Salz, Pfeffer

Zubereitung

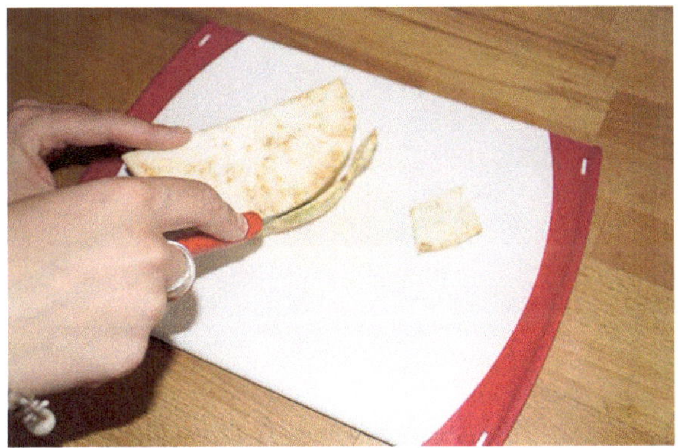

1 Sellerieknolle schälen

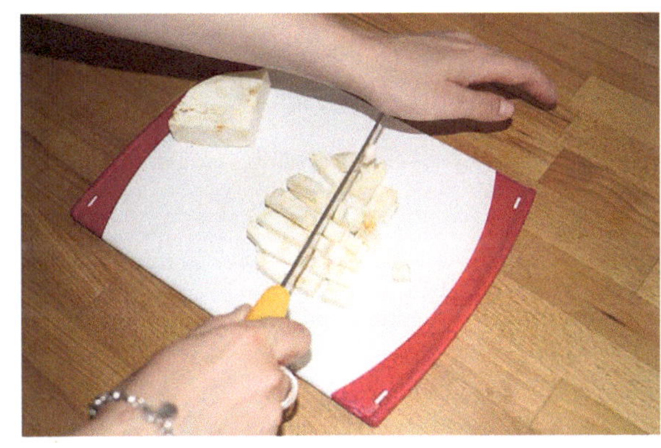

2 Sellerie würfeln

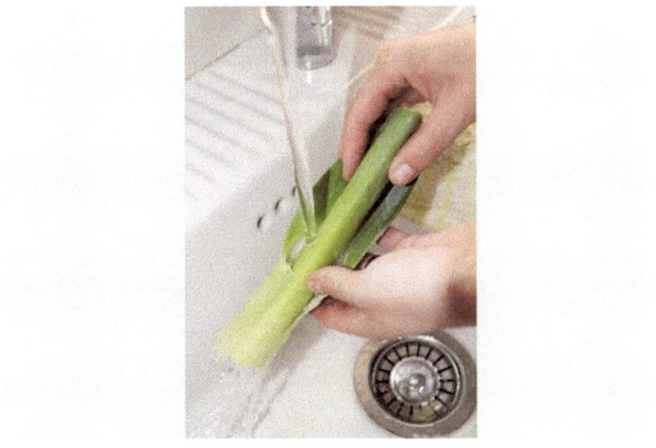

3 Porreestange waschen

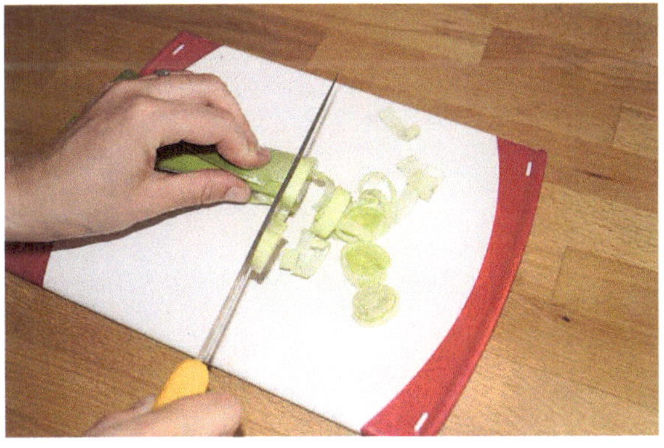

4 Porreestange in Ringe schneiden

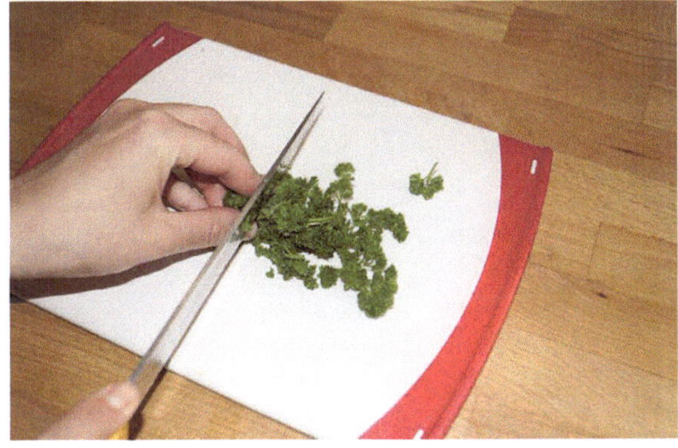

5 Petersilie kleinschneiden

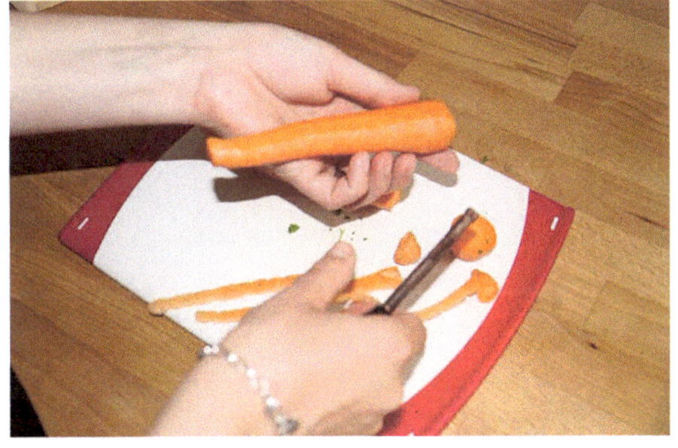

6 Möhre schälen

Zubereitung

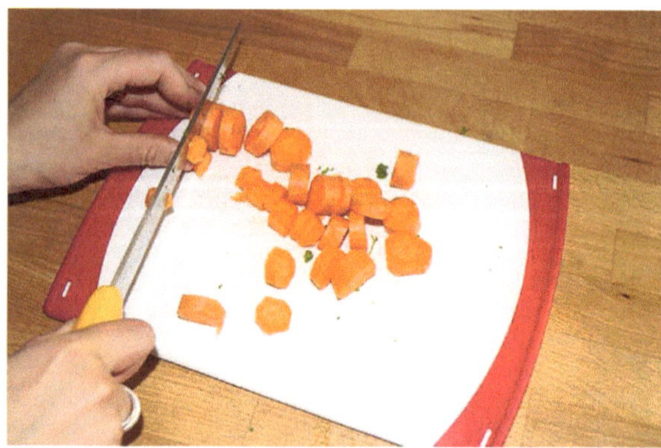

7 Möhre kleinschneiden

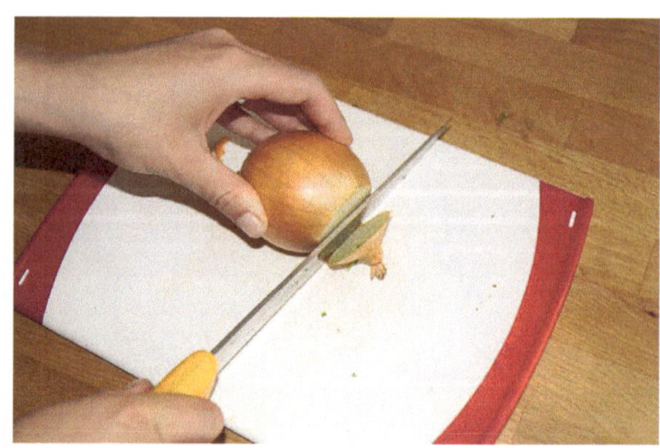

8 Zwiebel schälen

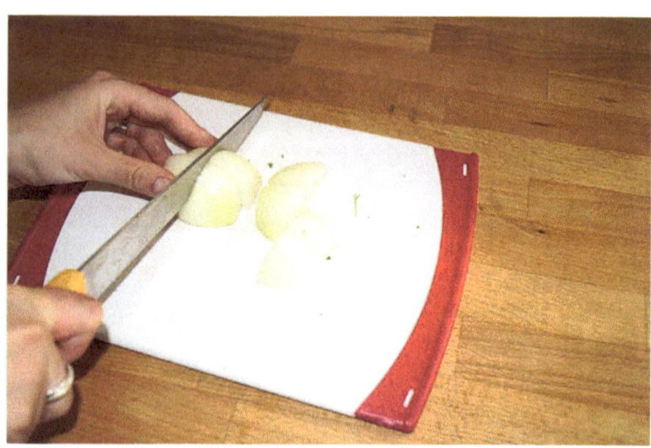

9 Zwiebel kleinschneiden

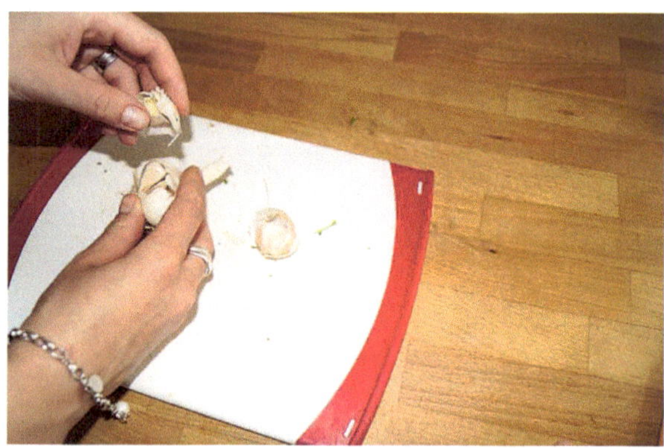

10 2 Knoblauchzehen aus Knolle brechen und schälen

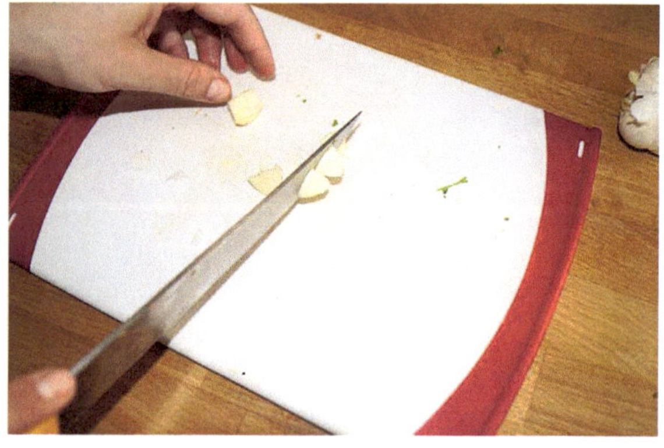

11 Knoblauchzehen halbieren

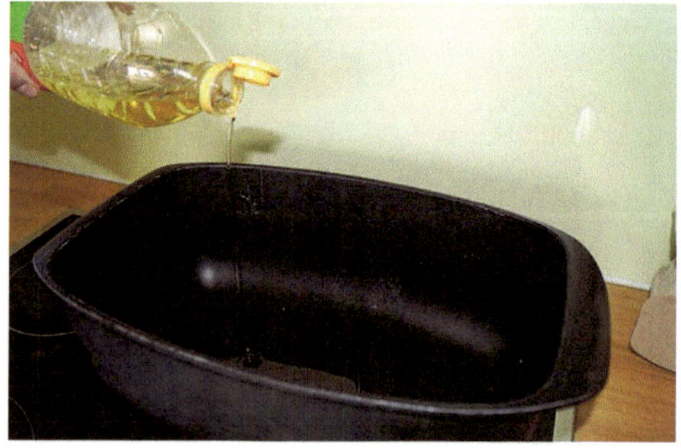

12 Öl in Bräter geben und erhitzen

Zubereitung

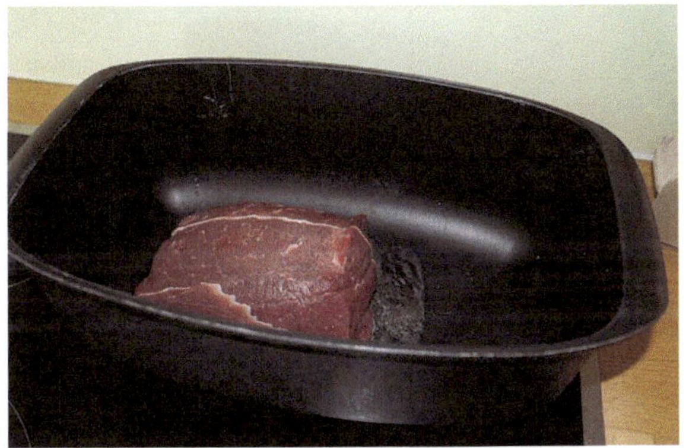

13 Rinderbraten in Bräter geben und anbraten

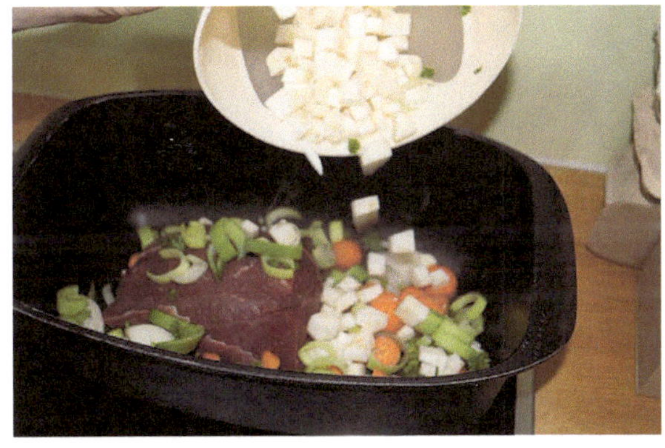

14 Gemüse dazugeben

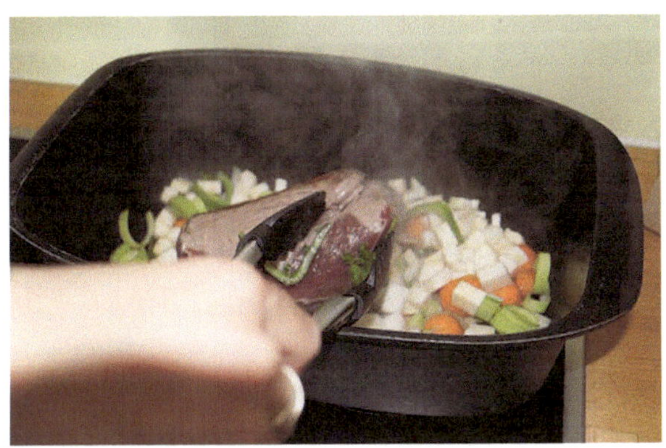

15 Fleisch wenden

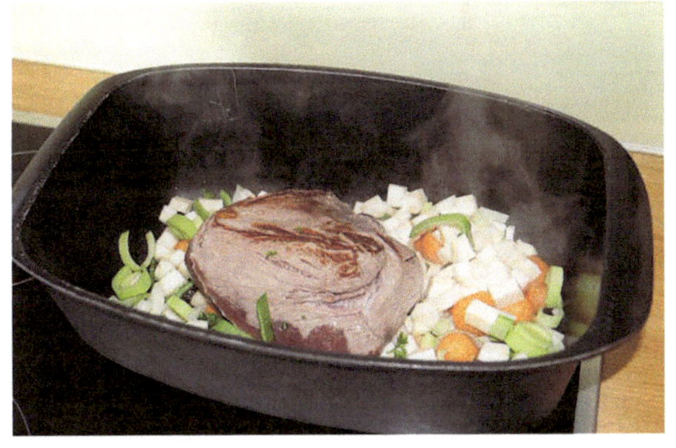

16 Anbraten

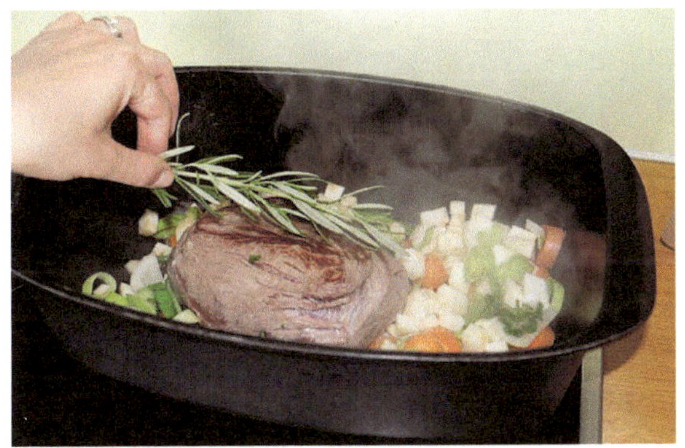

17 Rosmarinzweig dazugeben

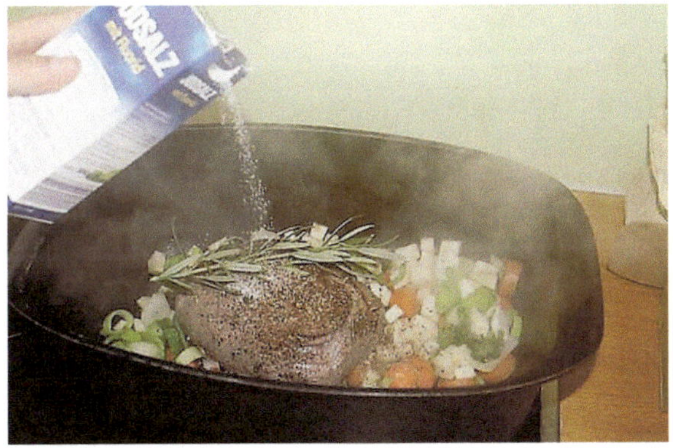

18 Würzen

Zubereitung

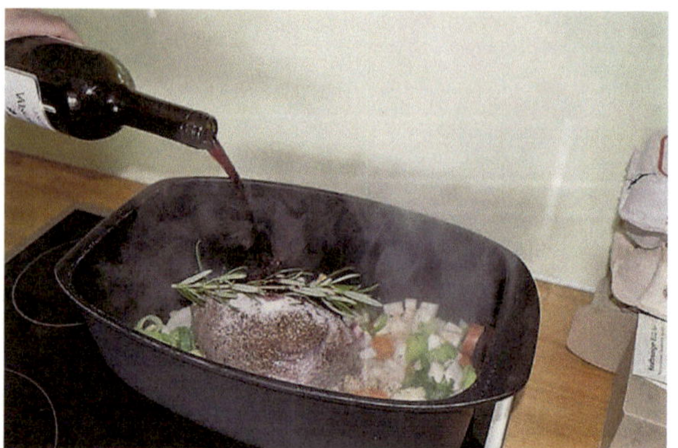

19 Mit Rotwein ablöschen

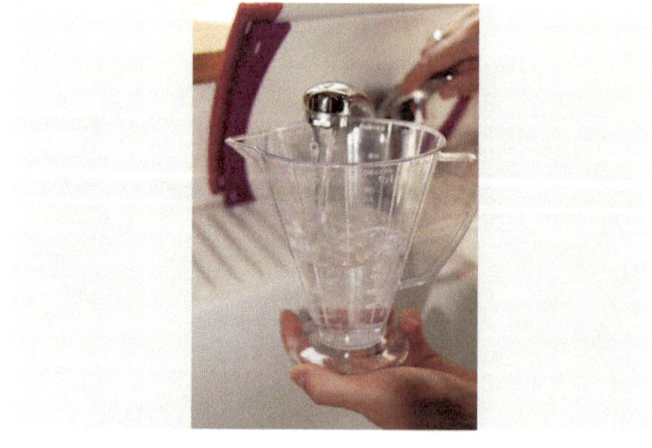

20 500 ml Wasser abmessen

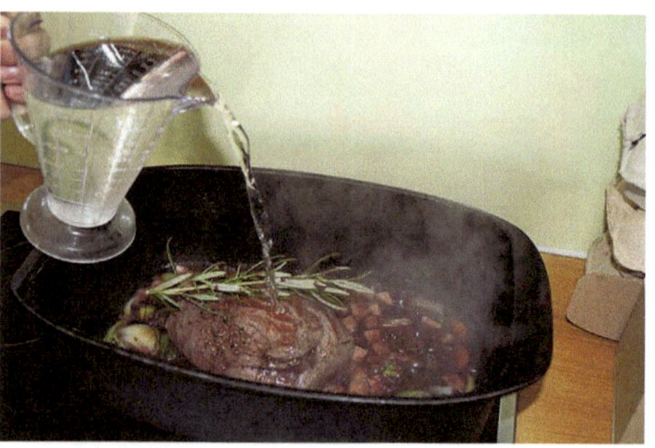

21 Wasser dazugeben

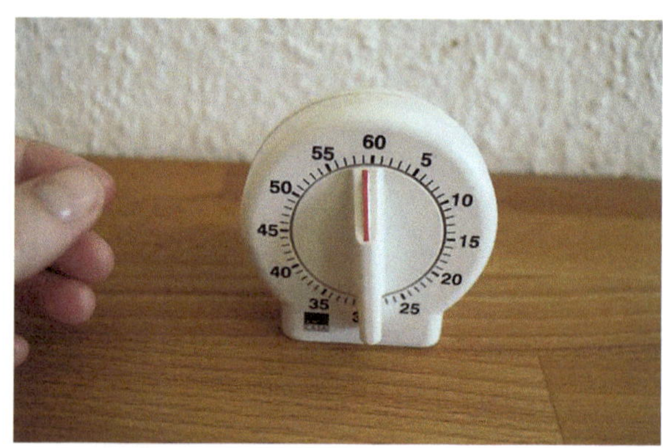

22 60 Minuten

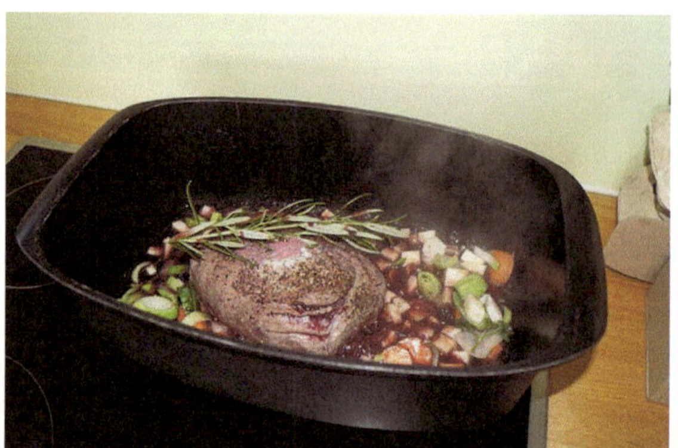

23 Mit Deckel köcheln lassen

III

Süßspeisen

23 Kaiserschmarren – 125

24 Waffeln – 131

25 Quarkspeise – 137

26 Haferplätzchen – 141

27 Käsekuchen – 147

28 Marmorkuchen – 153

23

Kaiserschmarren

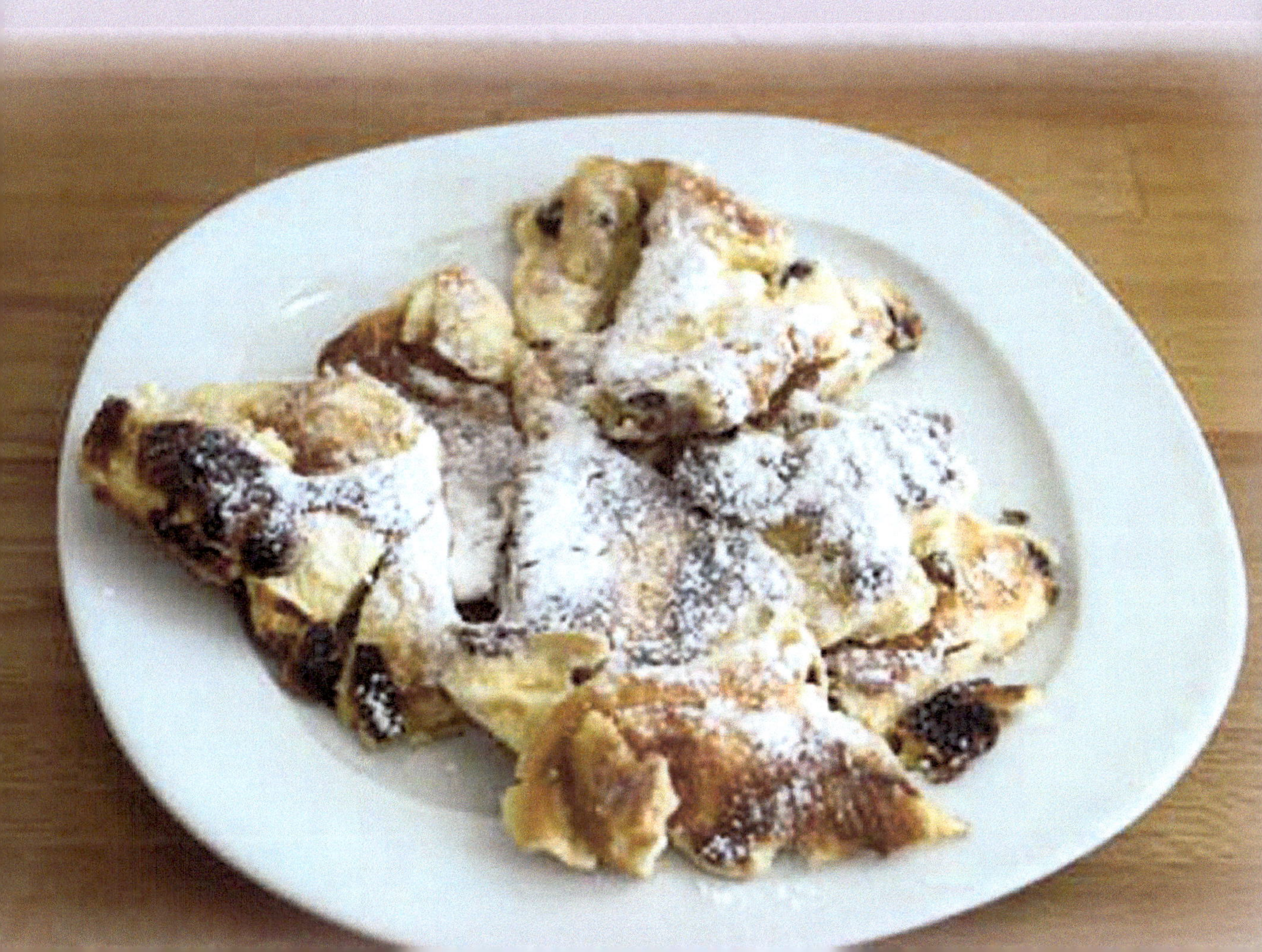

Kaiserschmarren

Salz

50 g Mehl

Öl

Puderzucker

2 Eier

3 EL Milch

Rosinen

Zutaten

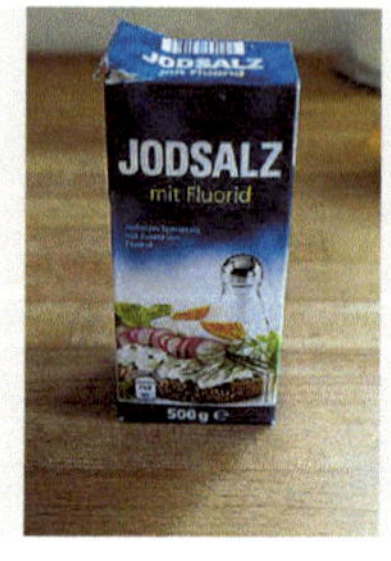

1 Salz

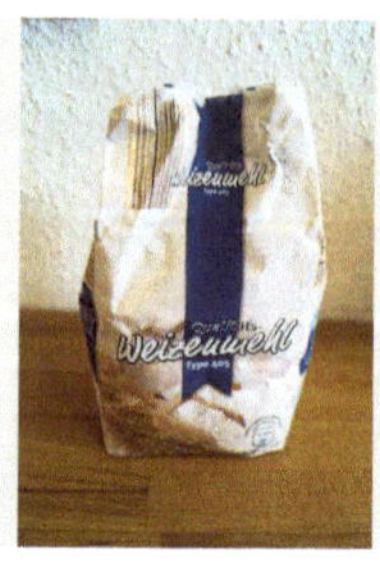

2 50 g Mehl

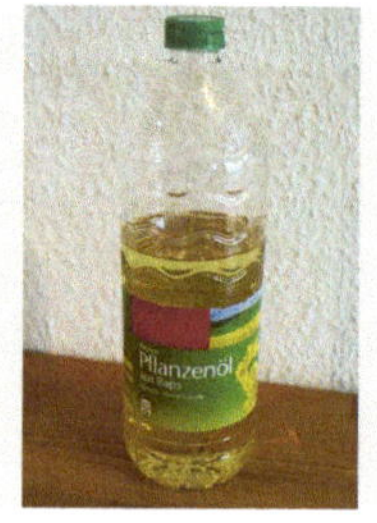

3 Öl

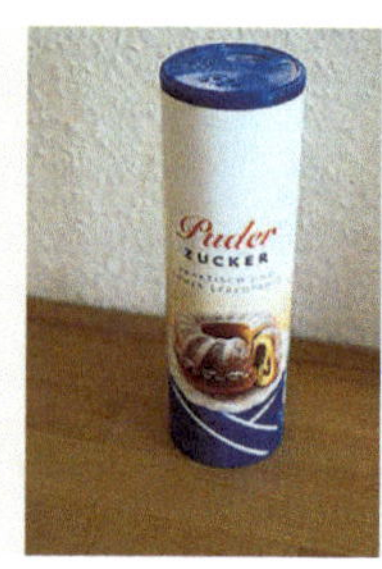

4 Puderzucker

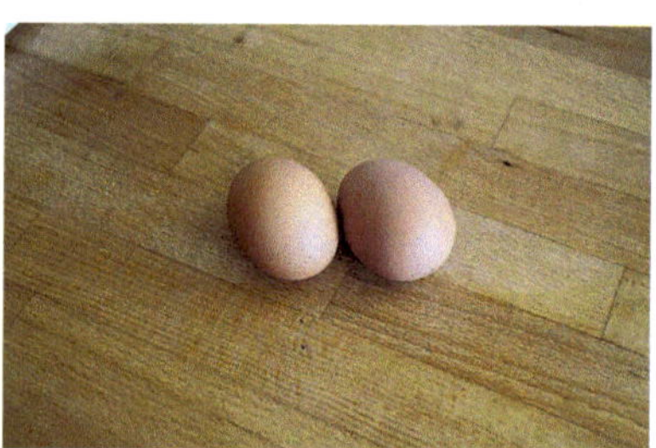

5 2 Eier

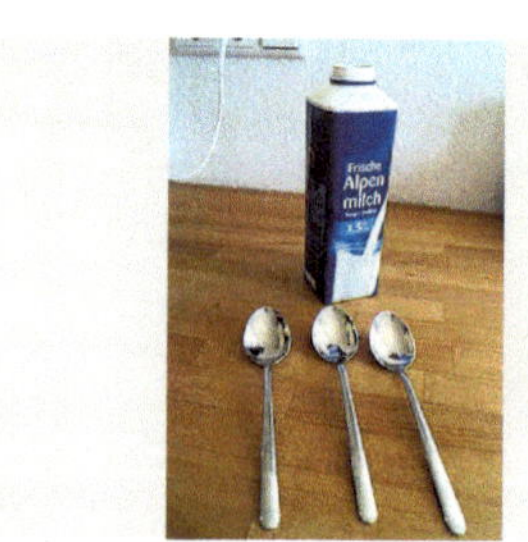

6 3 EL Milch

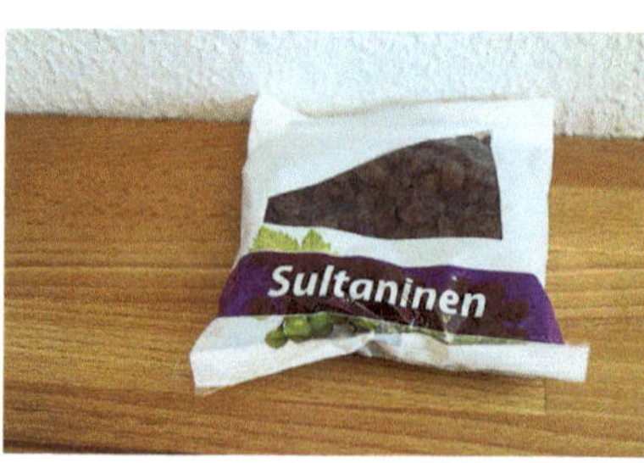

7 Rosinen

Zubereitung

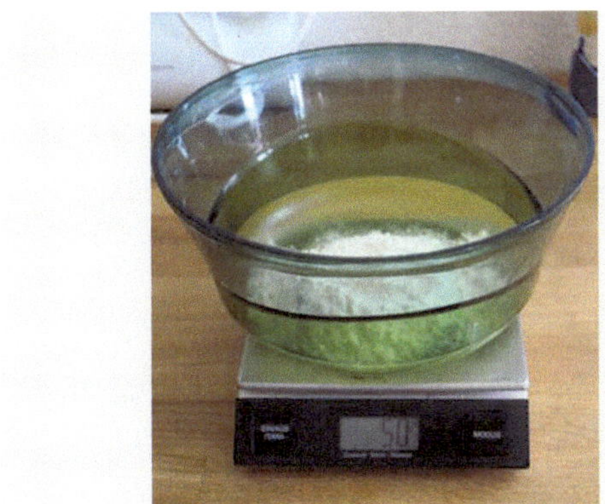

1 50 g Mehl abwiegen

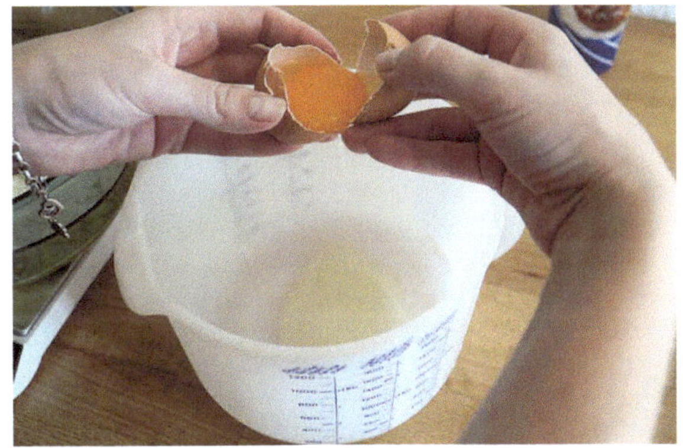

2 Eier trennen

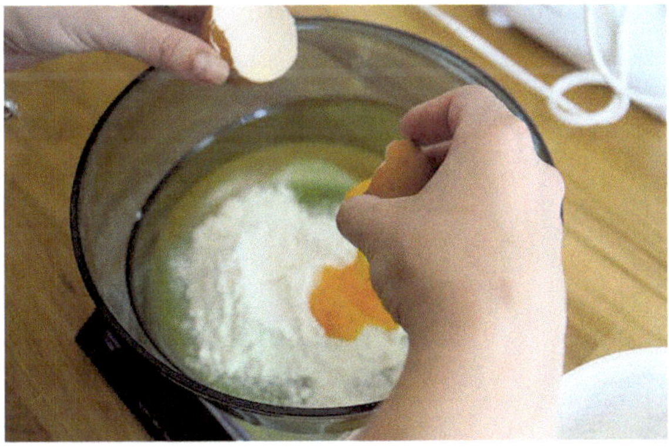

3 Eigelb zum Mehl geben

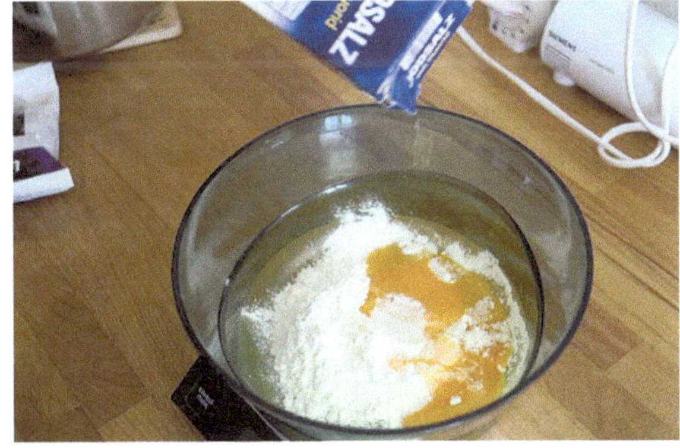

4 Prise Salz dazugeben

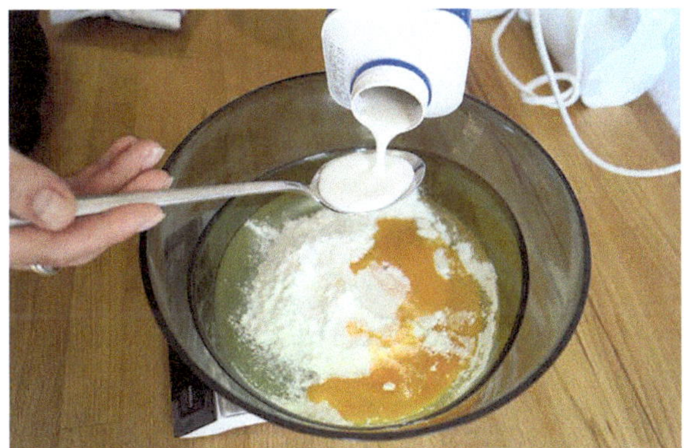

5 Milch dazugeben

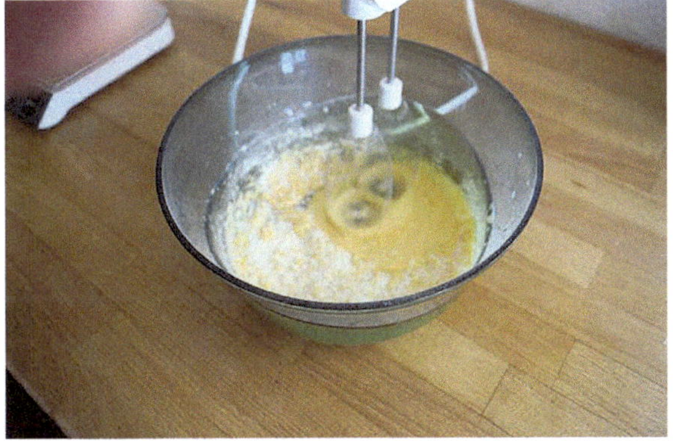

6 Teig mixen (Mixstäbe reinigen)

Zubereitung

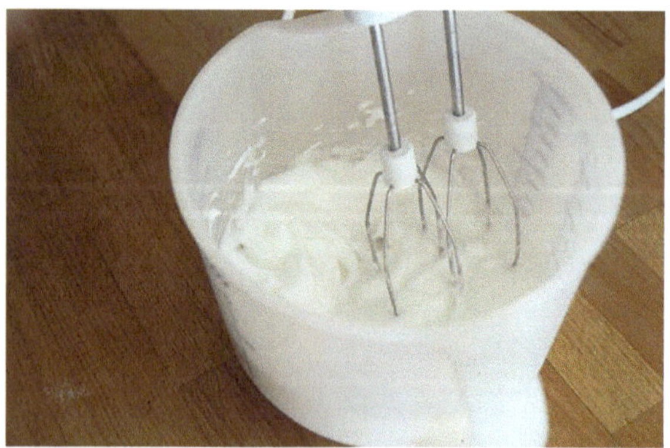

7 Eiweiß steif schlagen

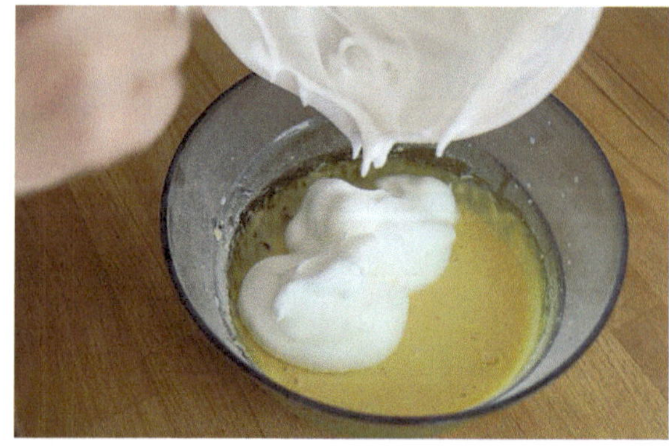

8 Eiweiß zum Teig geben

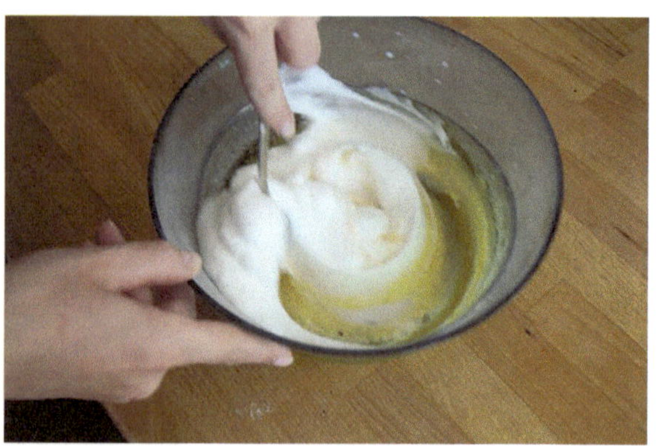

9 Umrühren

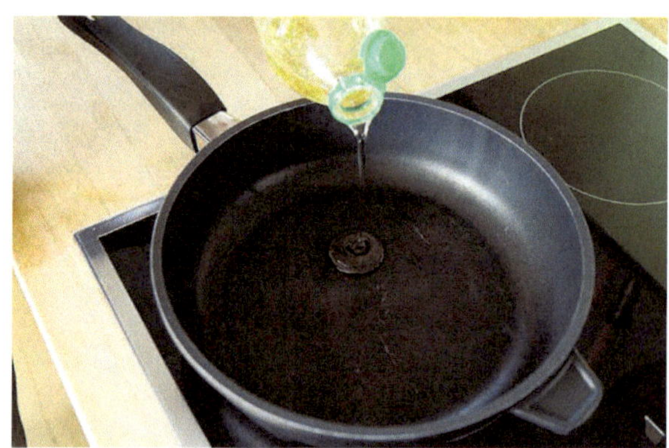

10 Öl in Pfanne geben und erhitzen

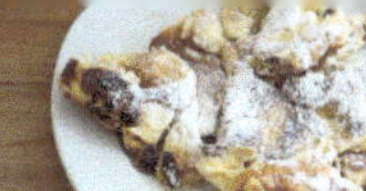

Zubereitung

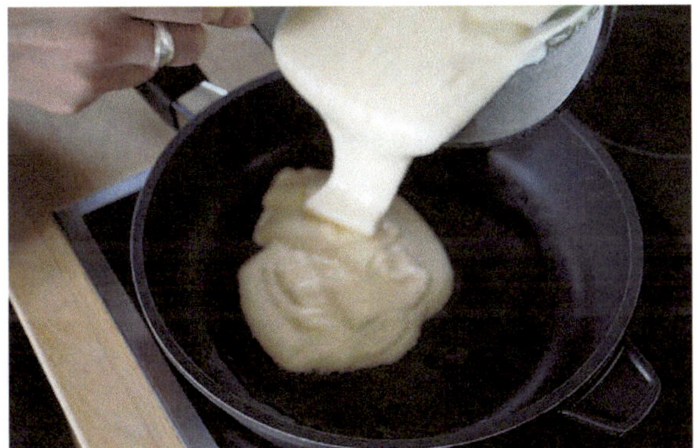

11 Teig in Pfanne geben

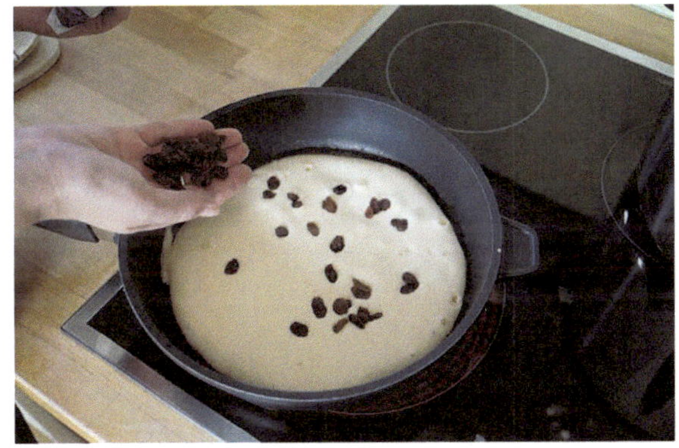

12 Rosinen darauf verteilen

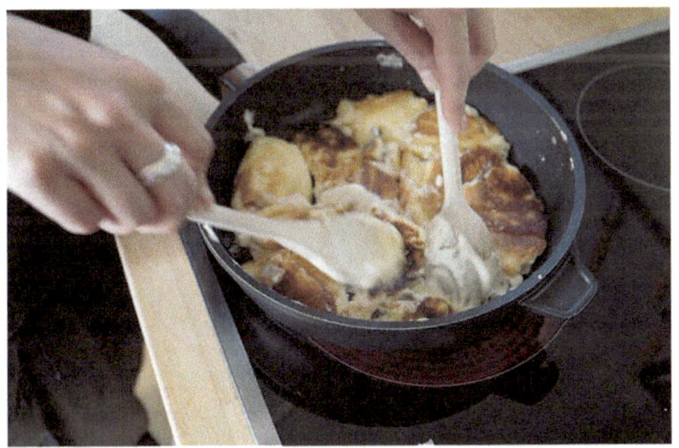

13 Gebratenen Teig in Stücke teilen

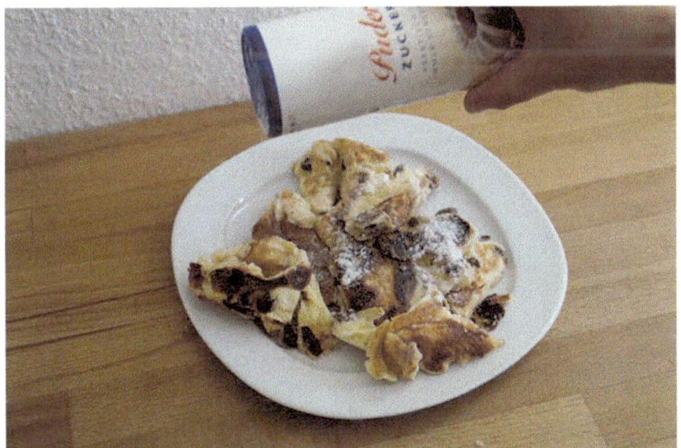

14 Mit Puderzucker bestreuen

24

Waffeln

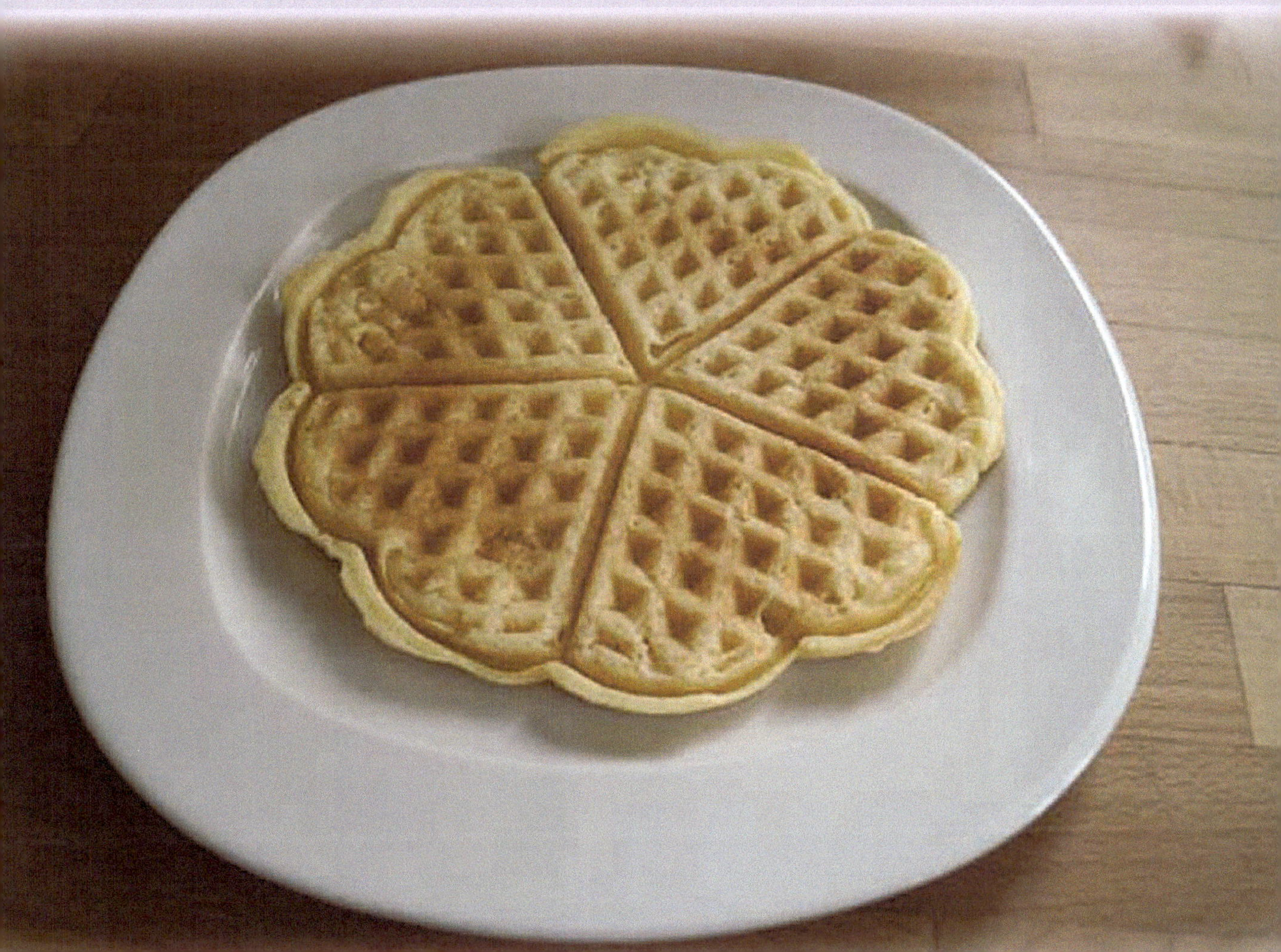

Waffeln

175 g Zucker

350 g Mehl

200 g Margarine

Je 1 Päckchen Vanille-
zucker und Backpulver

4 Eier

125 ml Mineralwasser

Zutaten

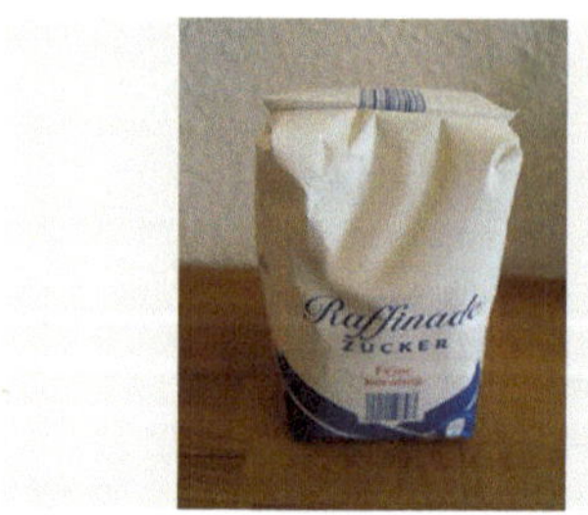

1 175 g Zucker

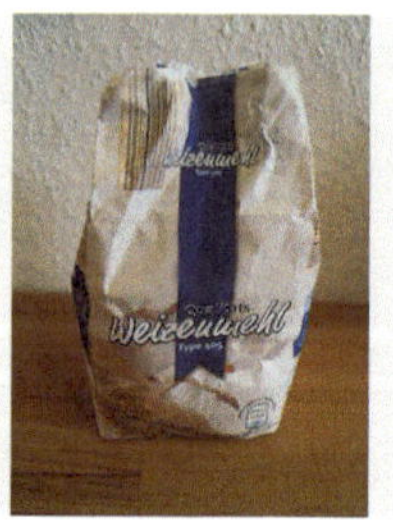

2 350 g Mehl

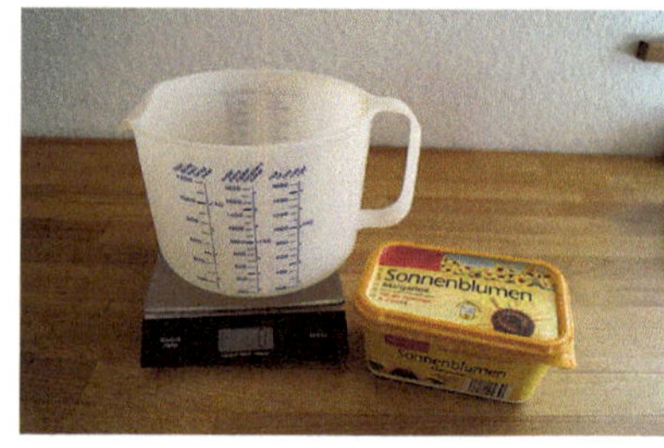

3 200 g Margarine

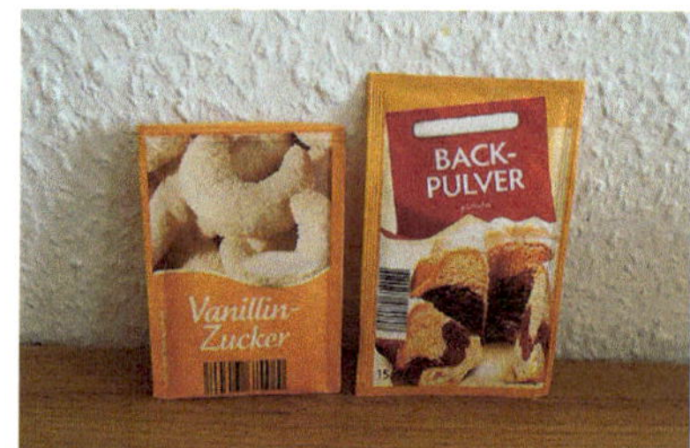

4 Je 1 Päckchen Vanillezucker und Backpulver

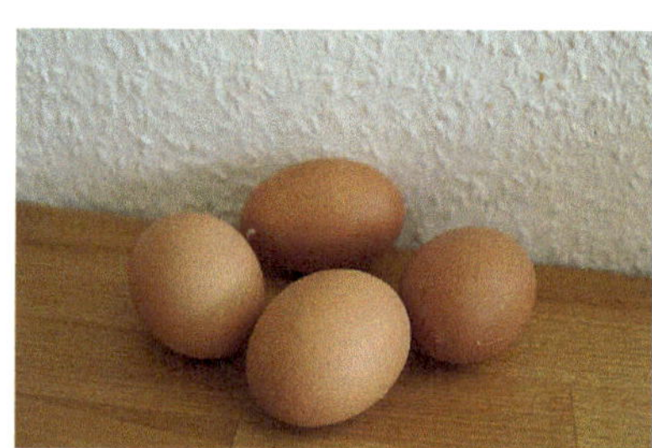

5 4 Eier

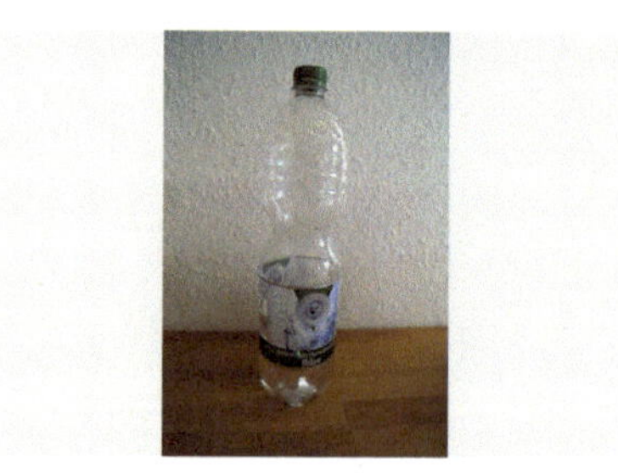

6 125 ml Mineralwasser

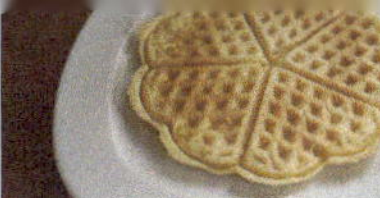

Zubereitung

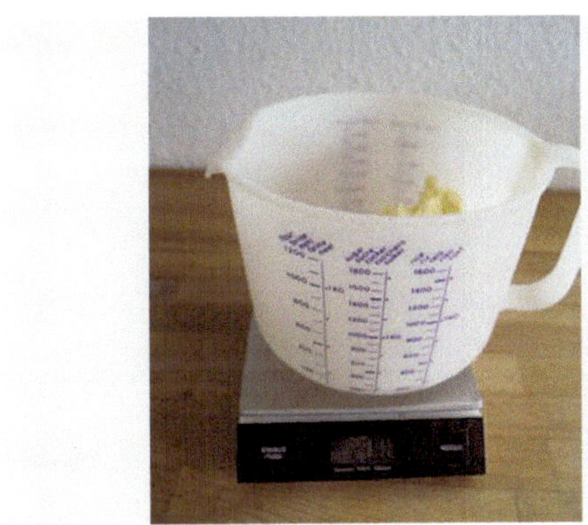

1 200 g Margarine abwiegen

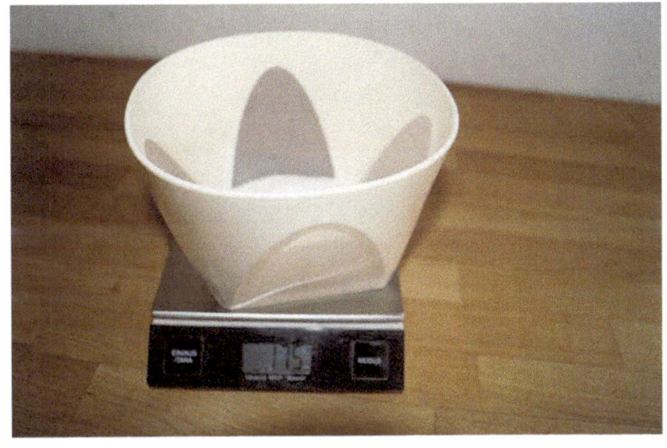

2 175 g Zucker abwiegen

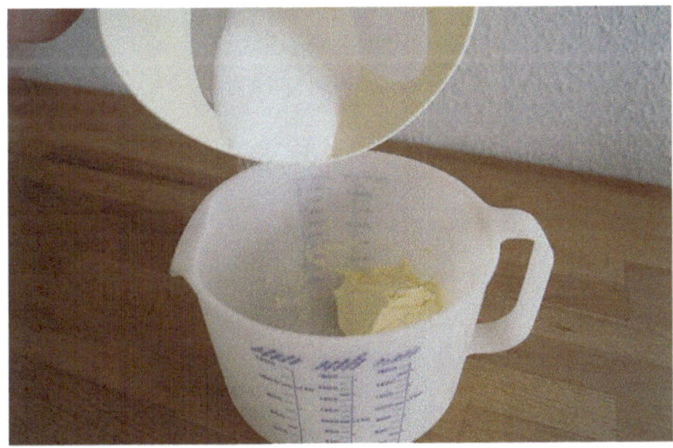

3 Zucker zur Margarine geben

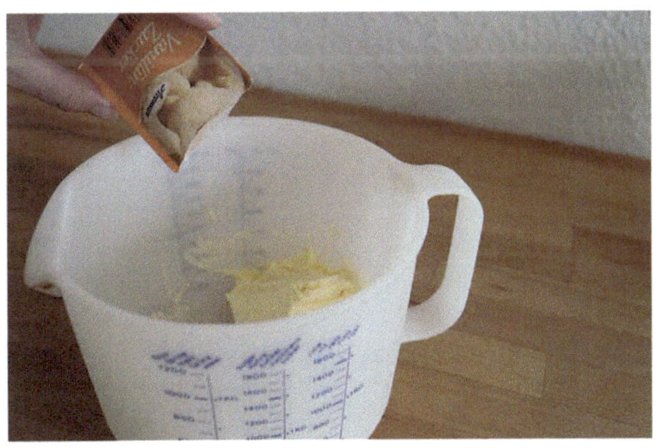

4 Vanillezucker dazugeben

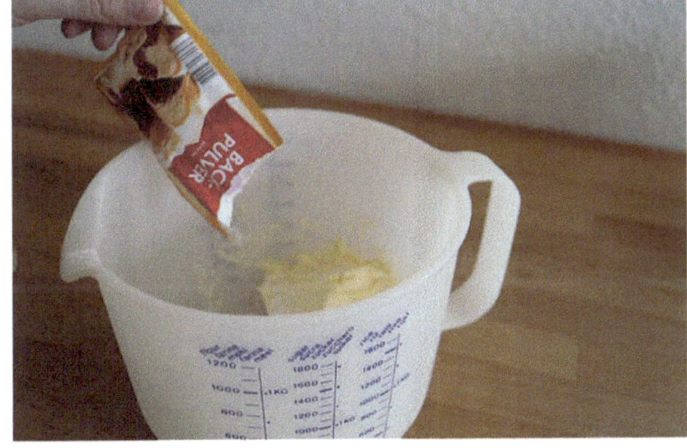

5 Backpulver dazugeben

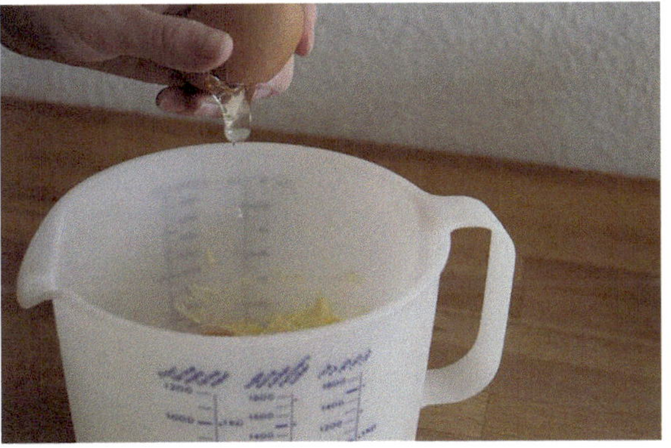

6 Eier aufschlagen und dazugeben

Zubereitung

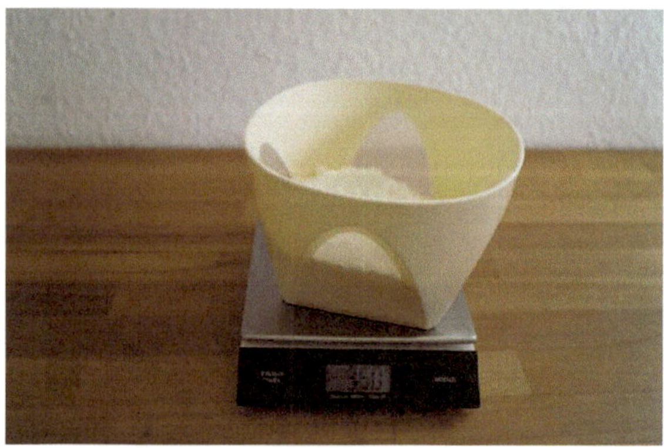

7 350 g Mehl abwiegen

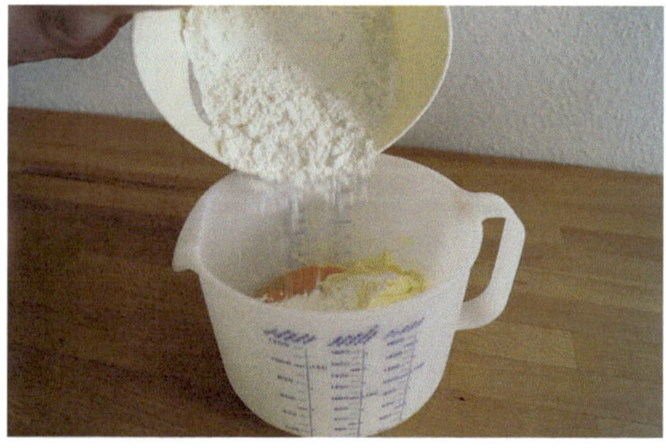

8 Mehl zu restlichen Zutaten dazugeben

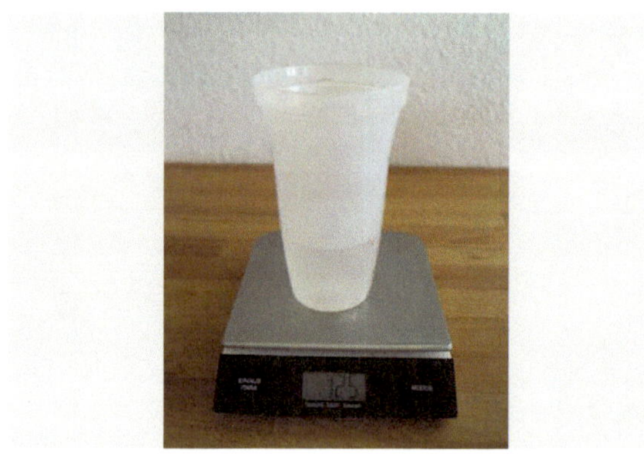

9 125 ml Mineralwasser abwiegen

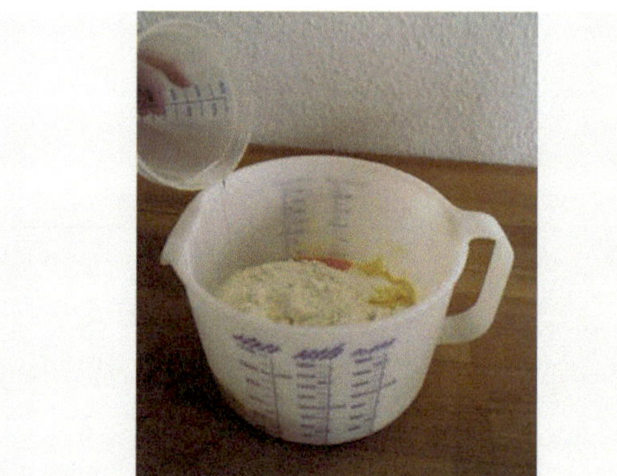

10 Wasser zu restlichen Zutaten dazugeben

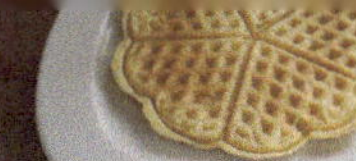

Zubereitung

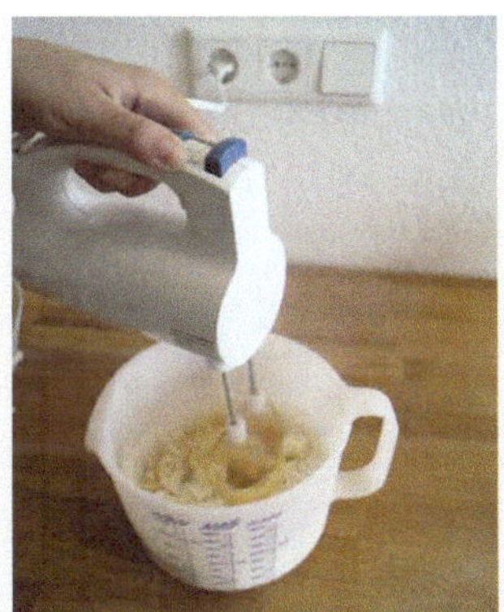

11 Waffeleisen vorheizen und Teig mixen

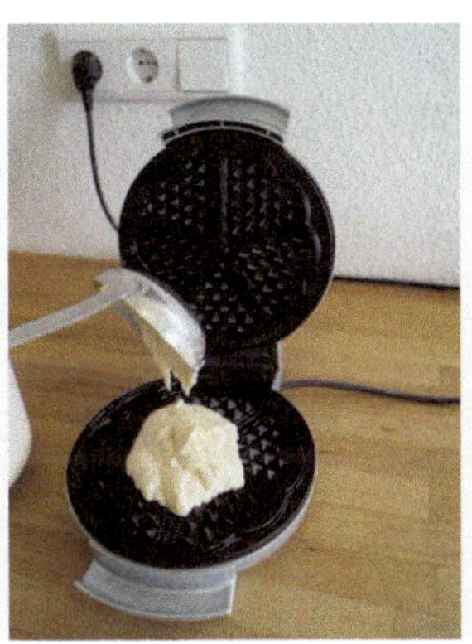

12 Eine Kelle Teig ins Waffeleisen füllen

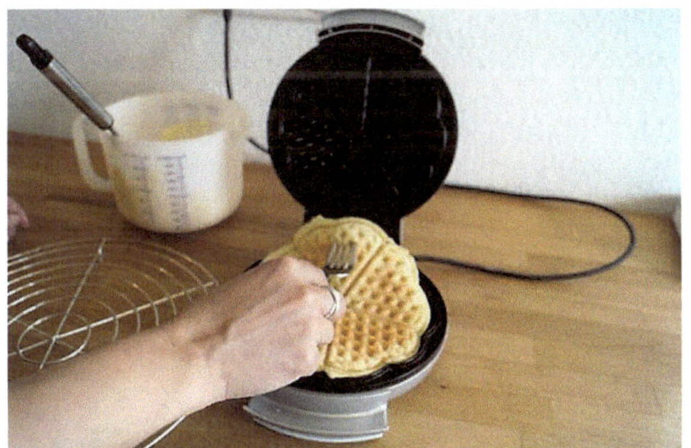

13 Waffeln backen

25 .

Quarkspeise

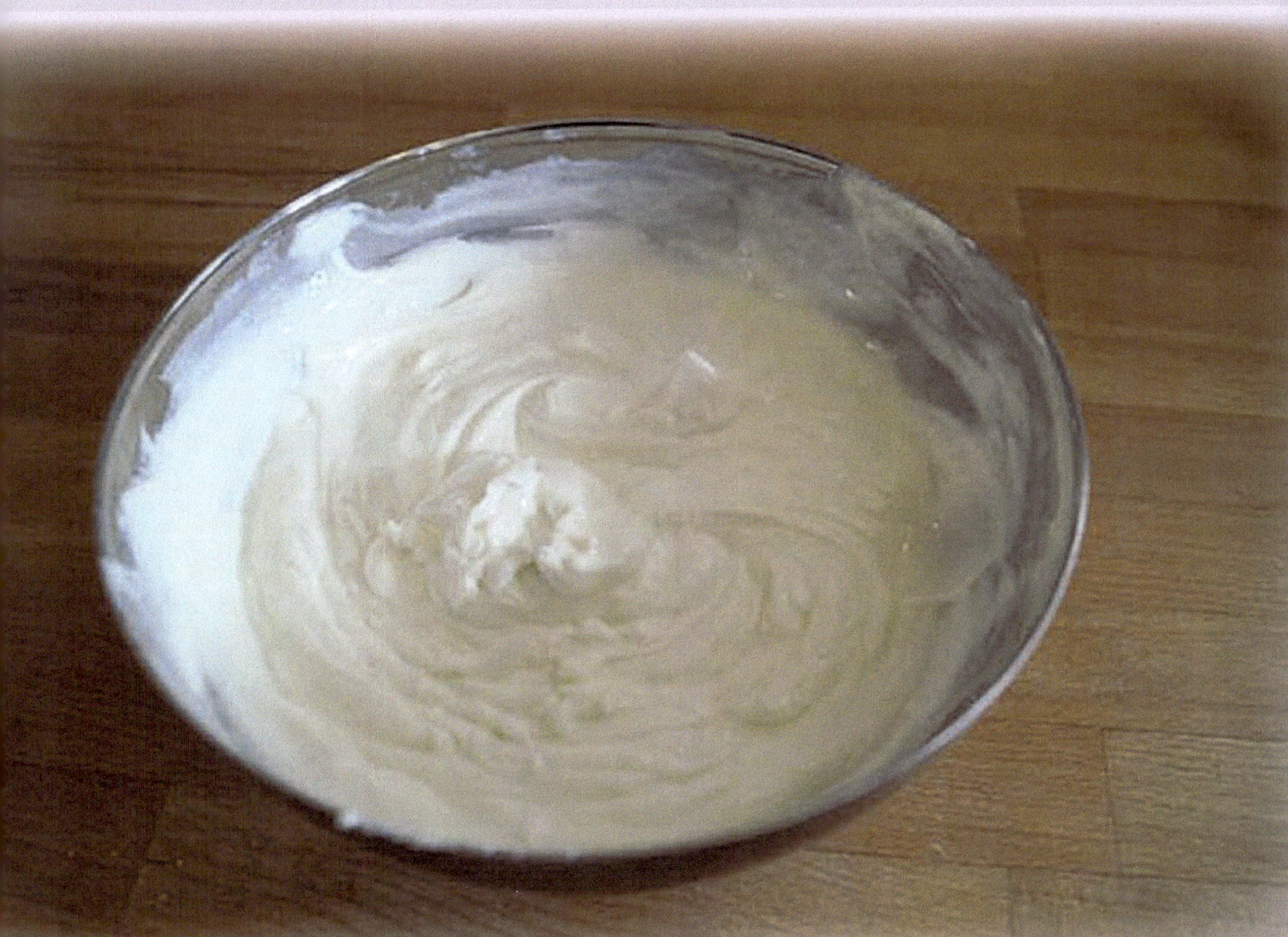

Quarkspeise

Zucker

750 g Quark

Milch

Vanillezucker

Zutaten

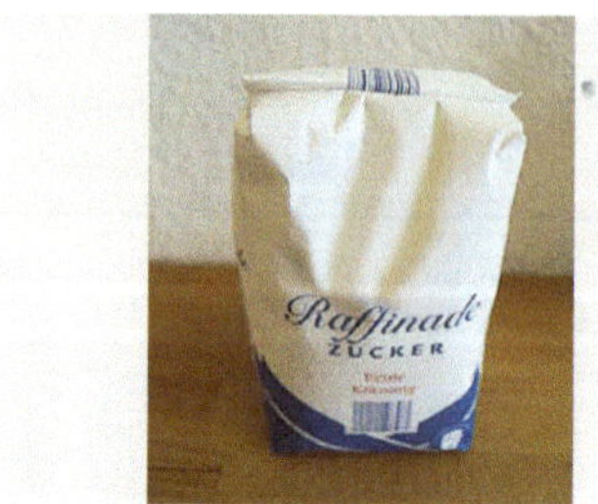

1 Zucker

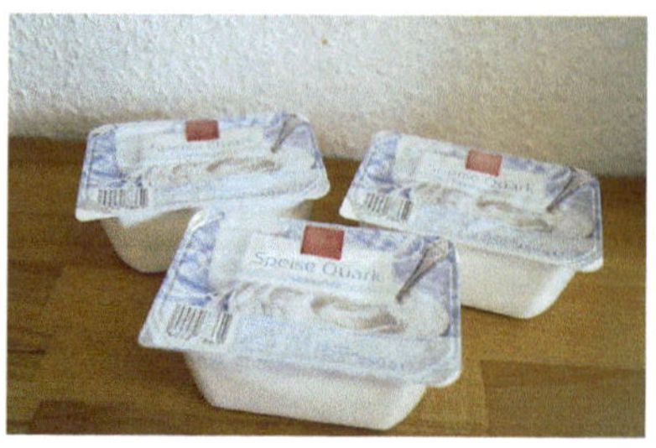

2 750 g Quark

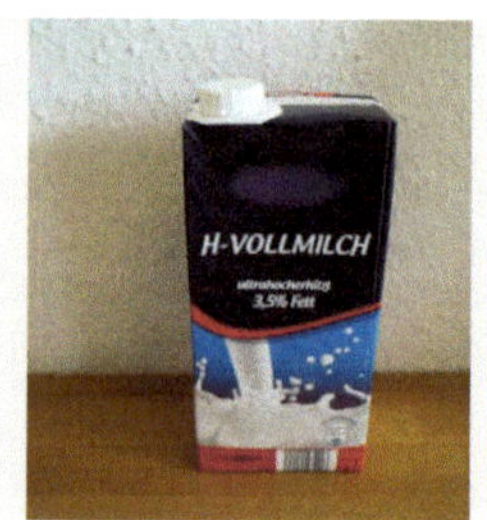

3 Milch

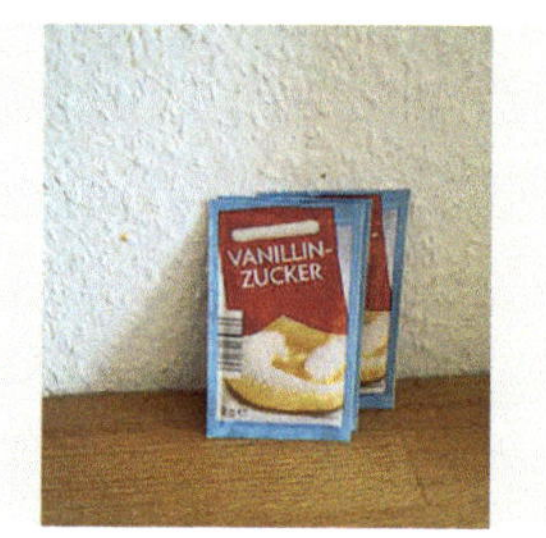

4 Vanillezucker

Zubereitung

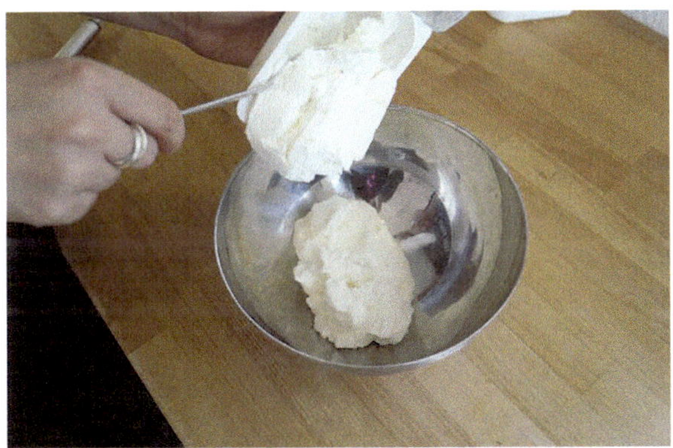

1 Quark in Schüssel geben

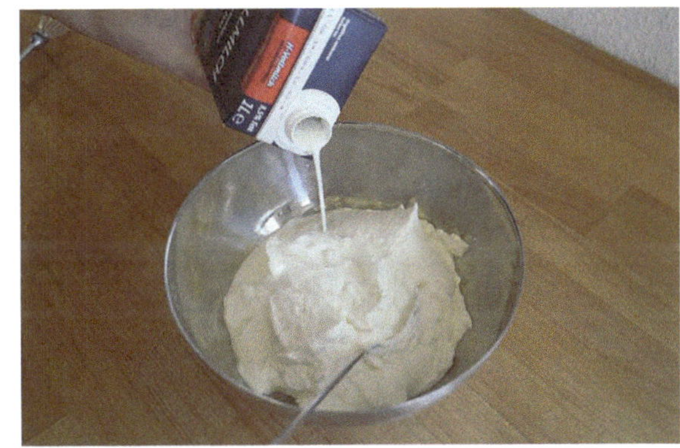

2 Etwas Milch dazugeben

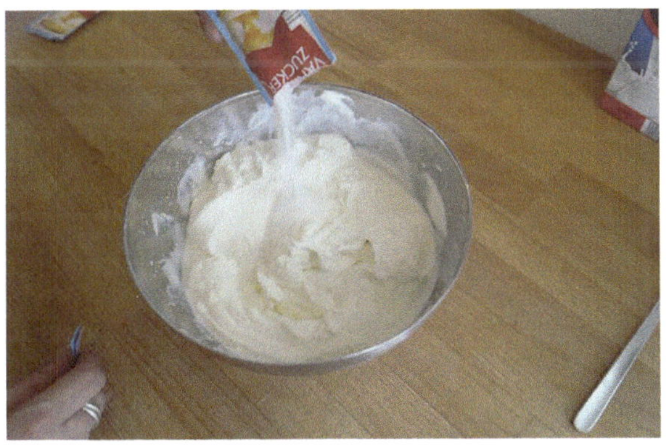

3 2 Päckchen Vanillezucker dazugeben

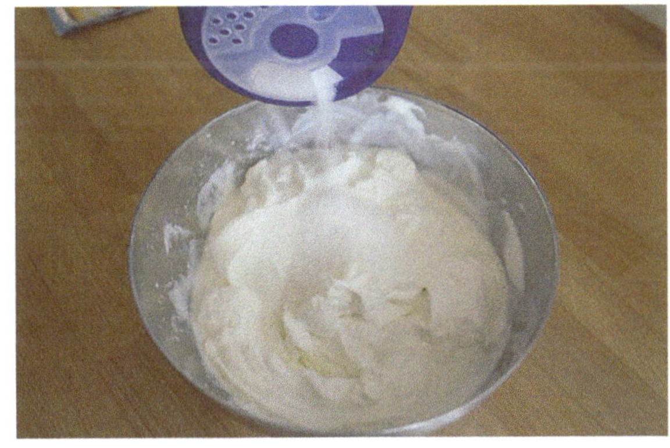

4 Zucker nach Belieben dazugeben

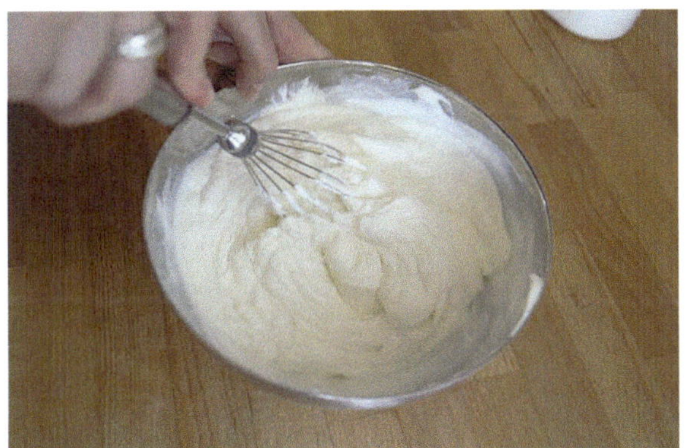

5 Umrühren

Es können noch Früchte
nach Belieben
hinzugefügt werden.

26 Haferplätzchen

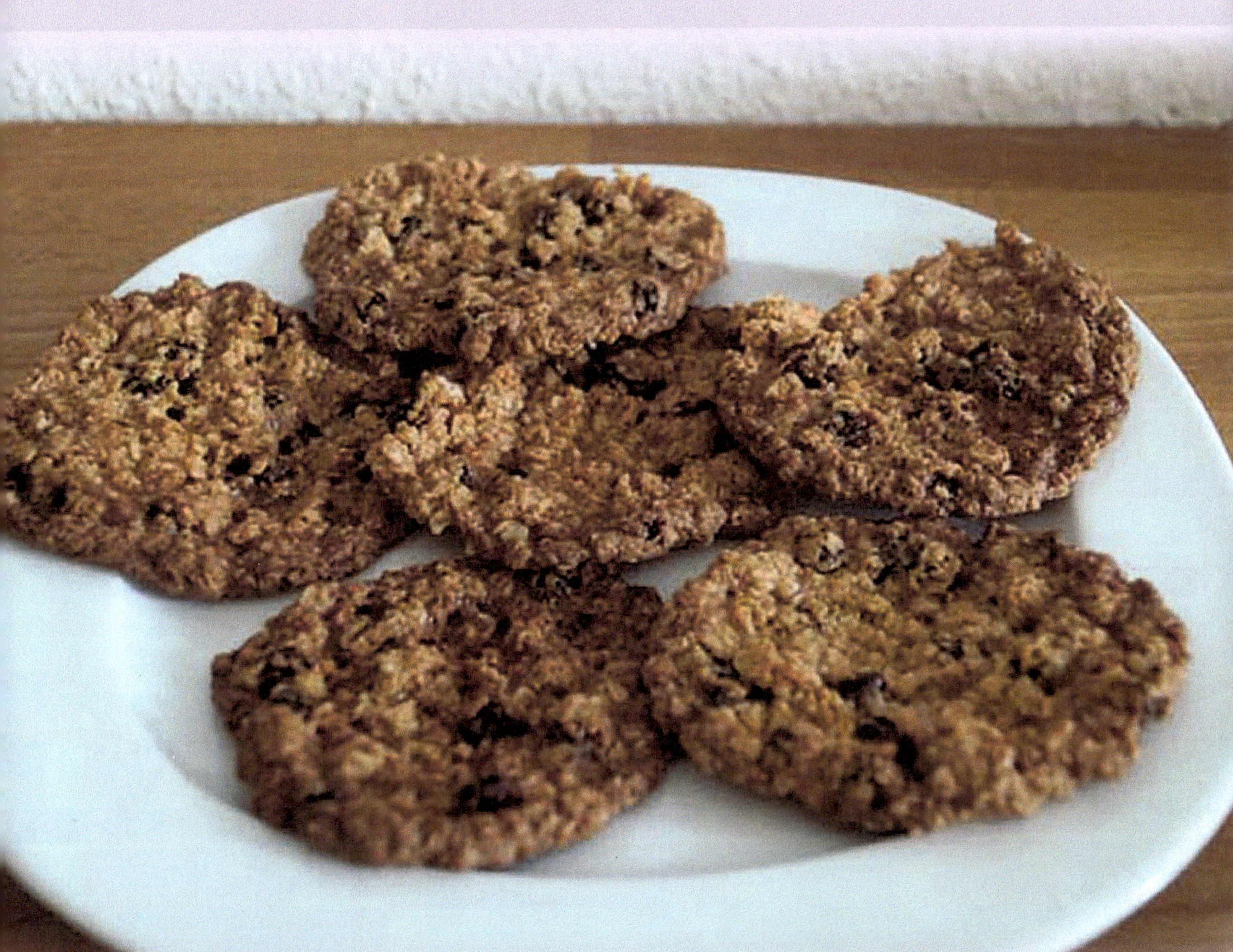

Haferplätzchen

125 g Mehl

100 g Rohrzucker,

125 g weißer Zucker

125 g Butter

1 Ei

1 EL Milch

160 g Haferflocken

125 g Rosinen

Salz, 1 Päckchen Backpulver, Vanillearoma

Zutaten

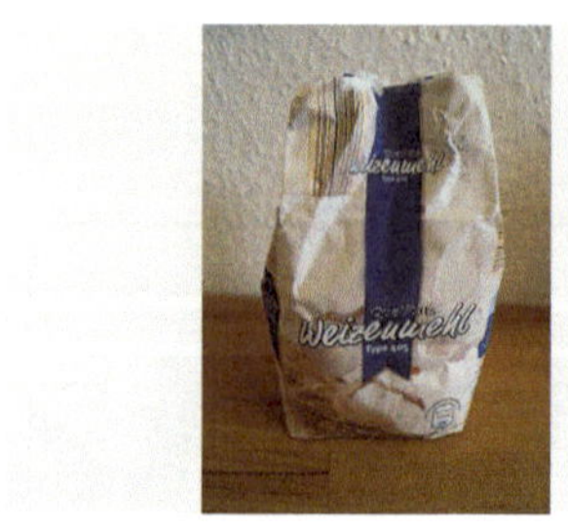

1   125 g Mehl

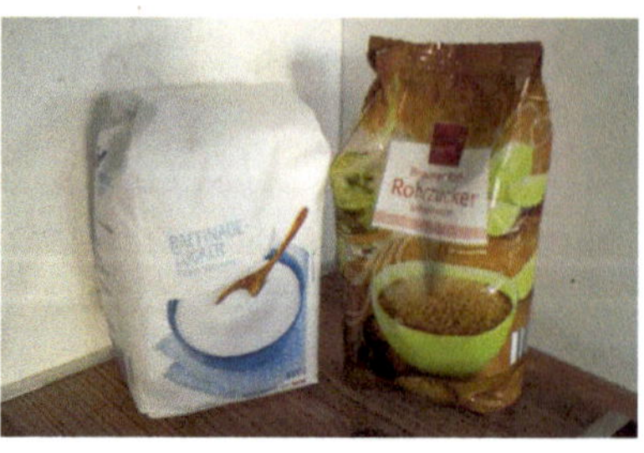

2   100 g Rohrzucker,
125 g weißer Zucker

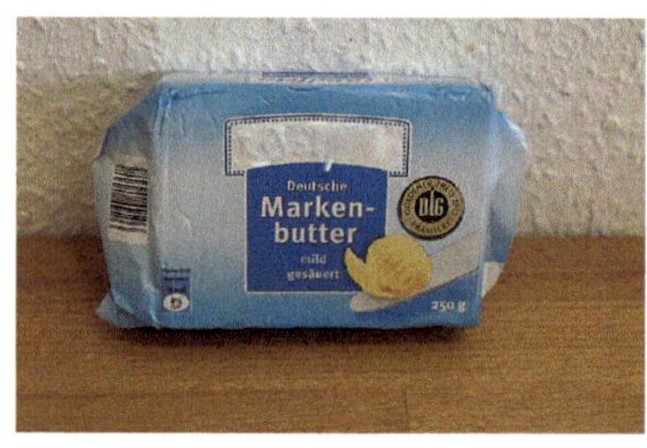

3   125 g Butter

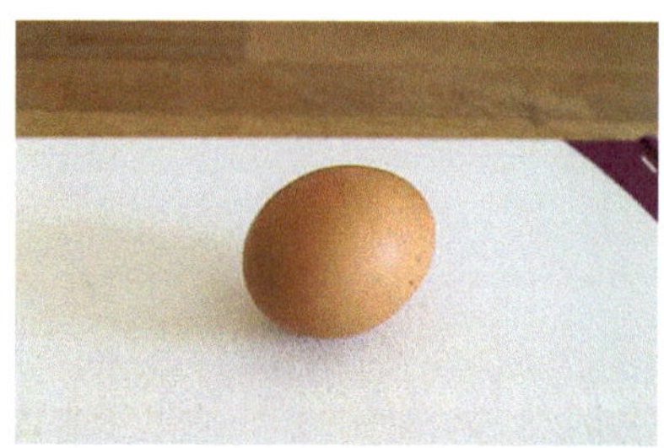

4   1 Ei

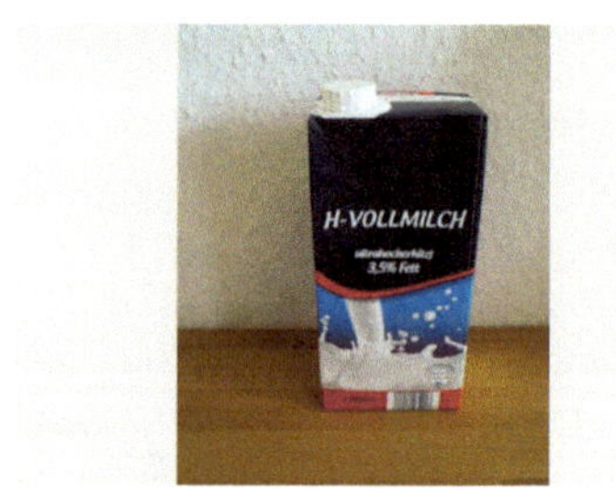

5   1 EL Milch

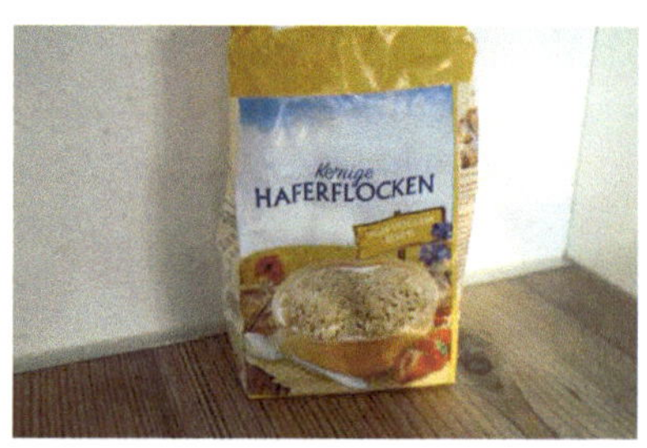

6   160 g Haferflocken

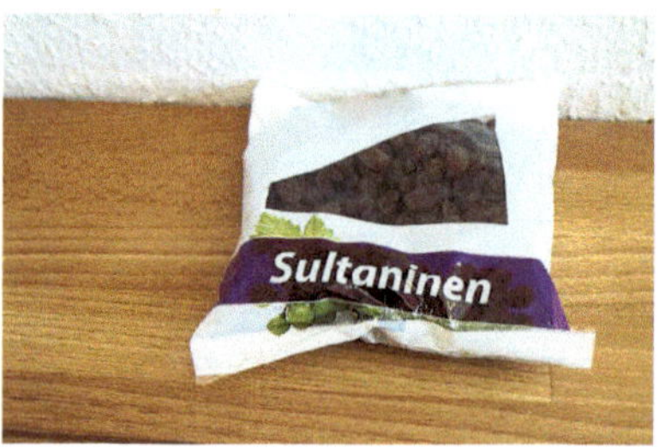

7   125 g Rosinen

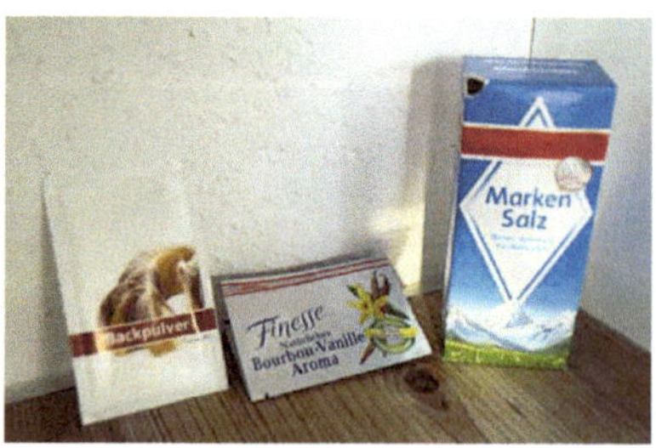

8   Salz, 1 Päckchen Backpulver, Vanillearoma

Zubereitung

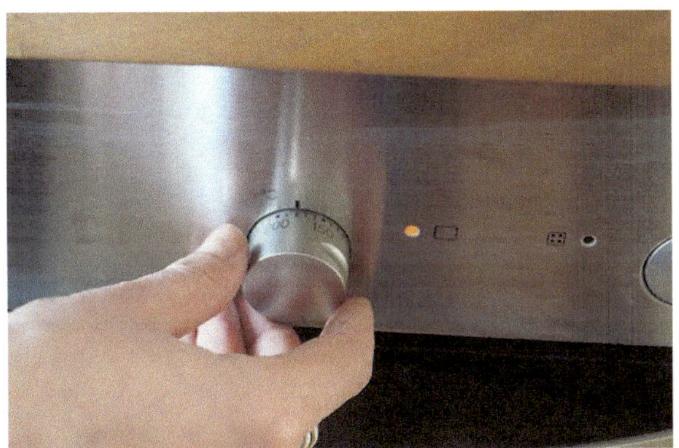

1 Backofen auf 180 °C vorheizen

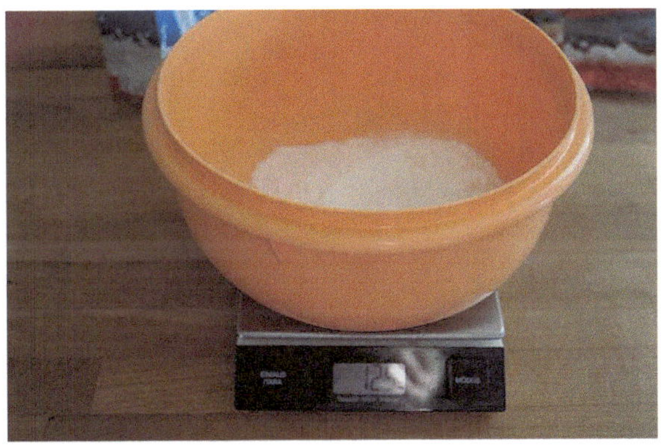

2 125 g Mehl abwiegen

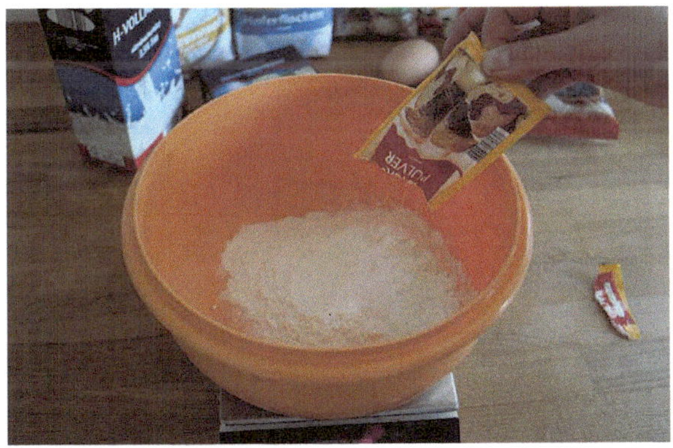

3 Backpulver dazugeben

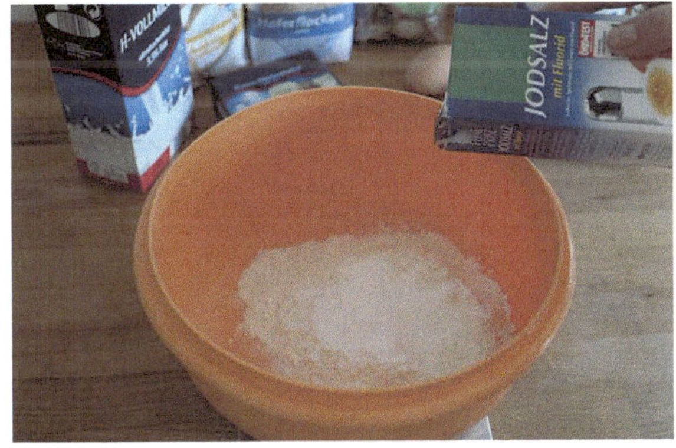

4 Prise Salz dazugeben

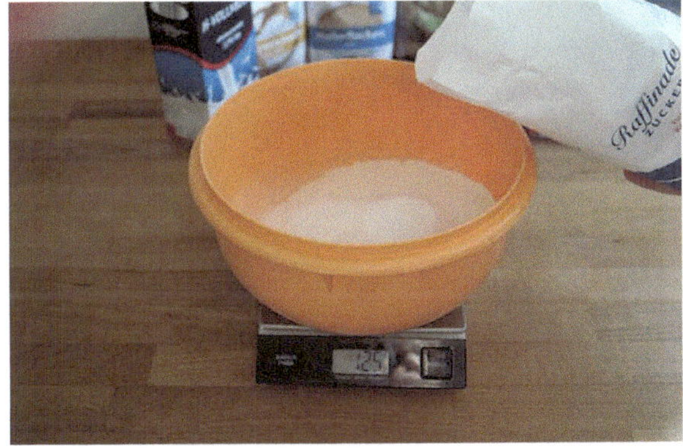

5 125 g Zucker abwiegen

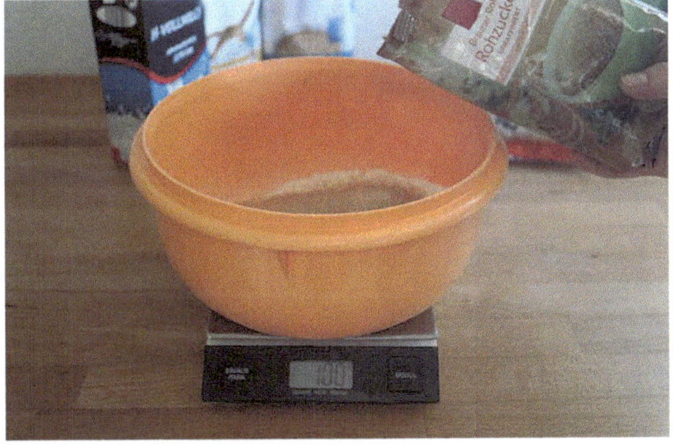

6 100 g Rohrzucker abwiegen

Zubereitung

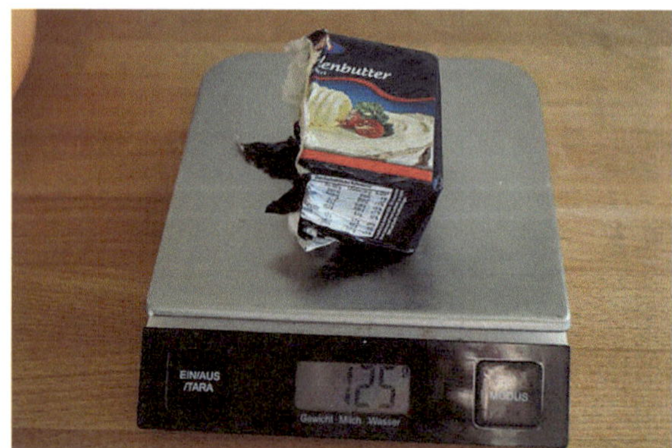

7 125 g Butter abwiegen

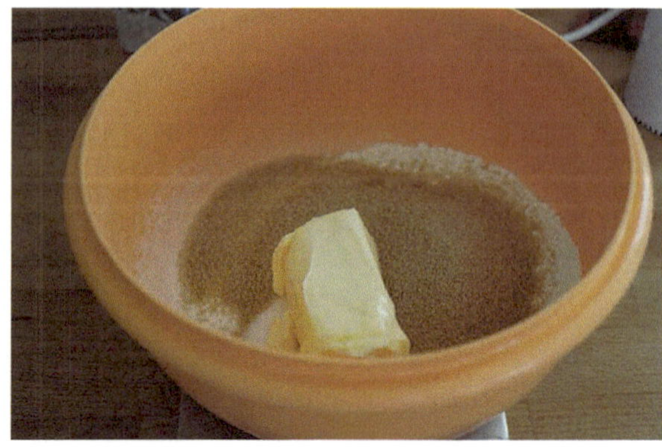

8 Butter dazugeben

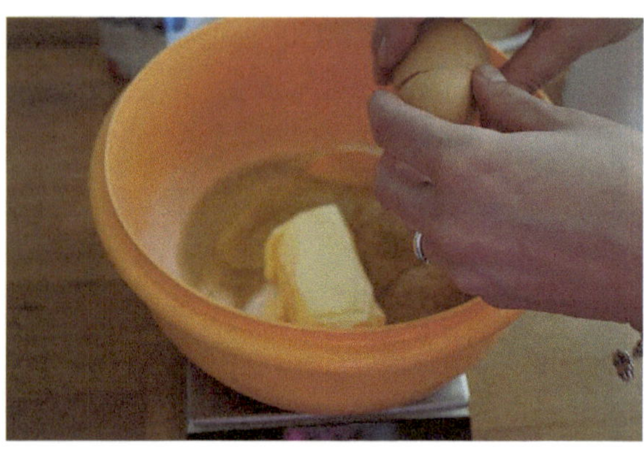

9 Ei aufschlagen und dazugeben

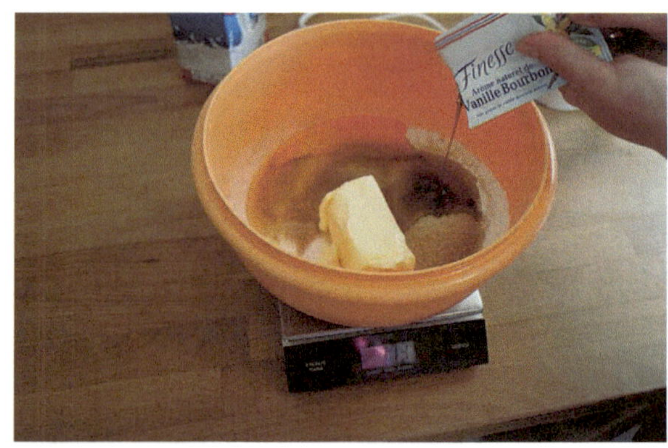

10 Vanillearoma dazugeben

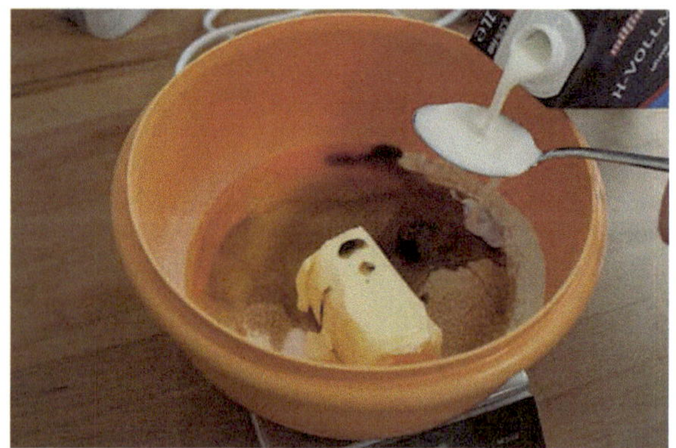

11 1 EL Milch dazugeben

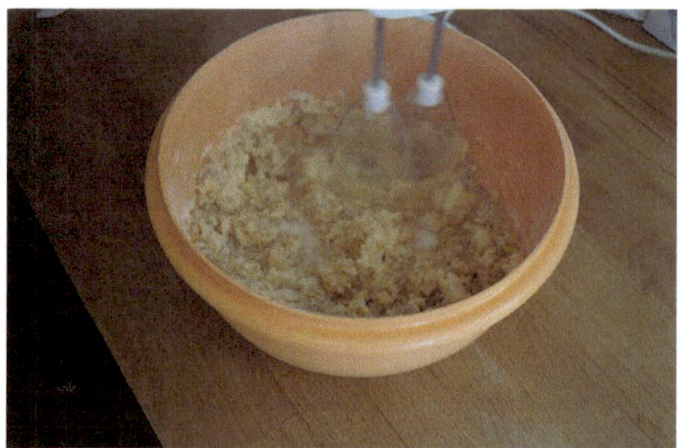

12 Teig mixen

Zubereitung

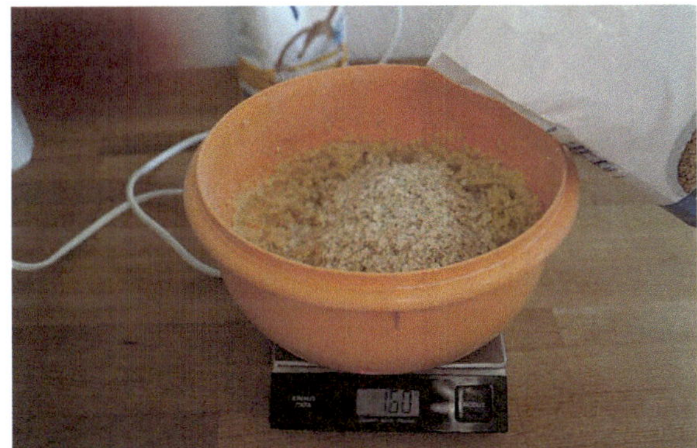

13 160 g Haferflocken abwiegen

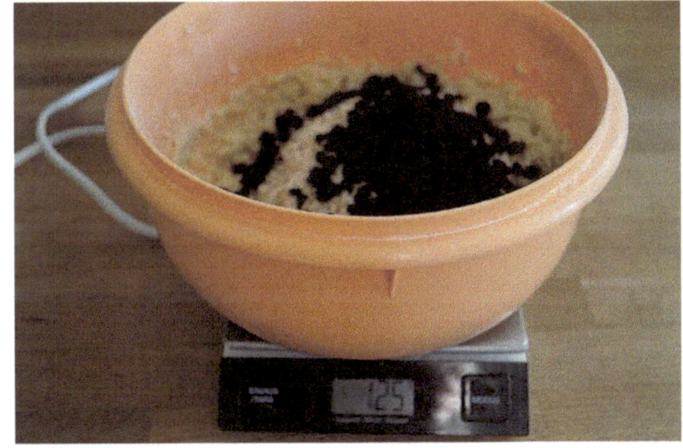

14 125 g Rosinen dazugeben

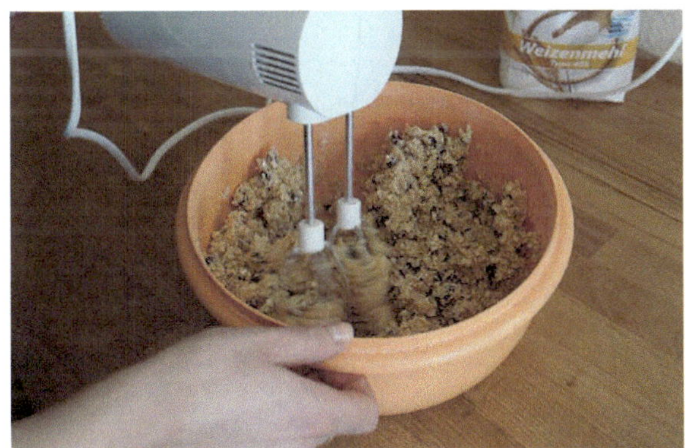

15 Teig mixen

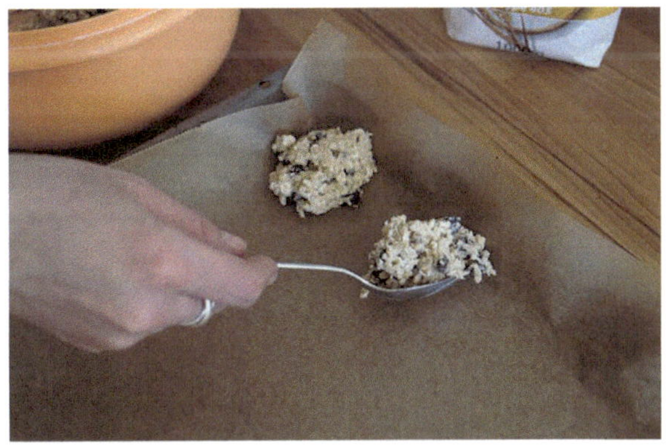

16 Jeweils 1 EL Teig auf Backblech (Backpapier) verteilen

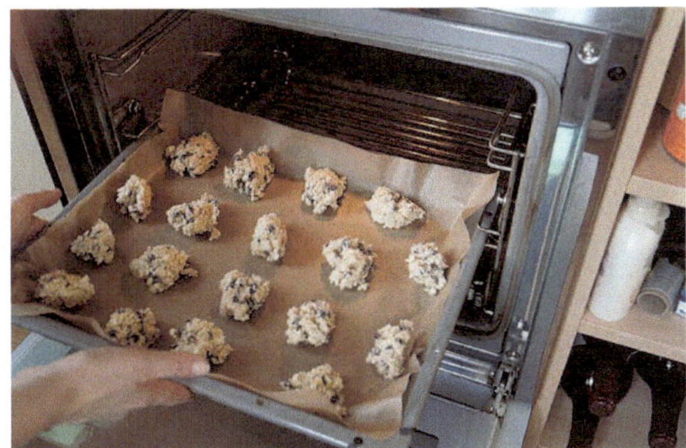

17 Backblech in Ofen schieben

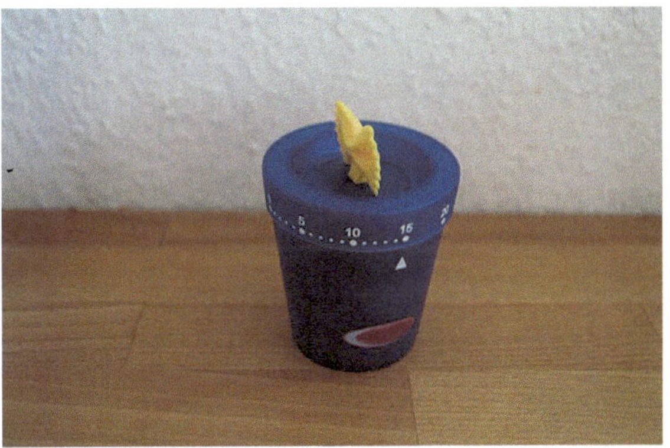

18 15 Minuten backen

27

Käsekuchen

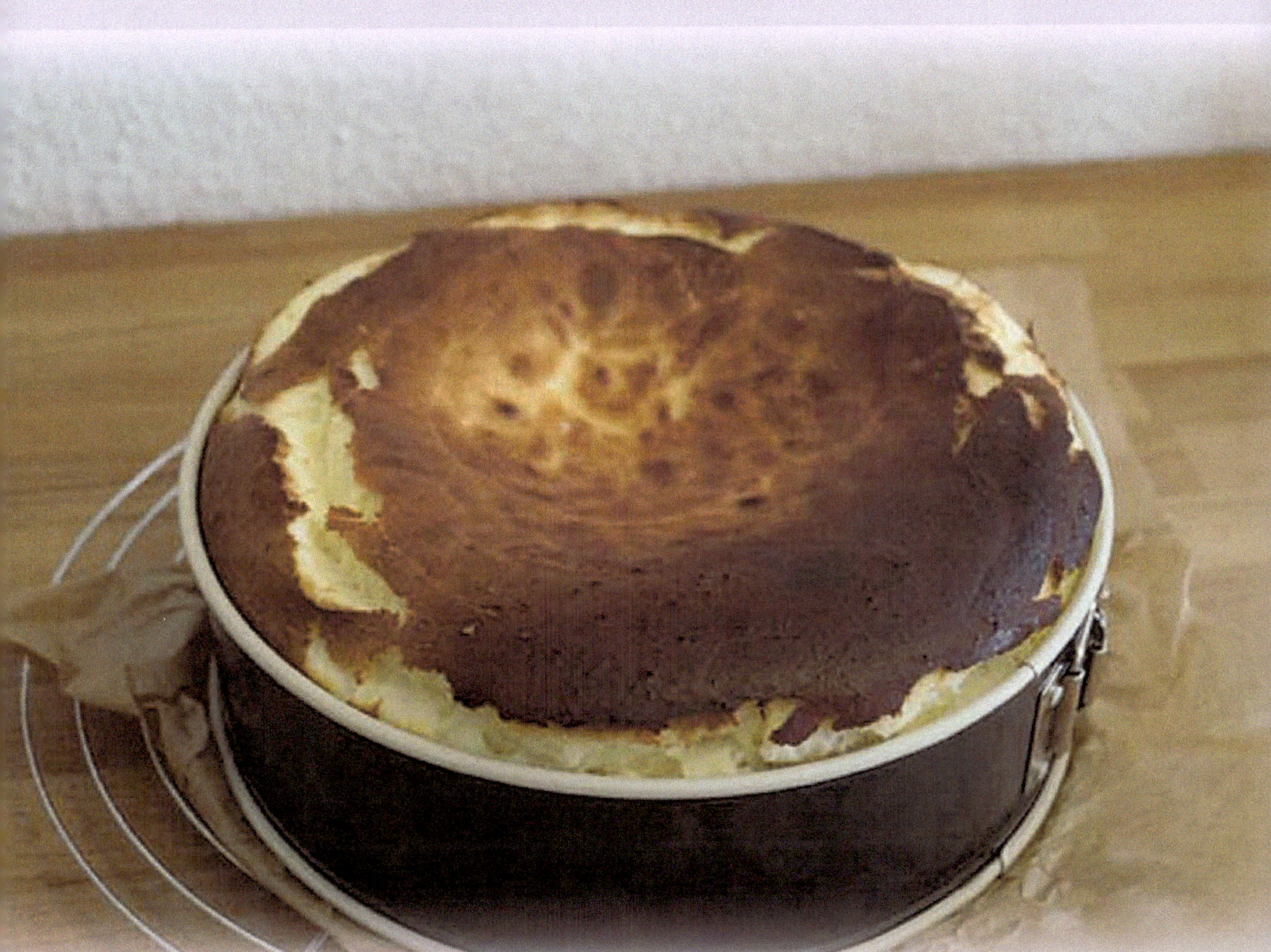

Käsekuchen

8 Eier, Vanillezucker,

220 g Zucker

Orangenaroma

1 kg Quark

125 g Mehl

200 g Butter

Zutaten

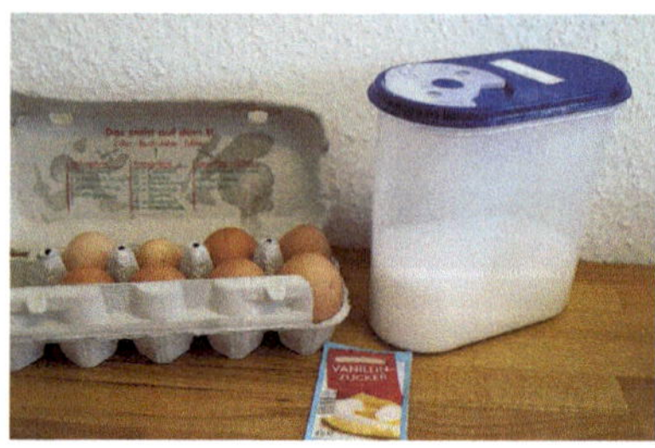

1 8 Eier, Vanillezucker, 220 g Zucker

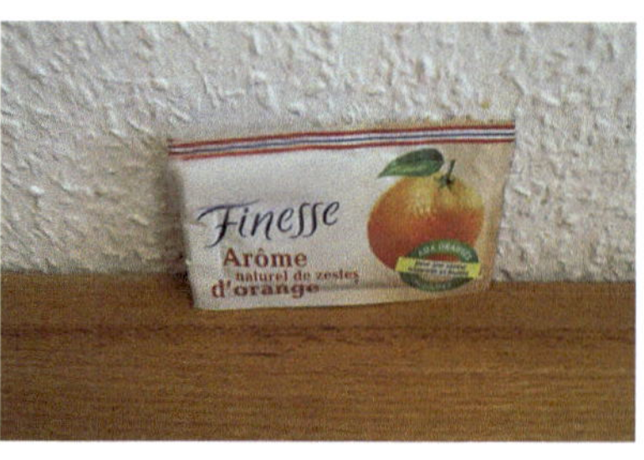

2 Orangenaroma

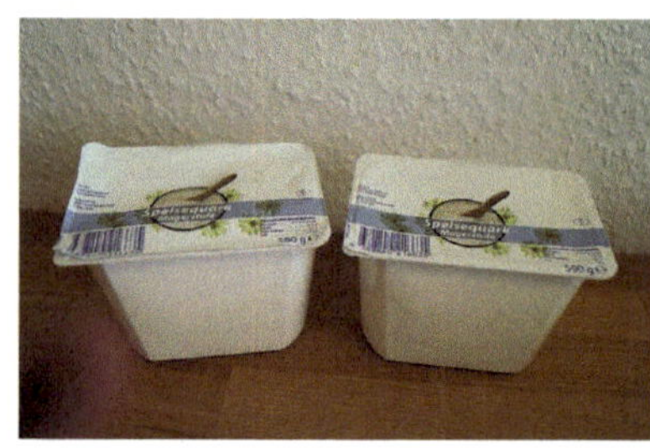

3 1 kg Quark

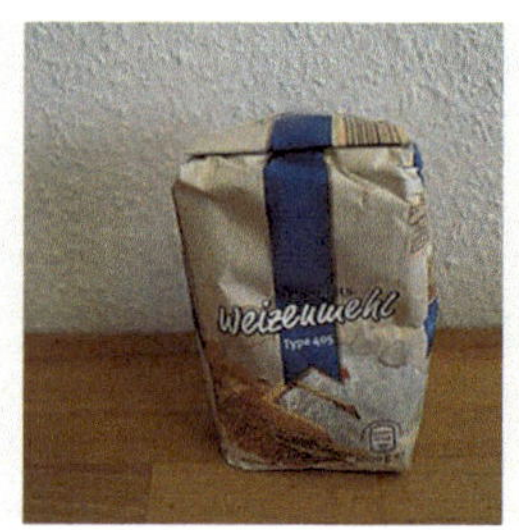

4 125 g Mehl

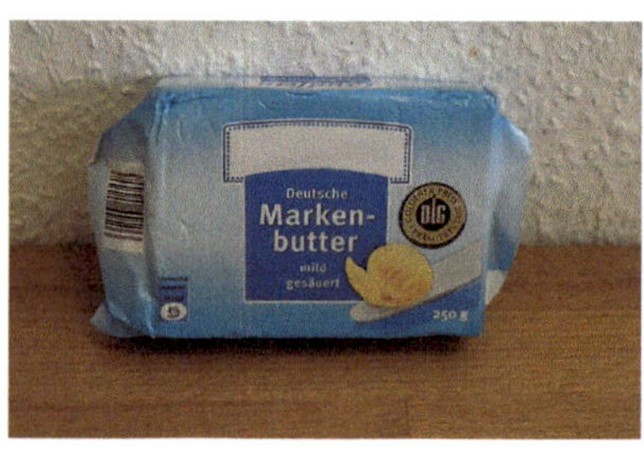

5 200 g Butter

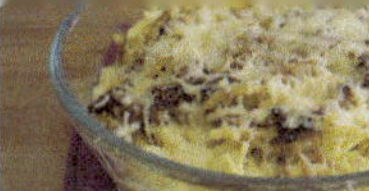

Zubereitung

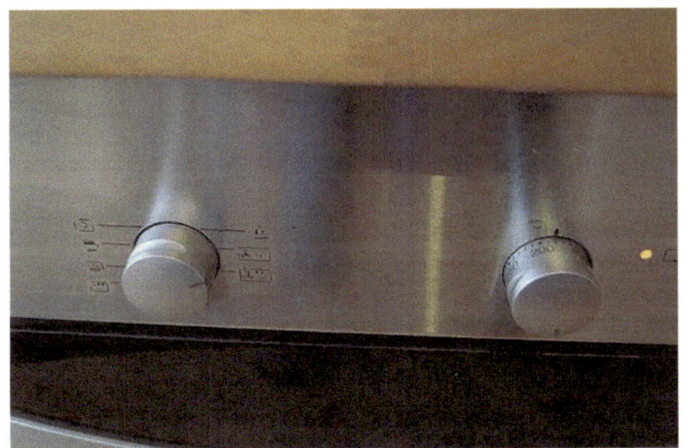

1 Backofen auf 180 °C vorheizen

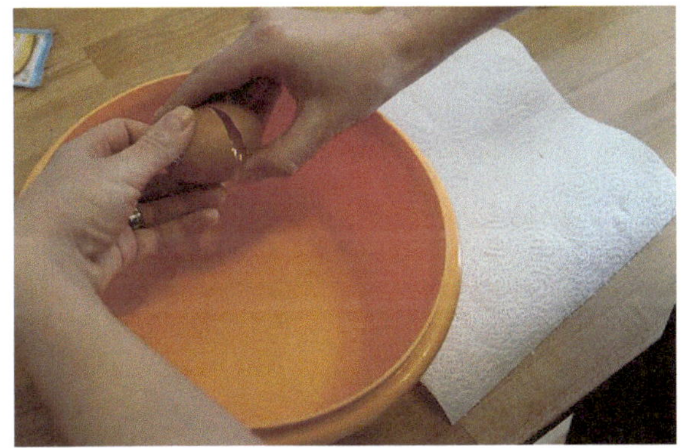

2 8 Eier aufschlagen

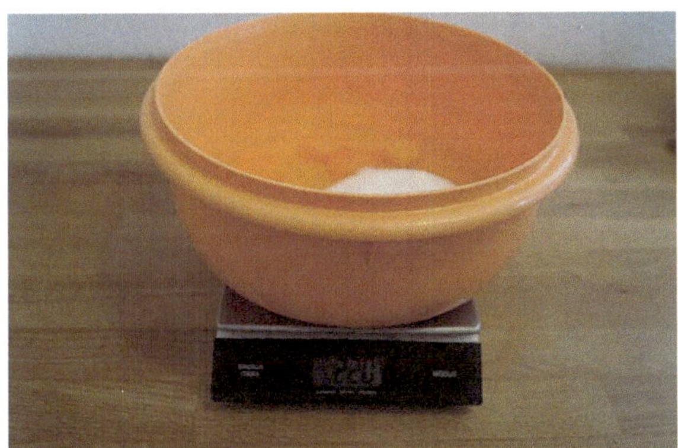

3 220 g Zucker abwiegen

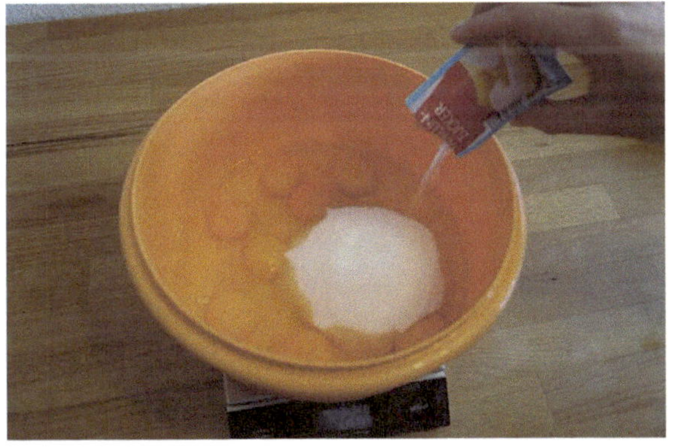

4 1 Päckchen Vanillezucker dazugeben

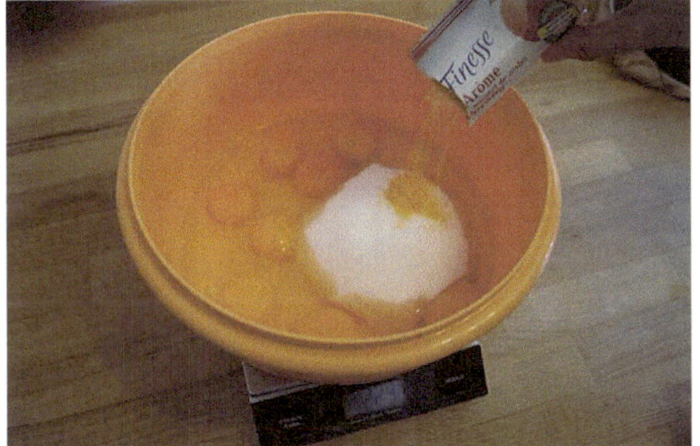

5 Orangenaroma dazugeben

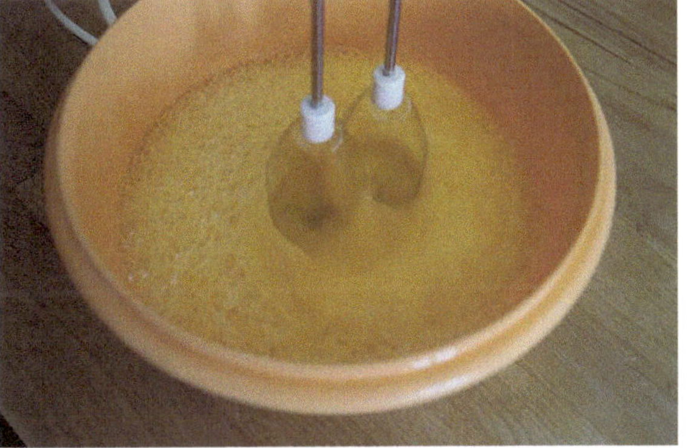

6 Teig mixen

Zubereitung

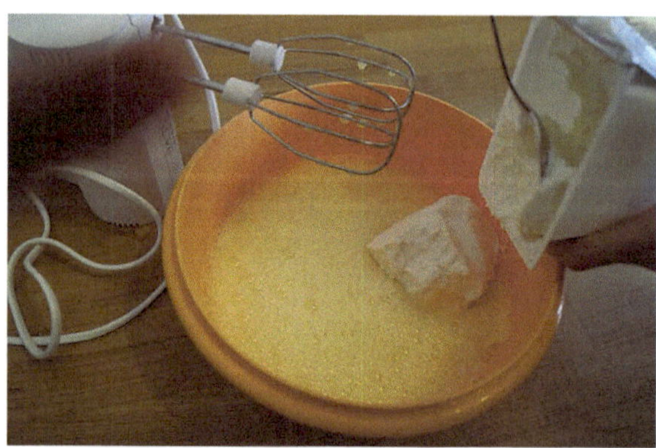

7 1 kg Quark dazugeben

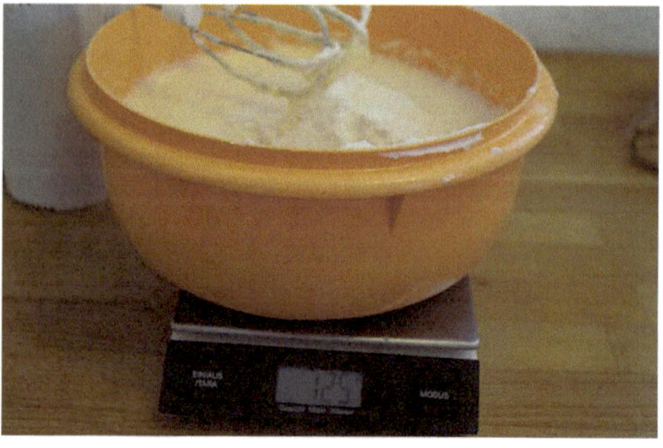

8 125 g Mehl abwiegen und dazugeben

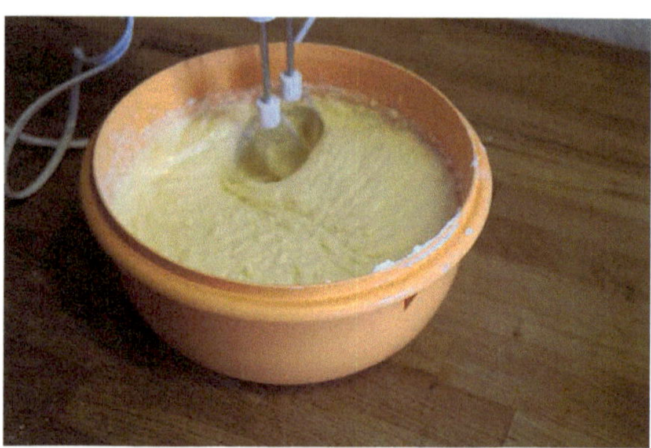

9 Teig mixen

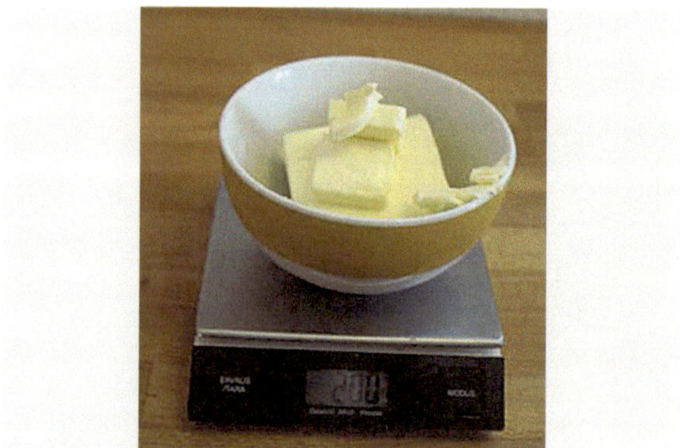

10 200 g Butter in Porzellanschüssel abwiegen

Zubereitung

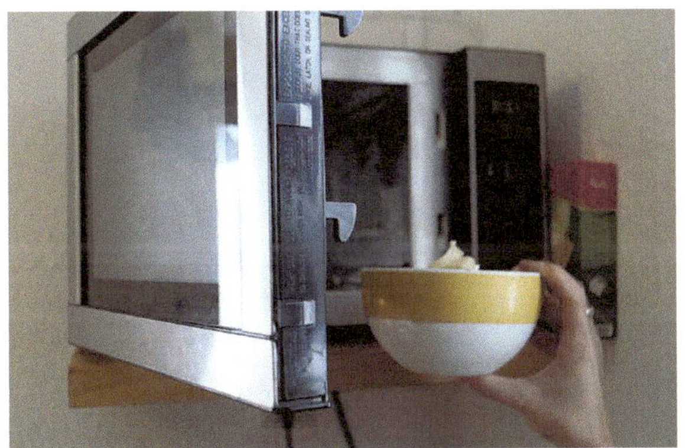

11 Butter in Mikrowelle erhitzen

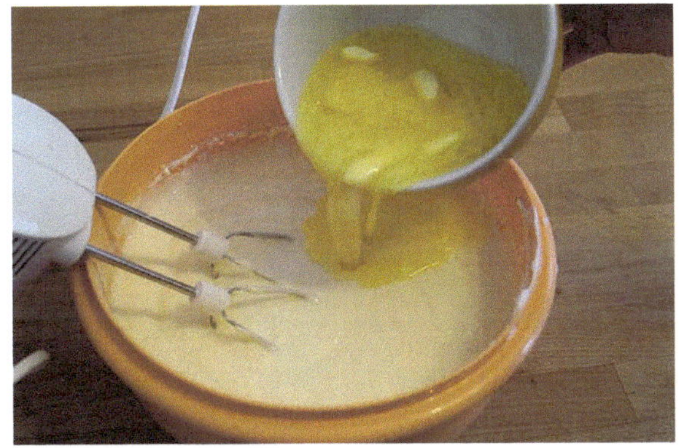

12 Flüssige Butter dazugeben und mixen

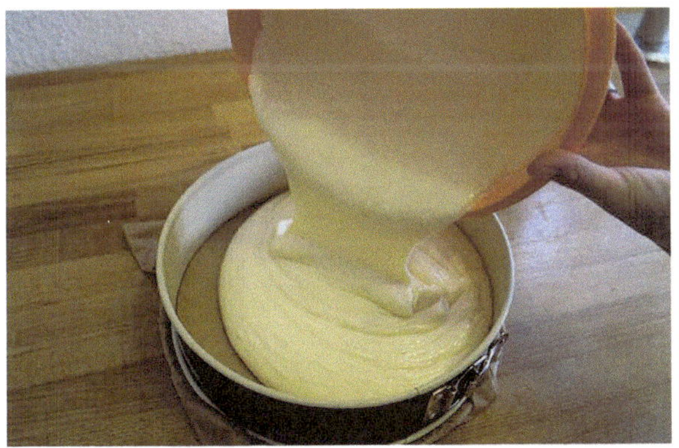

13 Teig in gefettete Springform füllen

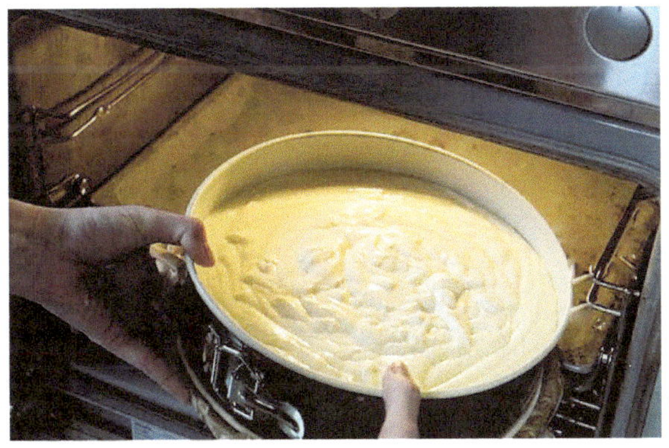

14 Form in Backofen stellen

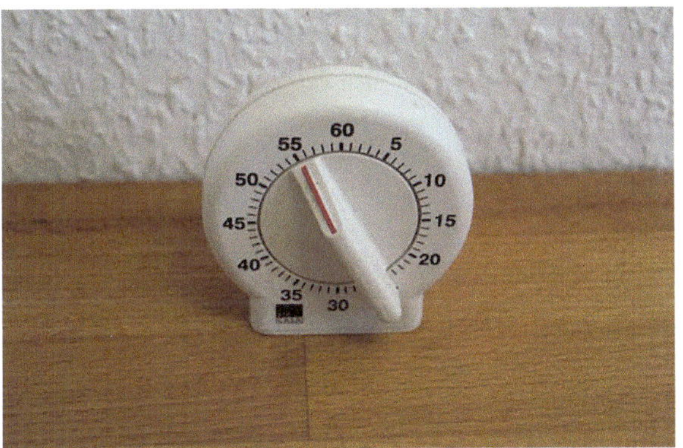

15 55 Minuten bei 180 °C backen

28

Marmorkuchen

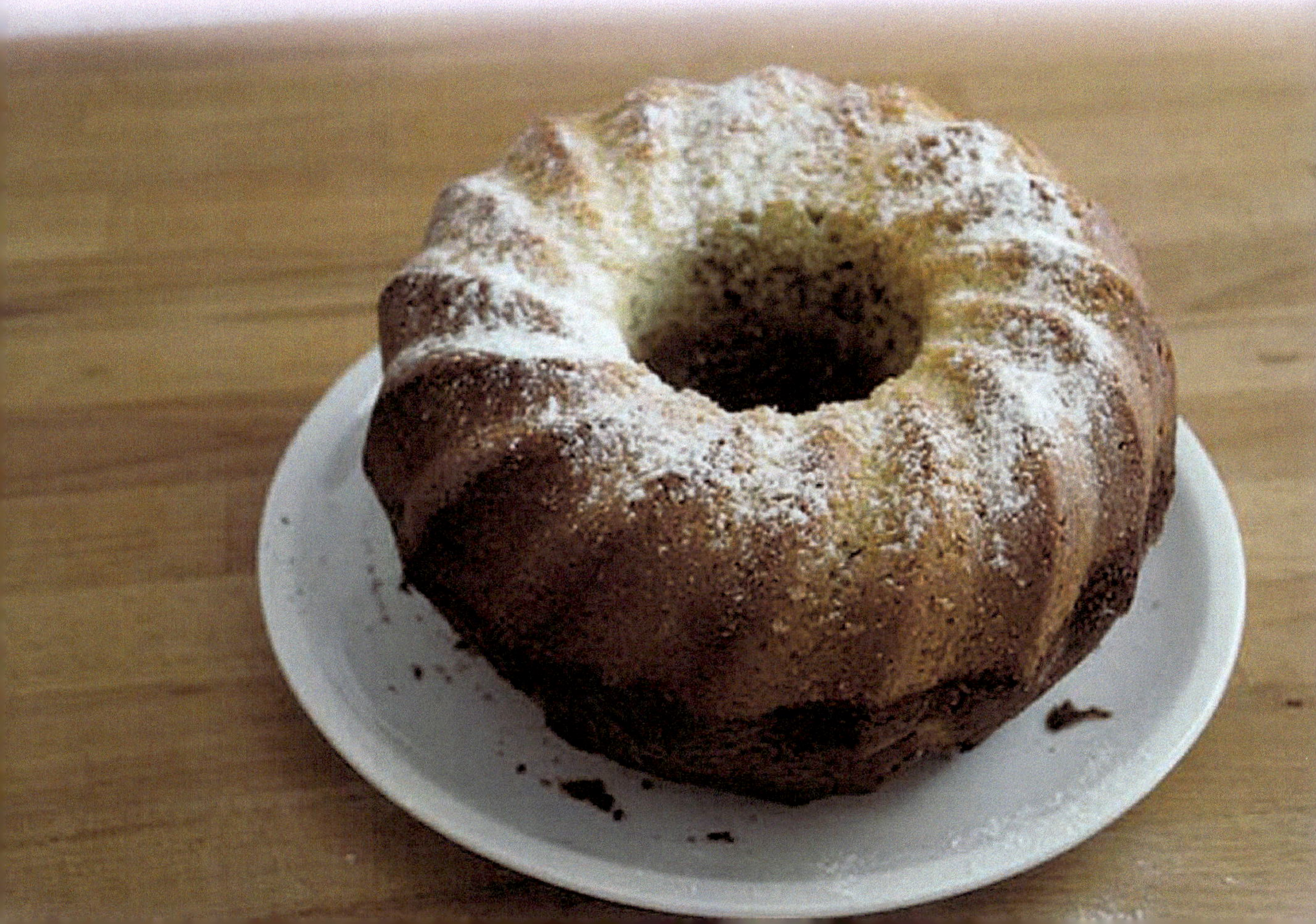

Mamorkuchen

200 g Zucker

300 g Mehl

5 Eier

Vanillezucker

250 ml Öl,

250 ml Eierlikör

Backpulver

2 EL Kakaopulver

Puderzucker

Zutaten

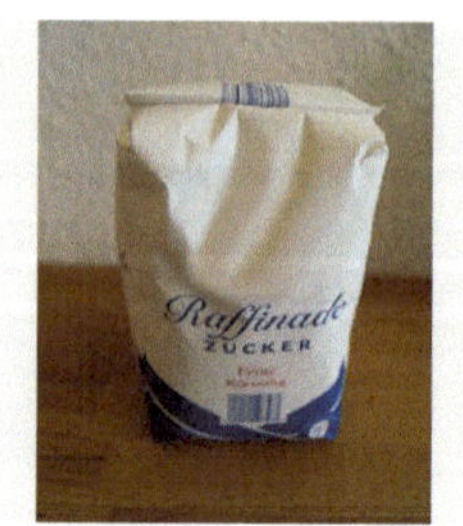

1 200 g Zucker

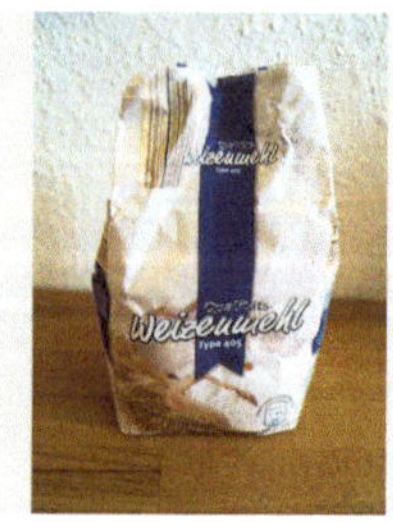

2 300 g Mehl

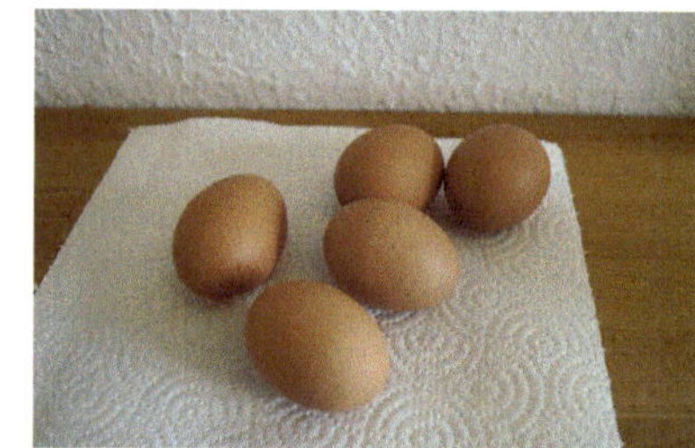

3 5 Eier

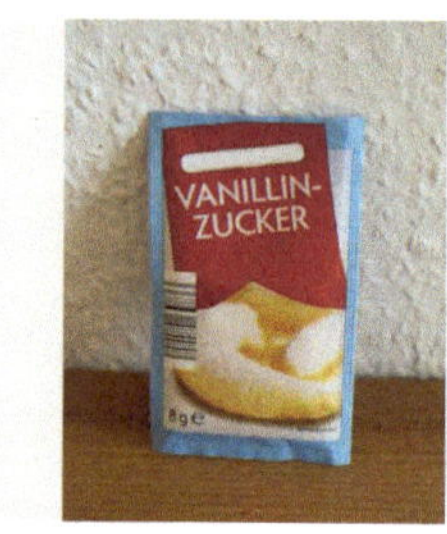

4 Vanillezucker

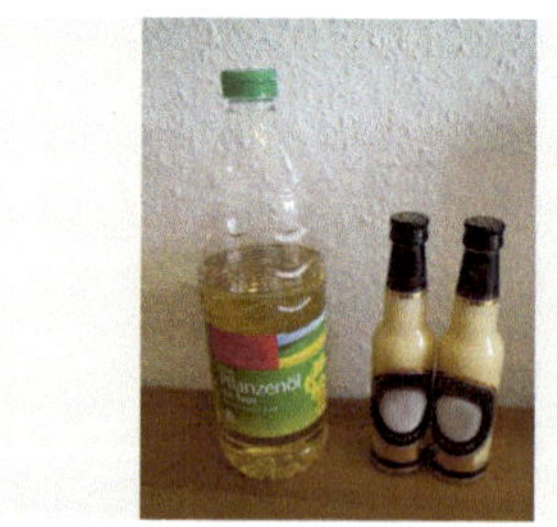

5 250 ml Öl,
250 ml Eierlikör

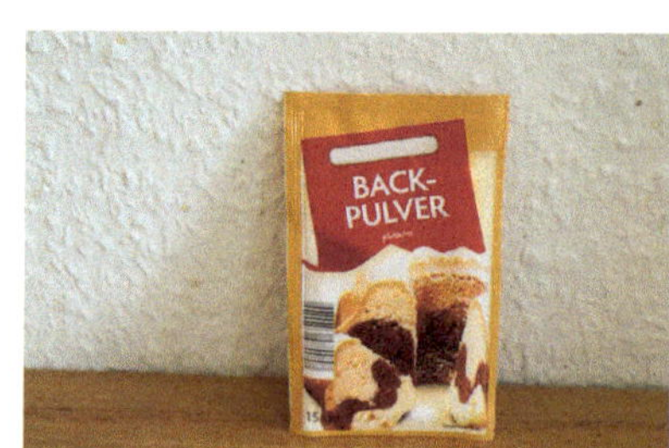

6 Backpulver

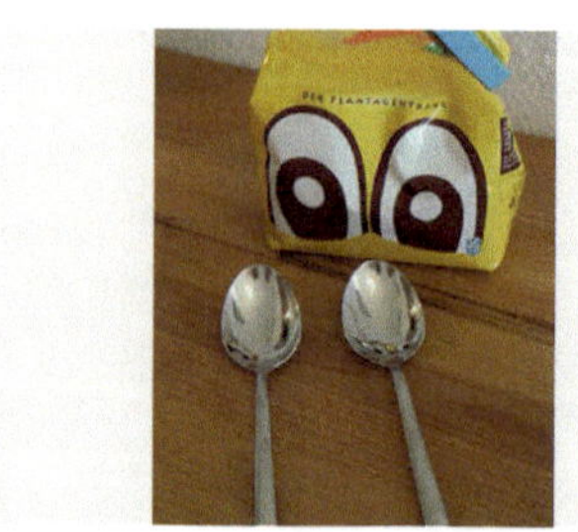

7 2 EL Kakaopulver

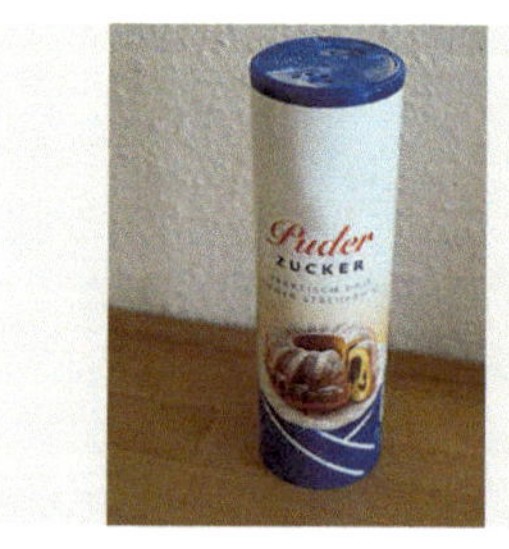

8 Puderzucker

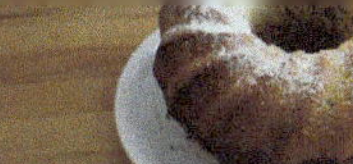

Zubereitung

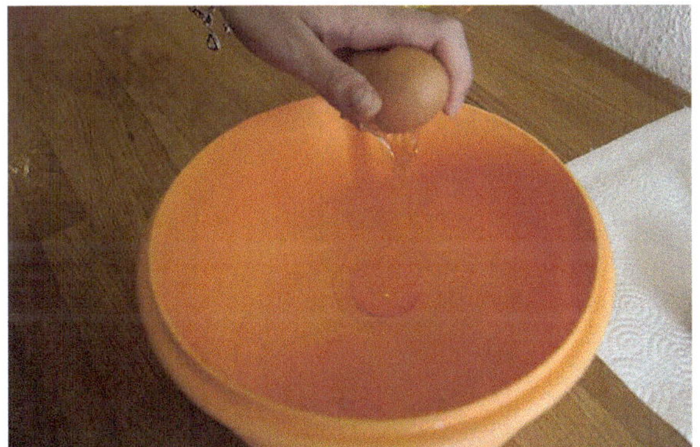

1 5 Eier in Schüssel aufschlagen

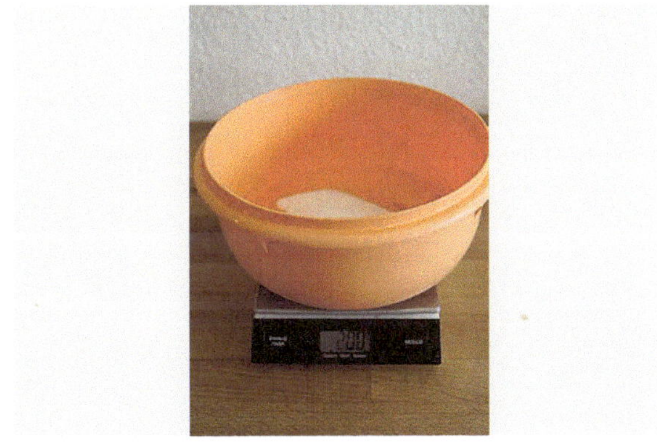

2 200 g Zucker abwiegen

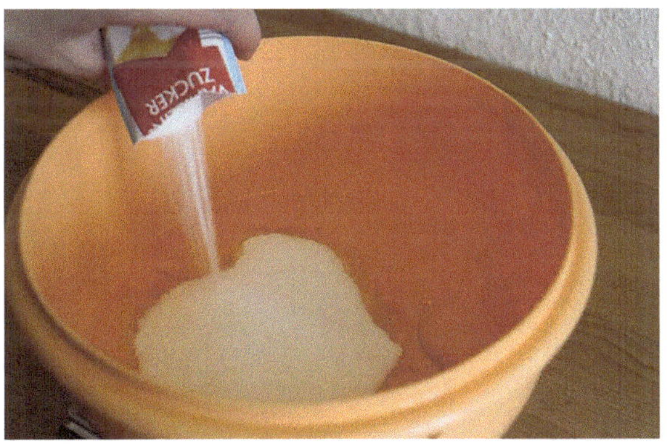

3 1 Päckchen Vanillezucker dazugeben

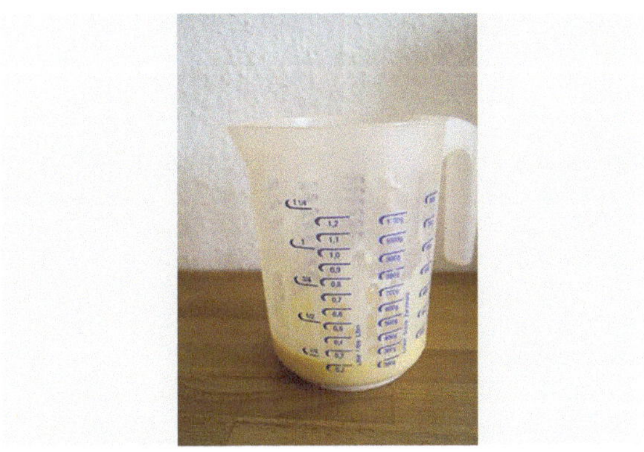

4 250 ml Eierlikör abmessen

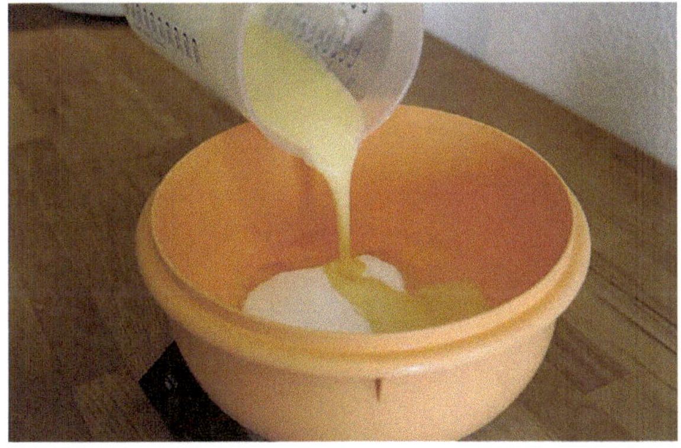

5 Eierlikör dazu geben

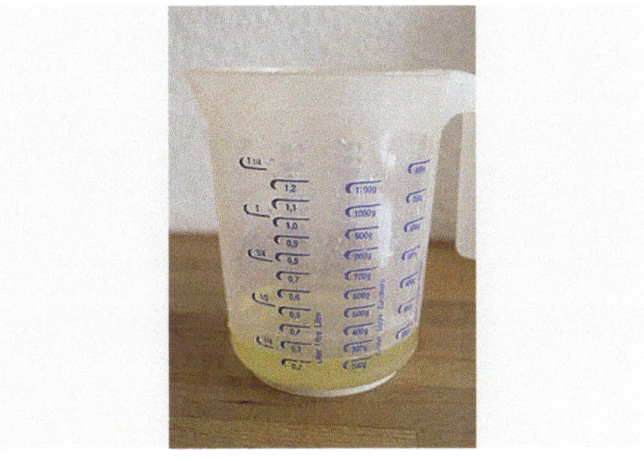

6 250 ml Öl abmessen

Zubereitung

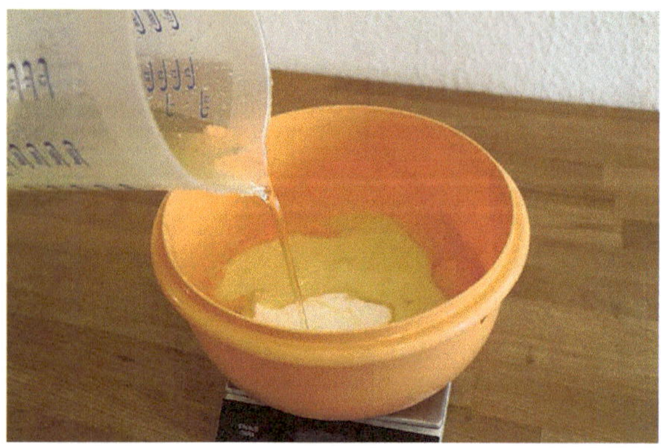

7 Öl dazugeben

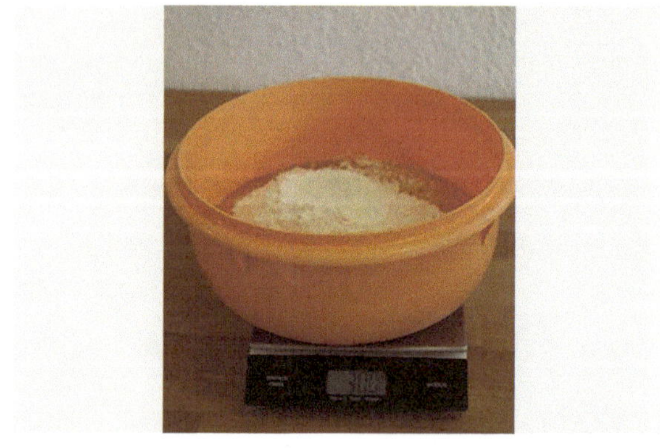

8 300 g Mehl abwiegen und dazugeben

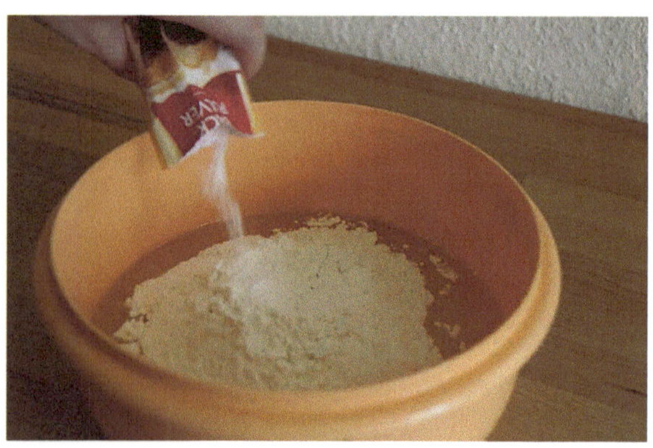

9 Backpulver dazugeben

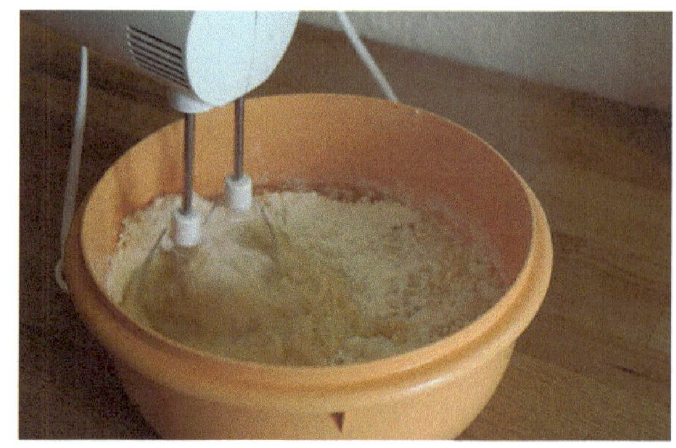

10 Teig mixen

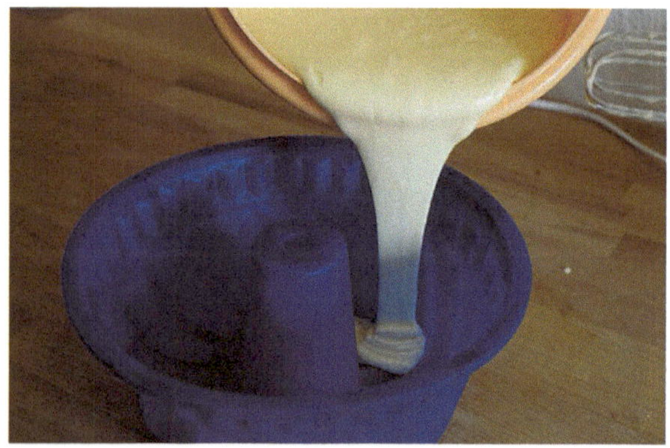

11 Die Hälfte des hellen Teiges in eine gefettete Backform geben

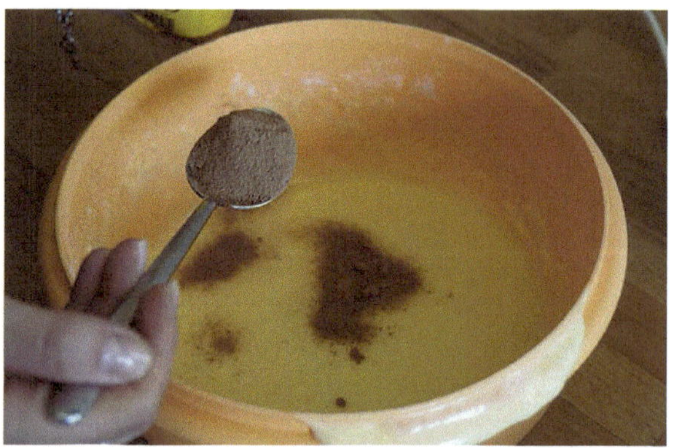

12 2 EL Kakaopulver zu Restteig geben

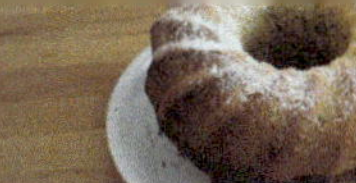

Zubereitung

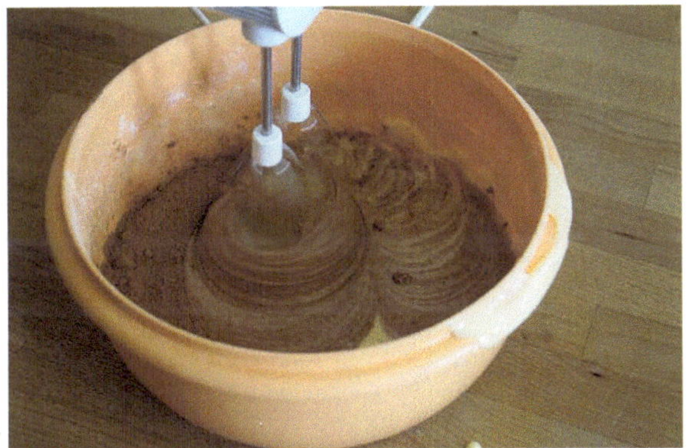

13 Teig mixen

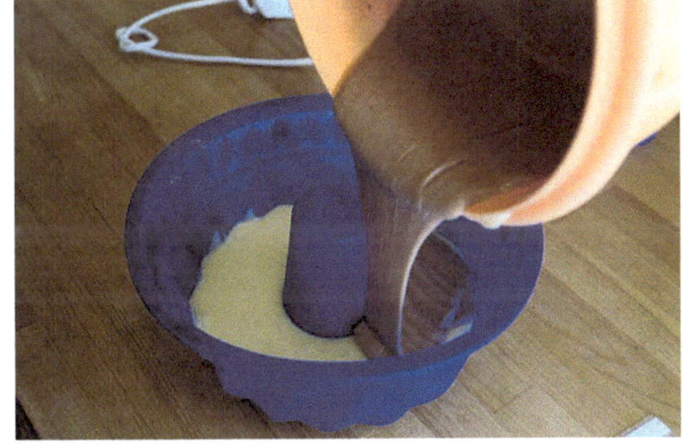

14 Dunklen Teig in Backform geben

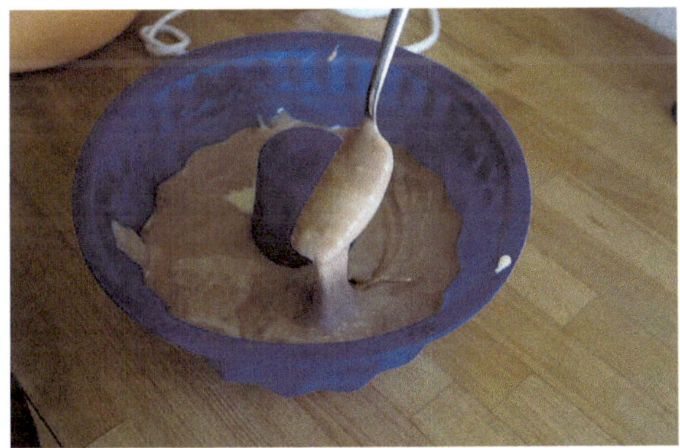

15 Einmal mit der Gabel umrühren

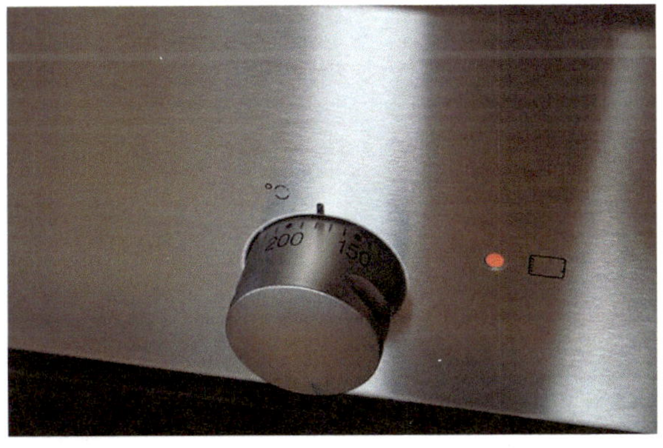

16 Ofen auf 180 °C vorheizen

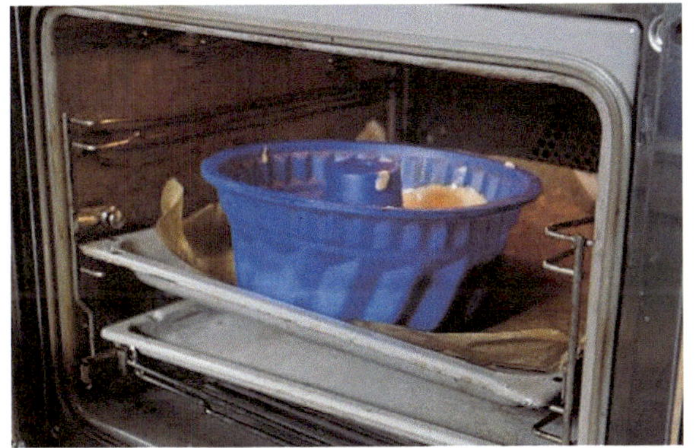

17 Backform in Ofen stellen

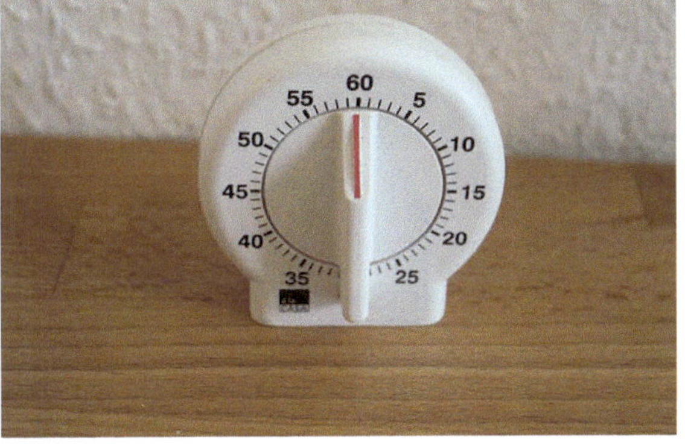

18 60 Minuten backen

Zubereitung

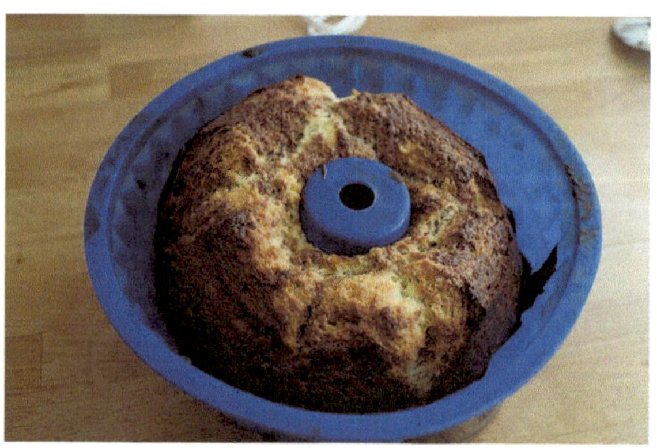

19 Kuchen aus der Form stürzen

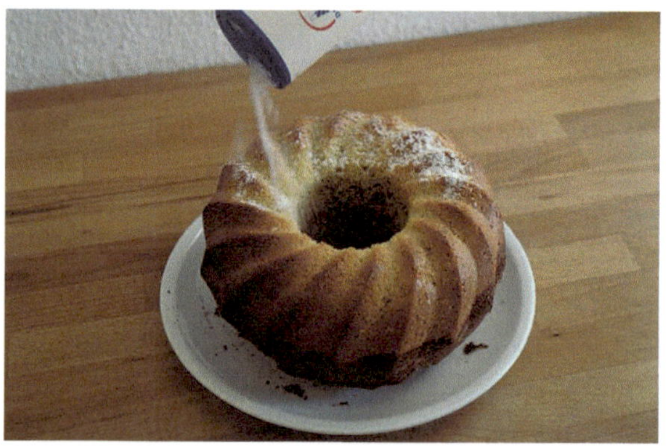

20 Puderzucker auf kalten Kuchen streuen

IV

Tipps und Tricks

29 Küchengeräte/Utensilien   – 161

30 Hilfsmittel-Tipps   – 167

29

Küchengeräte/ Utensilien

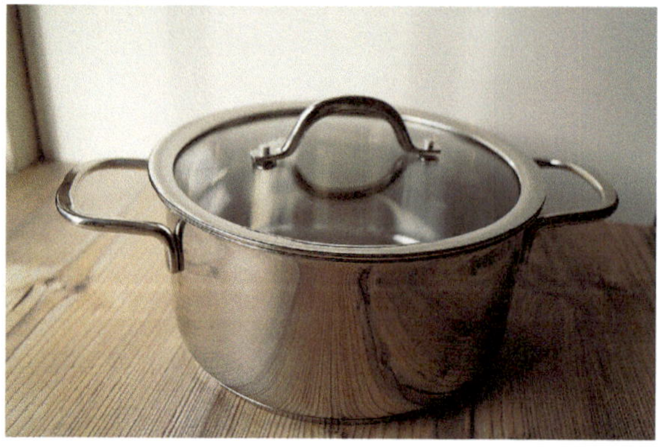

1 Kochtopf

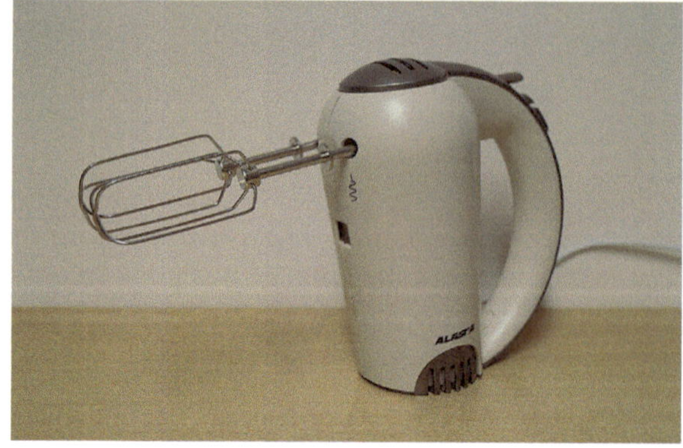

2 Mixer

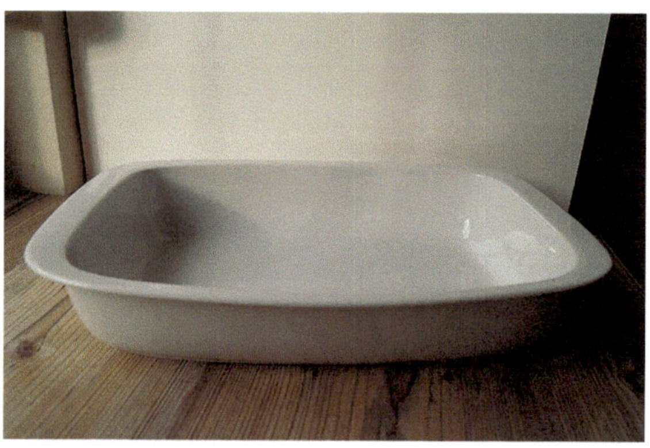

3 Auflaufform

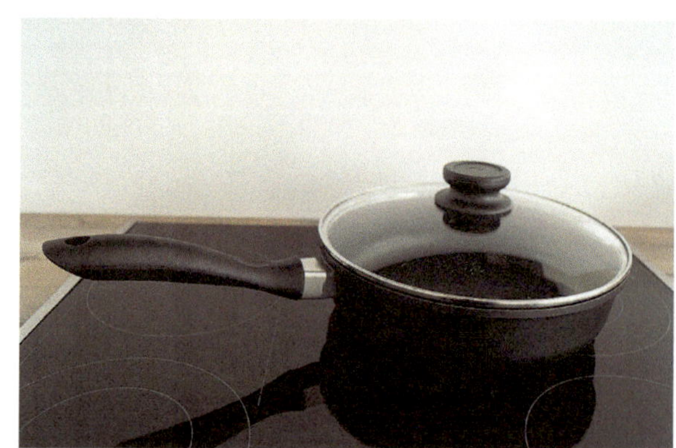

4 Pfanne

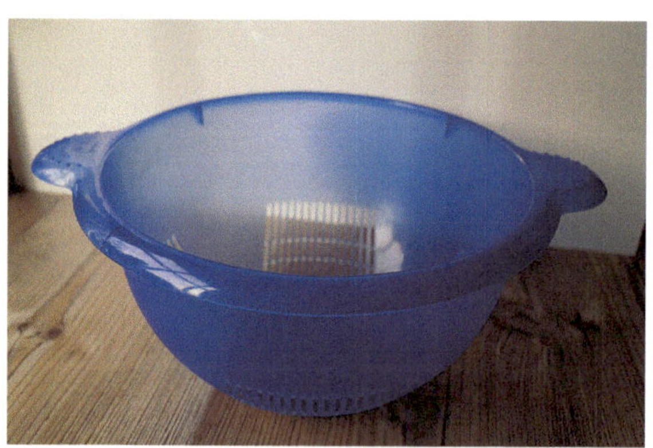

5 Sieb

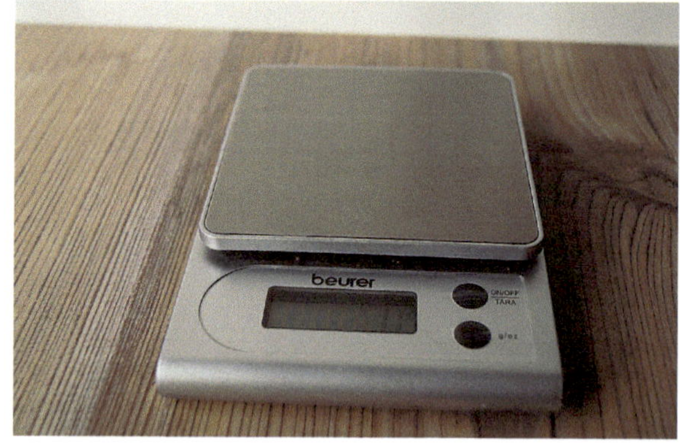

6 Küchenwaage

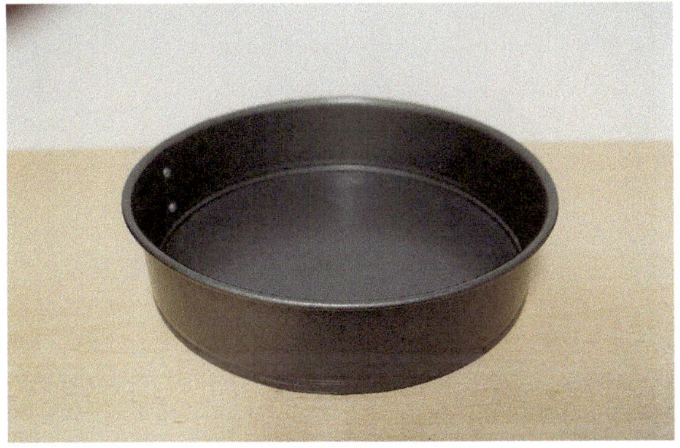

7 Springform

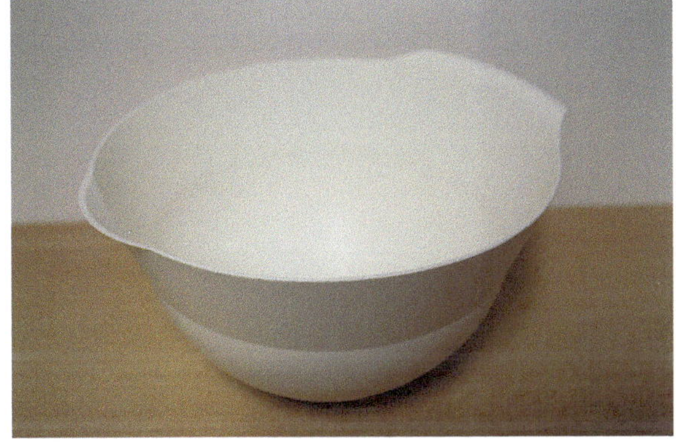

8 Rührschüssel

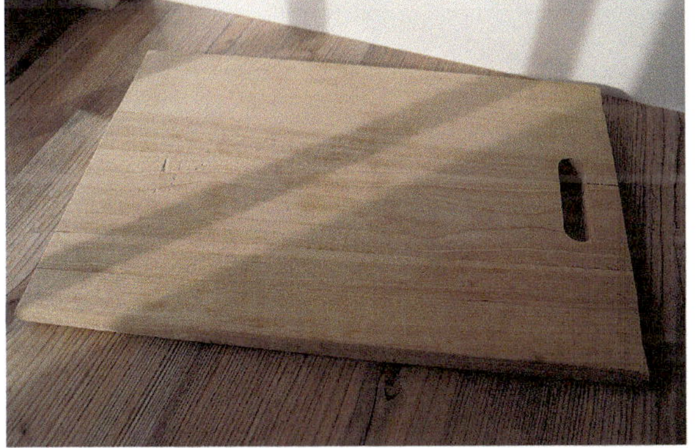

9 Schneidebrett

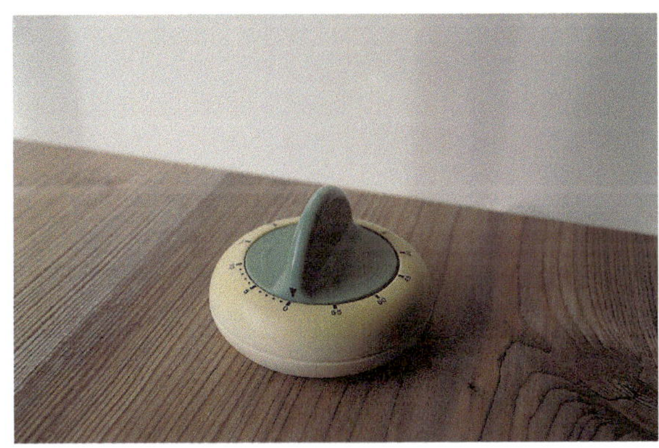

10 Eieruhr

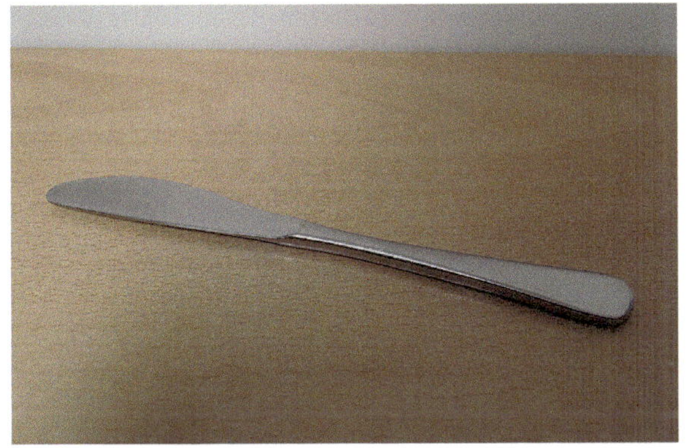

11 Messer

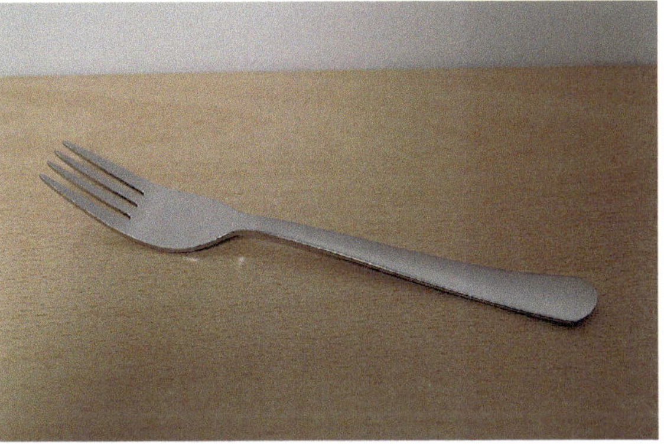

12 Gabel

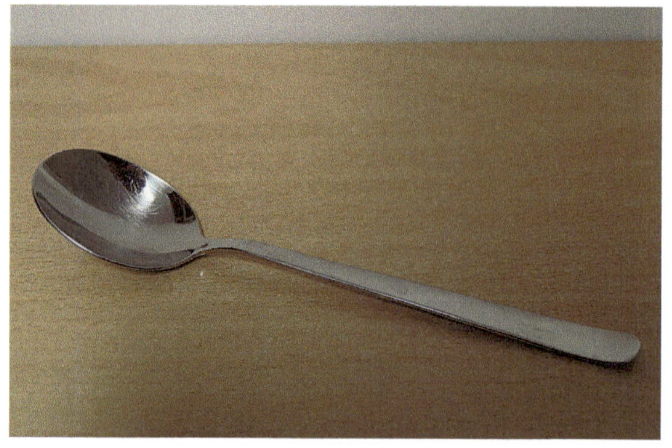

13 Esslöffel (EL)

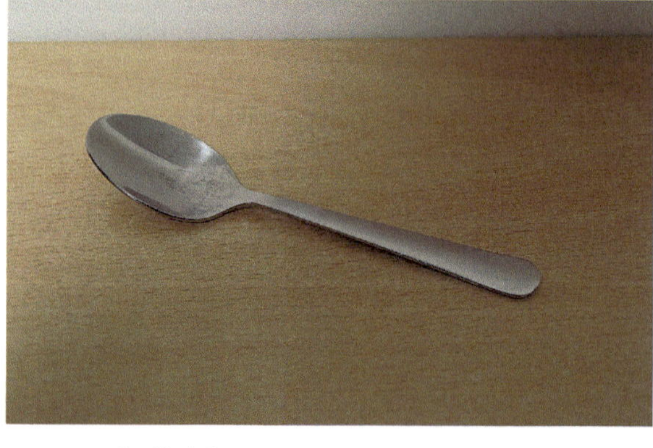

14 Teelöffel (TL)

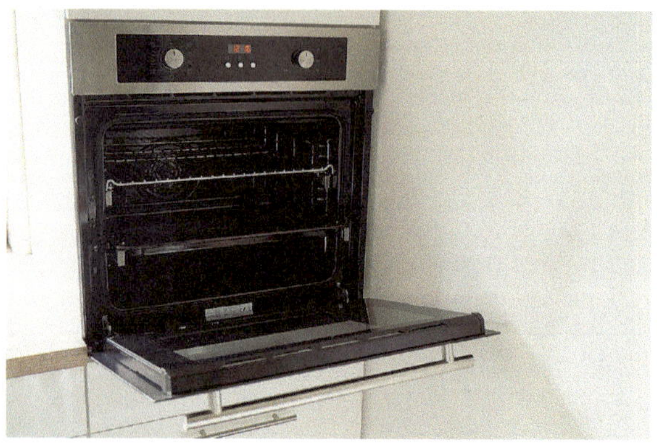

15 Backofen

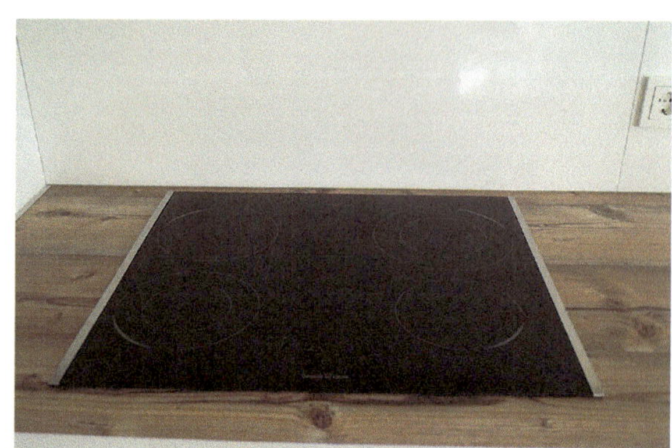

16 Herd

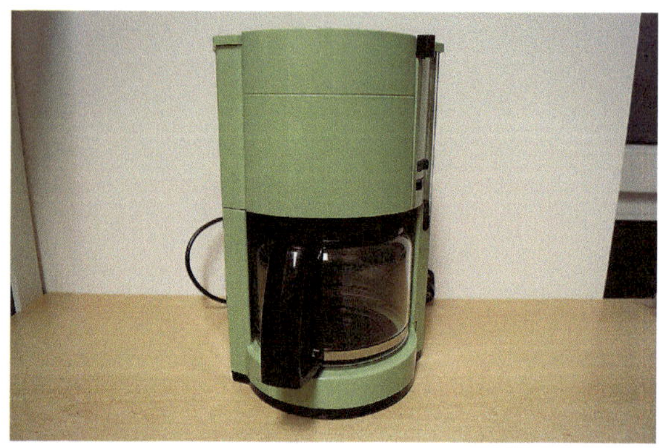

17 Kaffeemaschine

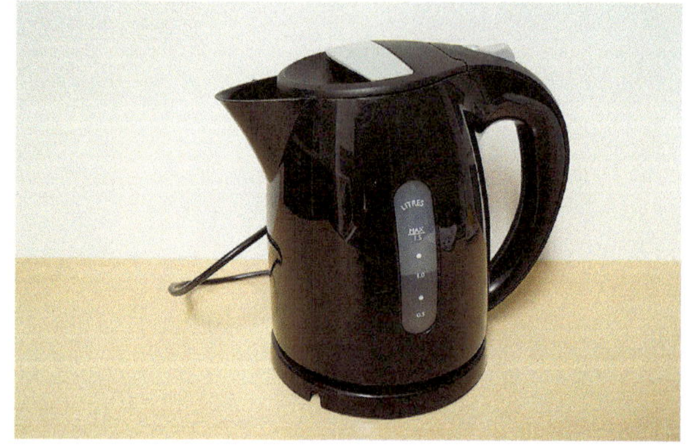

18 Wasserkocher

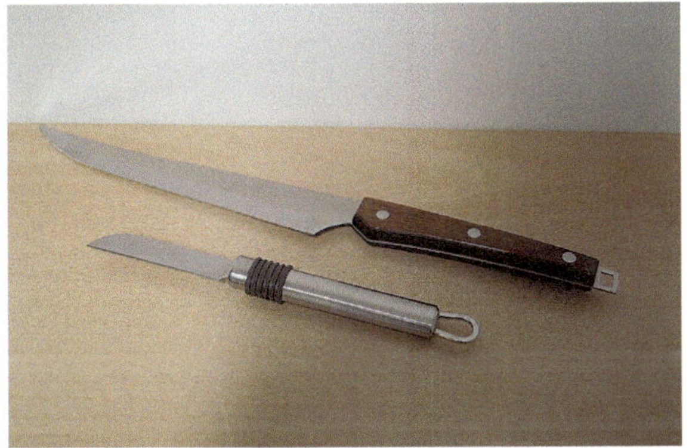

19 Schneidemesser

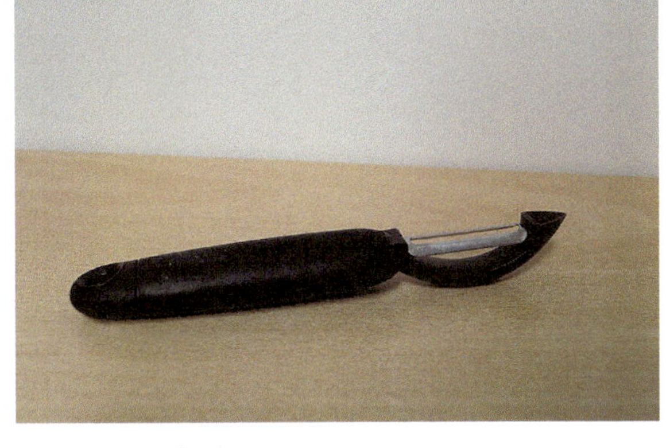

20 Sparschäler

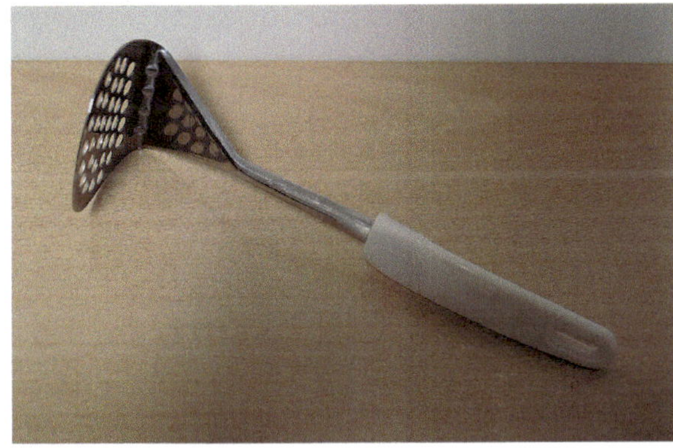

21 Kartoffelstampfer

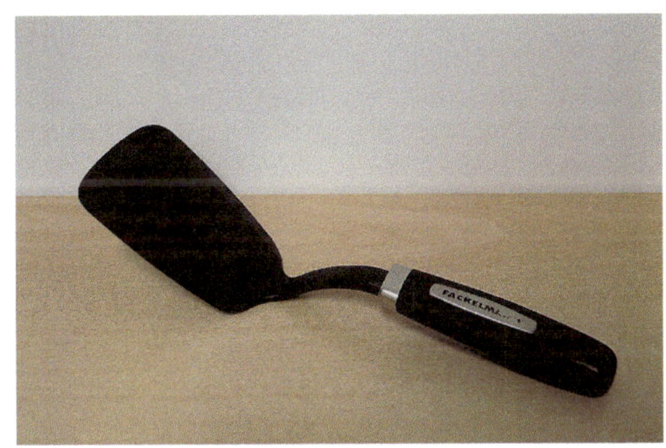

22 Pfannenwender

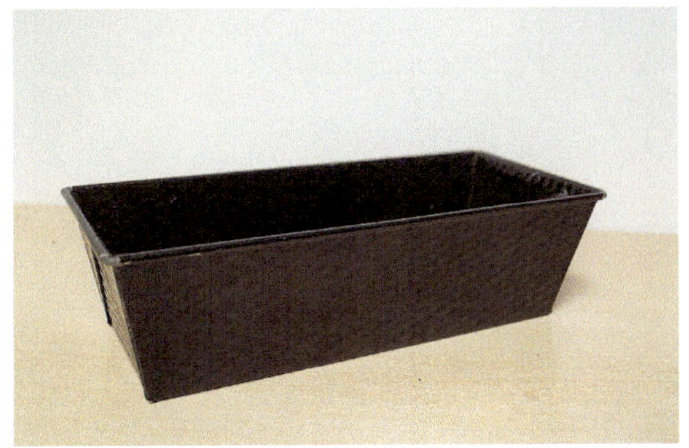

23 Kastenbackform

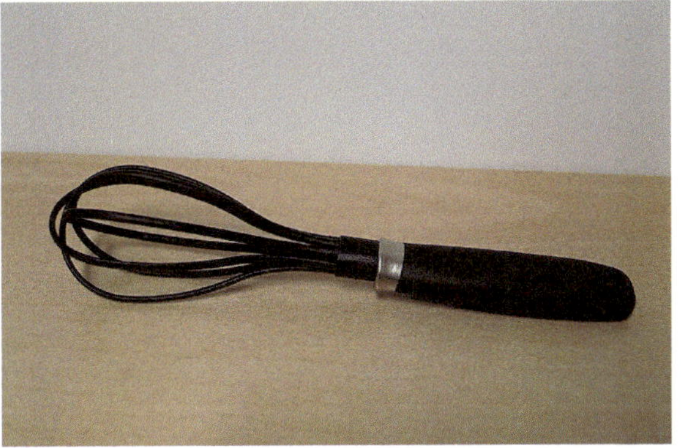

24 Schneebesen

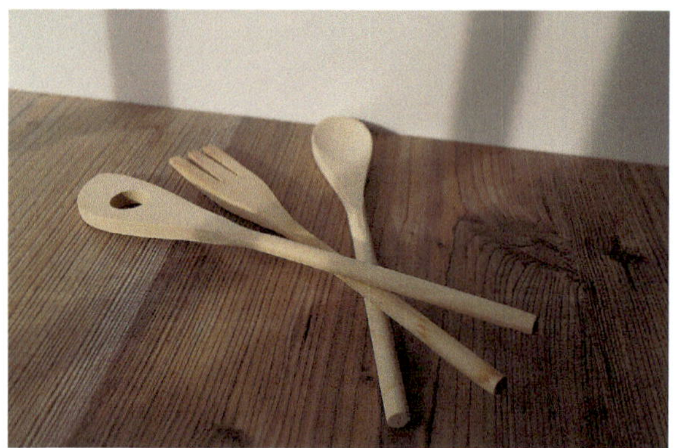

25 Kochlöffel

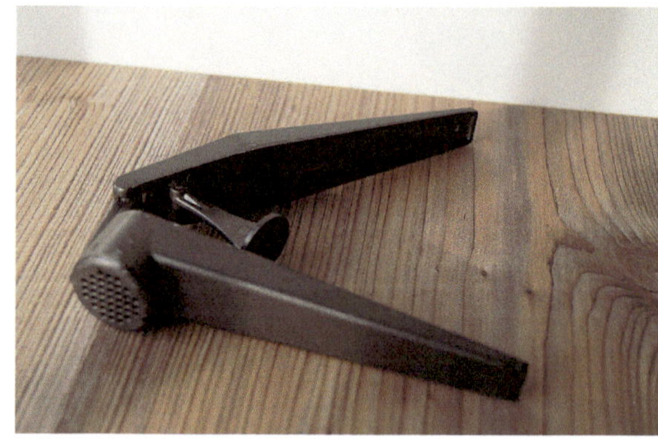

26 Knoblauchpresse

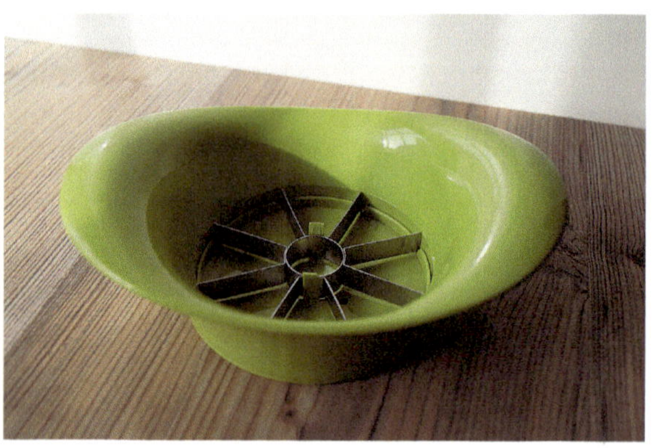

27 Apfelspalter

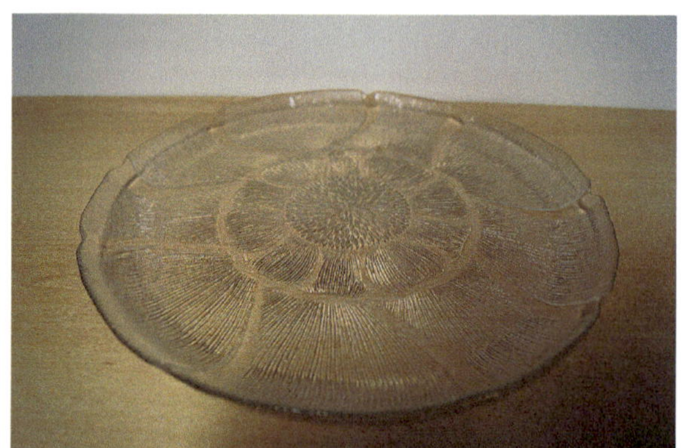

28 Kuchenplatte

30

Hilfsmittel-Tipps

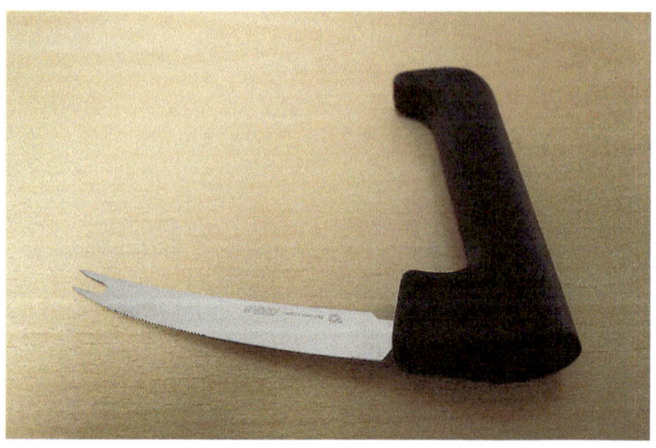

1 Winkelmesser

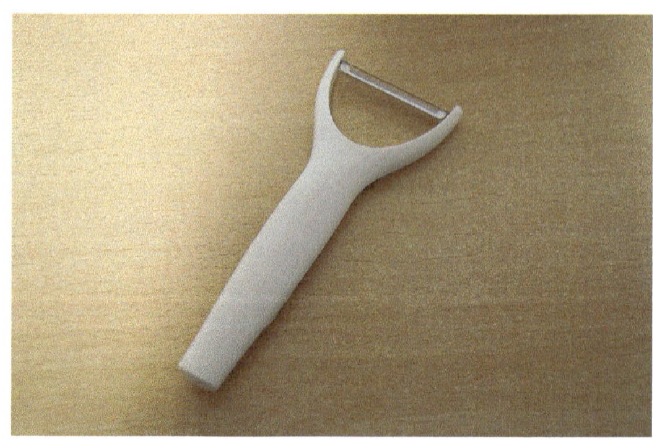

2 Y-Sparschäler

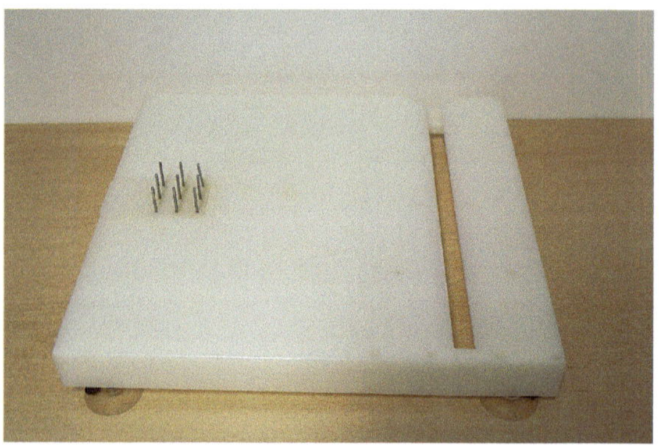

3 Nagelbrett

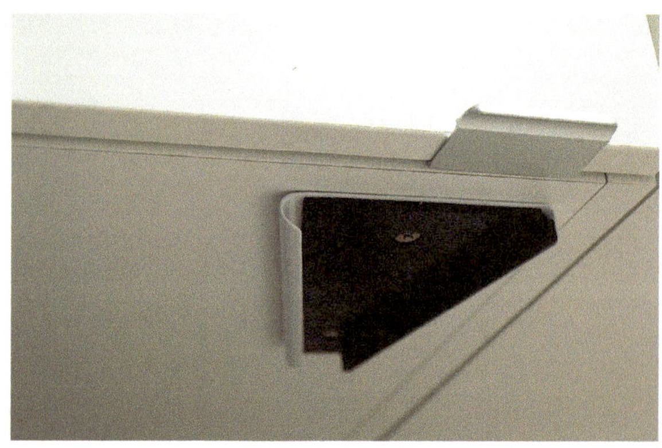

4 Öffnungshilfe für Schraubgefäße zum Montieren unter Schrank

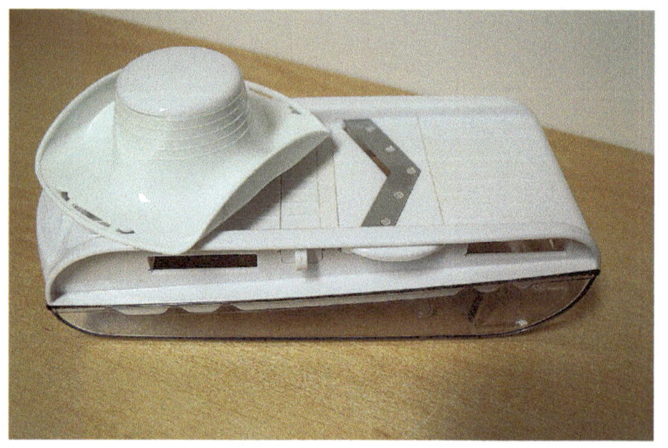

5 Allzweckreibe

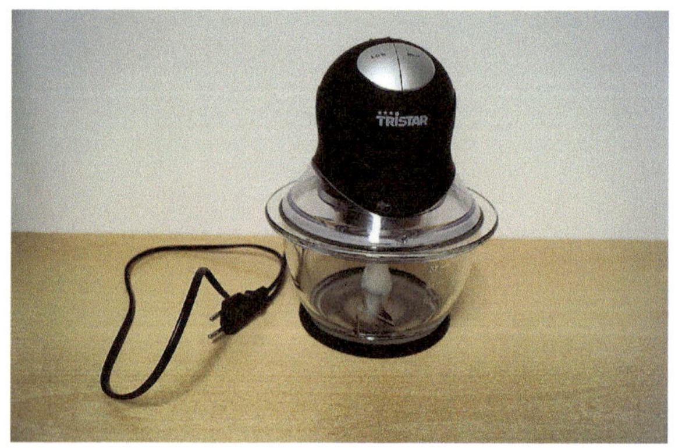

6 Multizerkleinerer

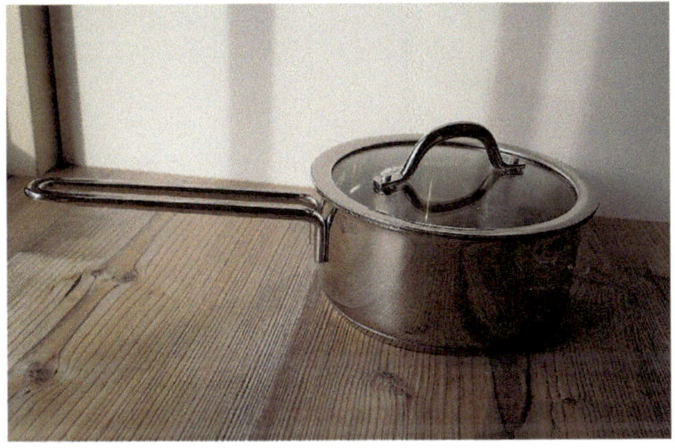

7 Stieltöpfe

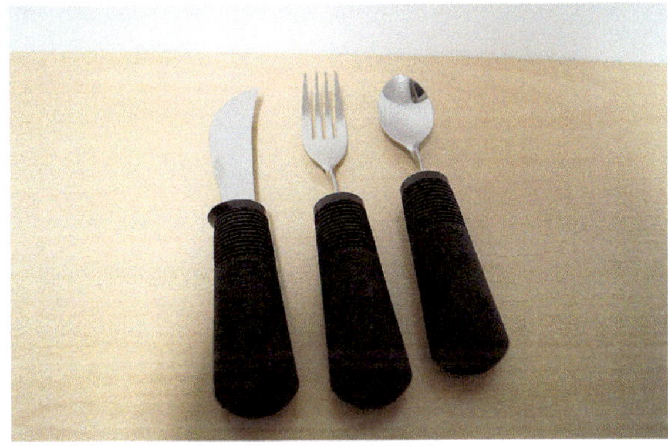

8 Griffverdicktes Besteck

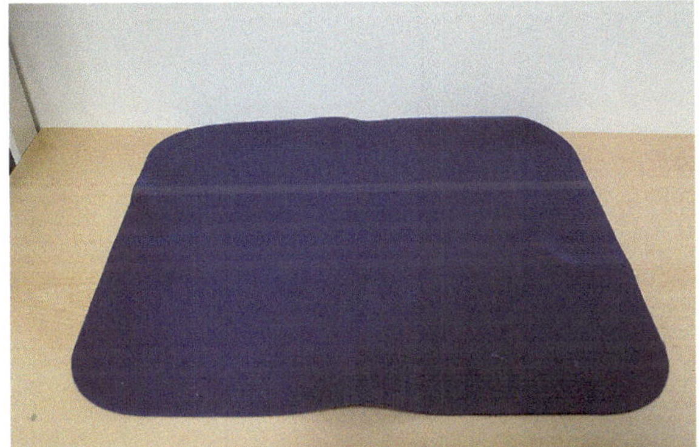

9 Antirutschfolie

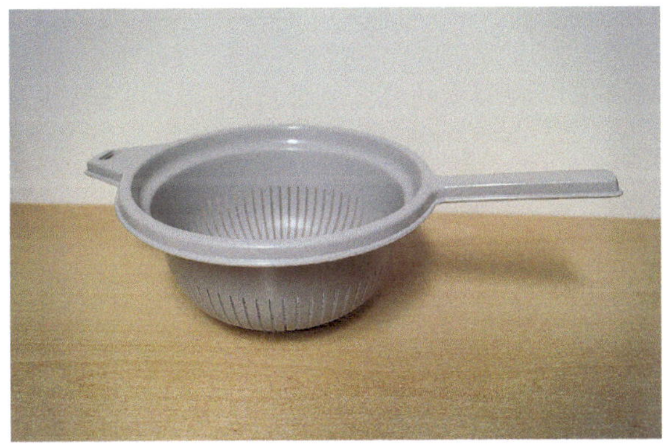

10 Sieb mit Stiel

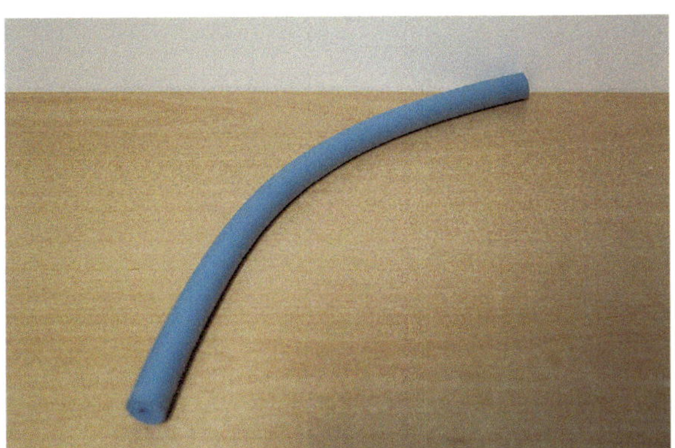

11 Griffverdickung

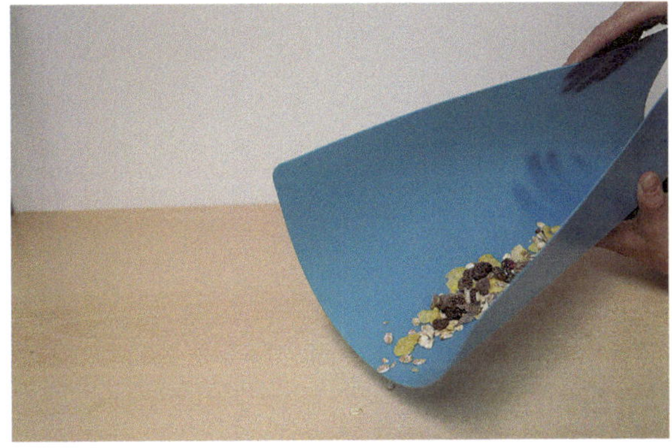

12 Flexibles Küchenbrett

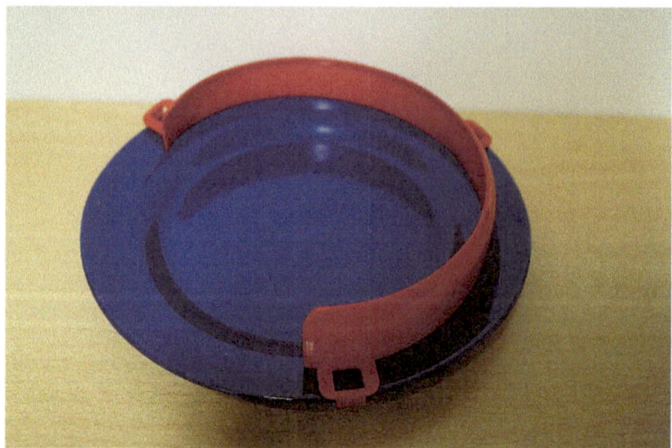

13 Tellerranderhöhung

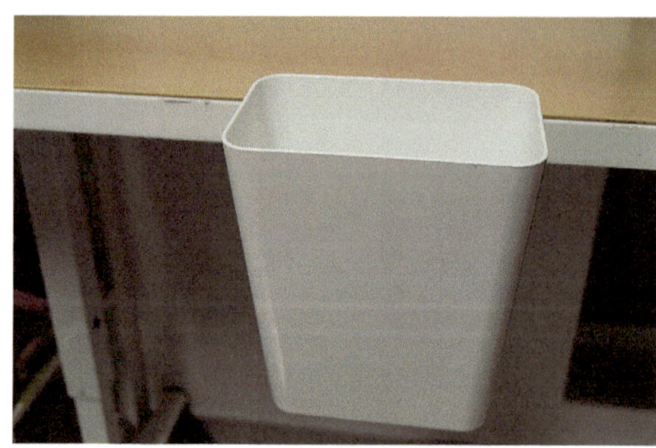

14 Auffangbehälter für Abfälle

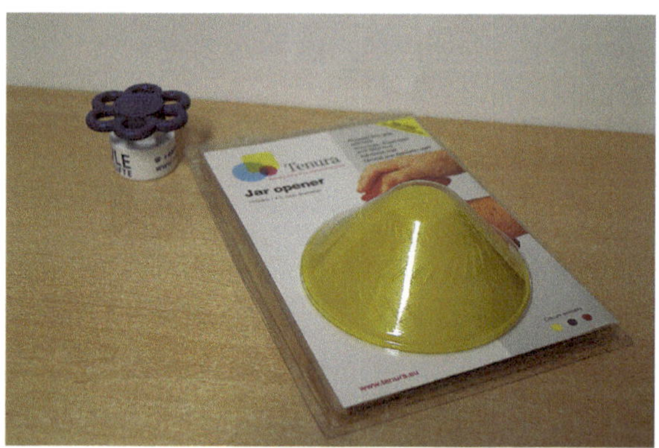

15 Flaschenöffnerhilfe